Collier/McCash/Bartram
Arbeitsbuch Pflegediagnosen

Buchtips von Ullstein Medical

Pflegeprozeß

Marjory Gordon
Handbuch Pflegediagnosen
2., vollstandig überarbeitete und erweiterte Auflage
Ullstein Medical Wiesbaden 1998
ISBN 3-86126-589-3

Marjory Gordon
Pflegediagnosen
Prozeß und Anwendung
Ullstein Medical, Wiesbaden 1998
ISBN 3-86126-561-3

Kim/McFarland/McFarlane
Pflegediagnosen und Pflegeinterventionen
Ullstein Medical, Wiesbaden 1998
ISBN 3-86126-562-1

Kruijswijk-Jansen/Mostert
Pflegeprozeß
Ullstein Mosby, Berlin/Wiesbaden 1997
ISBN 3-86126-566-4

Snowley/Nicklin/Birch (Hrsg.)
Pflegestandards und Pflegeprozeß
Ullstein Medical, Wiesbaden 1998
ISBN 3-86126-633-4

Susan Martin Tucker
Pflegestandards in der Neurologie
Ullstein Medical, Wiesbaden 1998
ISBN 3-86126-608-3

Susan Martin Tucker
Pflegestandards – Onkologie
Ullstein Medical, Wiesbaden 1998
ISBN 3-86126-543-5

Weitere Informationen über unsere Neuerscheinungen finden Sie
im Internet unter: http://www.UllsteinMedical.de

Collier/McCash/Bartram

Arbeitsbuch
Pflegediagnosen

Deutsche Ausgabe herausgegeben von
Jürgen Georg

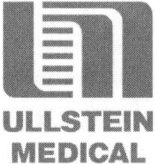

ULLSTEIN
MEDICAL

Idolia Cox Collier, DNSc, RNCS
Außerordentliche Professorin
Universität von New Mexico
College of Nursing
Alberquerque, New Mexico, USA

Katheryn E. McCash, RNC, MSN
Instruktorin
Universität von New Mexico
College of Nursing
Alberquerque, New Mexico, USA

Joanne Marino Bartram, RN, MS
Instruktorin
Universität von New Mexico
College of Nursing
Alberquerque, New Mexico, USA

Herausgeber der deutschen Ausgabe: Jürgen Georg
Krankenpfleger, Cheflektor: Pflege beim Verlag Ullstein
Medical, Wiesbaden

Übersetzung: Heide Börger, Bochum

Die Deutsche Bibliothek – CIP Einheitsaufnahme

Collier, Idolia Cox:
Arbeitsbuch Pflegediagnosen / Collier/McCash/Bar-
tram. Dt. Ausg. hrsg. von Jürgen Georg. [Übers.: Heide
Börger]. - Wiesbaden : Ullstein Medical, 1998
 Einheitssacht.: Writing nursing diagnosis <dt.>
 ISBN 3-86126-593-1

Das vorliegende Buch ist eine Übersetzung aus dem
Amerikanischen von: „Writing nursing diagnosis:
A critical thinking approach" – 1st ed., von Idola
Cox Collier ... (et al.)

© Mosby-Year Book Inc., St. Louis, Missouri, USA 1996
© Ullstein Medical Verlagsgesellschaft mbH & Co.,
 Wiesbaden 1998

Lektorat: Jürgen Georg, Detlef Kraut
Herstellung: Gudrun Kumbartzki
Typographie: Ellen Steglich, Stuttgart
Layoutsatz: FEMOSET GmbH, Wiesbaden
Druck und buchbinderische Verarbeitung:
Freiburger Graphische Betriebe

Printed in Germany

ISBN 3-86126-593-1

Geleitwort

„Haben Sie Probleme mit den Problemen?" So lautet eine der ersten Fragen, die ich Teilnehmern/innen in Seminaren zum Thema „Pflegediagnosen" stelle. In der Folge werden zahlreiche Schwierigkeiten benannt, die Pflegepraktiker und Schüler im Umgang mit Pflegeproblemen haben. Zu den häufigsten Nennungen gehören die folgenden Punkte:

- Bestimmte Pflegeprobleme werden nicht erkannt oder übersehen.
- Pflegeprobleme werden uneindeutig und ungenau formuliert.
- Es werden unterschiedliche Begriffe für ein und dasselbe Problem benutzt.
- Jeder versteht unter einem bestimmten Begriff etwas anderes.
- Anfänger in der Pflege benennen zu viele Einzelprobleme. Sie erkennen nicht die Zusammenhänge und können Einzelprobleme nicht zusammenfassen.
- Das Vorliegen eines bestimmten Problems wird nicht mit Kennzeichen und Symptomen belegt.
- Die Problembeschreibung enthält keine Angaben über die Ursache oder die das Problem beeinflussenden Faktoren.
- Es fehlt am Begriff und dem Wissen über bestimmte Probleme, die in der Folge nicht erkannt und behandelt werden können.
- Probleme, die das Personal mit einem „unkooperativen" Patienten hat, werden als „Pflegeproblem" auf den Patienten projiziert.
- Pflegeprobleme werden mit medizinischen Diagnosen, Behandlungsverfahren, Symptomen und Pflegeinterventionen verwechselt.
- Die Pflegeprobleme berücksichtigen nicht Probleme von Angehörigen oder Familien.
- Es fehlt an einer einheitlichen Fachterminologie
- Bestimmte Anamnesemodelle, z. B. ATL sind zu beschränkt, um Probleme in den Bereichen Streß/Coping, Rollen und Beziehungen und Selbstkonzept zu erkennen.

Eben weil es diese „Probleme mit den Problemen" gibt, ist dieses Buch so wichtig und notwendig. Die US-amerikanischen Autorinnen gehen auf die eingangs genannten Probleme ein und bieten konkrete Handlungsanweisungen zu deren Lösung an. Sie stellen mit Gordon's Funktionellen Verhaltensmustern eine Pflegeassessmentstruktur und dazugehörige Anamnesefragen vor, die verhindern, daß bestimmte Gesundheitsprobleme des Patienten übersehen oder nicht erkannt werden. Sie unterscheiden Pflegediagnosen von Pflegeproblemen in dem Sie deutlich machen, daß Pflegediagnosen hinsichtlich ihres Titel, ihrer Definition, ihren Kennzeichen, Risikofaktoren und ätiologischen Faktoren definiert sind. Sie ordnen Pflegediagnosen als zweiten Schritt im Anschluß an das Pflegeassessment in den Pflegeprozeß ein. Ferner bieten sie konkrete Hinweise zur akkuraten Formulierung von Pflegediagnosen mit Aussagen über das „Was?" „Wie?" und „Warum?" einer Pflegediagnose. Sie beziehen sich auf die Pflegediagnosen der Nordamerikanischen Pflegediagnosenvereinigung (NANDA) und bieten damit eine verbindliche Fachsprache zur Benennung von Pflegeproblemen an. Dem Problem „vor lauter Bäumen den Wald nicht mehr zu sehen" begegnen Sie durch zahlreiche Übungen zur Zusammenfassung und nochmaligen Bündelung von Patientendaten und -problemen. Dem Fehler nicht validierter und nicht begründeter Pflegediagnosen rücken sie mit genauen Fallbeschreibungen zu Leibe, die die Kennzeichen und Ätiologie einer bestimmten Pflegediagnose nachvollziehbar erkennen lassen. Unbekannte Pflegediagnosen wie *Hoffnungslosigkeit* oder *Ungenügende Handhabung von Behandlungsempfehlungen* werden ebenso thematisiert wie die vertrauteren Probleme *Inkontinenz, Schmerz oder Schlafstörungen.* Die Autorinnen sensibilisieren für diagnostische Fehler und machen deutlich wie persönliche Probleme, Vorurteile oder Wertvorstellungen zu diagnostisch falschen und für den Patienten u. U. stigmatisierenden Aussagen führen können. Sie geben konkrete Hinweise und Kriterien für die Unterscheidung von Pflegediagnosen, medizinischen Diagnosen und interdisziplinären Problemen. Neben individuellen Patientenproblemen werden auch Probleme der Angehörigen wie die *Rollenbelastung pflegender Angehöriger* und familiäre Probleme wie *Veränderte Familienprozesse* in den Blickpunkt gerückt.

Lehrende in der Pflege führt das Buch in „kritisches Denken" (critical thinking) in der Pflege ein und bietet damit konkrete Handlungsanweisungen für die Schulung kognitiver Fähigkeiten von Schülern und Studenten. Die im Buch vorgestellten Pflegediagnosen geben dem Lehrenden eine Antwort auf die Frage, welche Pflegeprobleme inhaltlich im Rahmen des Pflegeprozesses unterrichtet werden sollen. Sie erlauben somit eine Verfeinerung der inhaltlichen Struktur des Curriculums einer jeden Schule. Die im Buch vorgestellten Fallbeispiele können als didaktisches Mittel im Rahmen der effektiveren Vermittlung des Pflegeprozesses eingesetzt werden. All jenen, die bei der Vermittlung von ATL-, LA-, und AEDL-Modellen an inhaltlich konzeptionelle Grenzen gestoßen sind, können mit den im Buch verwendeten Funktionellen Verhaltensmustern auch auf Problembereiche wie Streß/Coping, Rollen und Beziehungen und das Selbstkonzept eines Klienten eingehen. Bereiche, die die „ATL & Co"-Modelle aussparen oder die Sie nur mit einem intellektuellen Spagat, im Rahmen dieser Modelle, berücksichtigen können.

Gegenüber den bisherigen Publikationen über Pflegediagnosen, bietet dieses Buch einen induktiven Zugang zum Thema. Statt deduktiv Pflegediagnosen über deren Titel, ihre Definition, Kennzeichen, Risikofaktoren und ätiologischen/beeinflussenden Faktoren zu beschreiben wird der induktive Weg über die einzelnen Kennzeichen der Diagnosen gewählt. Diese Methode entspricht sehr viel mehr dem diagnostischen Denken, wie es in der Pflegepraxis notwendig ist. Ganz nebenbei wird damit noch einmal einen Binsenweisheit transportiert, die nicht oft genug betont werden kann: „Keine gute Pflegediagnose ohne ein gutes Pflegeassessment".

Das Arbeitsbuch Pflegediagnosen bietet zusammengefaßt eine Fülle von Informationen, Arbeitsblättern und Handlungsanweisungen mit denen Pflegende Pflegediagnosen besser einschätzen, erkennen, benennen, differenzieren, behandeln, kommunizieren und ggf. auch lehren können. Ich wünsche ihm deshalb eine weite Verbreitung unter Pflegepraktikern, Schülern, Studenten sowie lehrenden und leitenden Pflegepersonen in der Pflege.

Wiesbaden im August 1998
Jürgen Georg
Krankenpfleger, Lehrer für Pflegeberufe
Cheflektor: Pflege im Verlag Ullstein Medical

Vorwort

Um die richtige Pflegediagnose auswählen und formulieren zu können, bedürfen Lernende der Unterstützung. Wie beim Erlernen einer zweiten Sprache müssen neue kognitive Fähigkeiten und das Vokabular ständig wiederholt werden, bis ein hohes Leistungsniveau erreicht ist. Das Arbeitsbuch Pflegediagnosen von Collier/McCash/Bartram soll Lernende gezielt und logisch an dieses hohe Leistungsniveau heranführen.

Lernende und Pflegepraktiker können dieses Buch benutzen, um sich in der Auswahl und Formulierung von Pflegediagnosen zu üben. Anfängern vermitteln die ersten Kapitel des Buches das für das Erkennen und Formulieren von Pflegediagnosen nötige Hintergrundwissen. Pflegende mit Grundkenntnissen in der Formulierung von Pflegediagnosen dienen die ersten Kapitel als Wiederholung der theoretischen Grundlagen der Pflegediagnostik. Die Fallbeispiele bieten allen Pflegenden, Lernenden, Berufsanfängern und Pflegeexperten interessante und anspruchsvolle Möglichkeiten, ihr kritisches Denkvermögen zu schulen, das für die Auswahl korrekter Pflegediagnosen erforderlich ist.

Das Buch bietet einige Besonderheiten, die den Lernprozeß fördern:
1. Fallstudien: Dieser Ansatz ist bei Lernenden besonders beliebt, weil das Lernen aus dem Bereich der Theorie herausgelöst und durch den Rückgriff auf praxisbezogene Situationen zu einer nützlichen und zweckdienlichen Methode wird.
2. Interaktionale Form: Nach dem theoretischen Teil in den ersten Kapiteln des Buches wird alles weitere Material in interaktionaler Form dargeboten. Es werden Fragen an die Lernenden gestellt, die unmittelbar in dem dafür vorgesehenen Raum beantwortet werden sollen. Die benutzerfreundliche Aufmachung soll die Interaktion fördern und die Lernerfahrung zu einem persönlichen Erlebnis werden lassen.
3. Anforderungen an das kritische Denkvermögen (critical thinking), die schrittweise gesteigert werden: Durch die Art der Fragen zu den Fallbeispielen werden die Lernenden bei der Formulierung korrekter Pflegediagnosen an ein kritisches Denken herangeführt. Obwohl die meisten Pflegediagnosen an sich weder einfach noch schwierig sind, werden die Fallbeispiele und die nachfolgenden Aufgaben in ihrem Schwierigkeitsgrad gesteigert, so daß die Lernenden kontinuierlich vom Einfachen zum Schwierigen geführt werden. Die Fallbeispiele und Fragen beinhalten drei Schwierigkeitsgrade – einfach, mittel und schwer. Nach Abschluß einer Stufe werden die entsprechenden kognitiven Fähigkeiten in die nächste Stufe integriert. Auf diese Art und Weise werden die Kenntnisse und die erworbenen Fertigkeiten nach und nach umfangreicher.
4. Besondere Gewichtung der Genauigkeit (accuracy): Das Thema „Genauigkeit" bei Pflegediagnosen wird im Anfangsteil des Buches behandelt. Wir stützen uns dabei auf die Arbeit von Lunney, auf die wir im Verlauf des Textes immer wieder Bezug nehmen. Das Thema „Genauigkeit" wird in jedem Fallbeispiel wieder auf-

gegriffen, wenn die Lernenden aufgefordert werden, für den jeweiligen Fall eine möglichst zutreffende Pflegediagnose auszuwählen.

5. Ausführliche Antworten: Alle von den Lernenden zu bewältigende Aufgaben werden ausführlich und vollständig beantwortet. Damit wird für die Lernenden der Anreiz geschaffen, „die Experten zu schlagen", während sie den diagnostischen Prozeß erlernen. Die Unterschiede zwischen den Antworten der Lernenden und der Experten sollten erwartungsgemäß um so geringer werden, je präziser die Lernenden die Fragen beantworten. Durch übereinstimmende Antworten erhalten die Lernenden positives Feedback, abweichende Anworten sind eine zusätzliche Herausforderung und Anreiz.

6. Von der NANDA anerkannte Pflegediagnosen: Es war die Entscheidung der Autorinnen, die von der Nordamerikanischen Pflegediagnosenvereinigung (NANDA) anerkannten Pflegediagnosen, Definitionen und Kennzeichen als Richtmaß für die Fallbeispiele zu verwenden. Es gibt zwar viele hervorragende Bücher über Pflegediagnosen, doch trägt der Rückgriff auf die Daten der NANDA dazu bei, Verwechslungen zu vermeiden und eine Einheitlichkeit zu wahren. Gegebenenfalls werden andere theoretische Ansätze diskutiert.

Das Buch ist in 3 verschiedene Teile und mehrere Kapitel gegliedert. Teil eins besteht aus drei Kapiteln, in denen es um die theoretischen Grundlagen für die Auswahl von Pflegediagnosen geht. In diesen einführenden Kapiteln werden der Pflegeprozeß, die Richtlinien für die Auswahl von Pflegediagnosen sowie der Prozeß erörtert, welcher der Auswahl einer zutreffenden Pflegediagnose zugrunde liegt. Teil zwei beinhaltet drei Kapitel, die dem Lernenden helfen sollen, einen Einstieg in die Zuordnung von Pflegediagnosen zu finden, durch Vertiefung dieser Fähigkeit mehr Sicherheit zu gewinnen und schließlich die für die Analyse komplexer Fälle nötigen Erfahrungen zu sammeln.

Besonderen Dank schulden wir unserer Lektorin Loren Wilson, für ihren Rat und ihre Hilfe bei unserer Arbeit. Ferner danken wir unseren Familien für ihre Unterstützung und ihr Verständnis. Unsere gewissenhaften Kritikerinnen – Pauline Green, Tamara Rice und Gayle Varnell – verhalfen uns zu wertvollen Einsichten und standen uns mit praktischen Vorschlägen sowohl bei den Fallbeispielen als auch bei unseren Ausführungen zu den richtigen Pflegediagnosen zur Seite. Unseren arbeitsfreudigen Schreibkräften – Loretta Campbell und Connie Robb – sind wir zu besonderem Dank und Anerkennung verpflichtet. Wir schulden uns auch gegenseitig ein anerkennendes Schulterklopfen für unsere Ausdauer und Entschlossenheit, mit der wir unser Projekt von Anfang bis Ende durchgeführt haben.

Idolia Cox Collier
Katheryn E. McCash
Joanne Marino Bartram

Abkürzungsverzeichnis

a/d	angezeigt durch
b/d	beeinflußt durch
MD	Medizinische Diagnose
NANDA	Nordamerikanische Pflegediagnosenvereinigung
PD	Pflegediagnose
PES	**P**flegediagnosetitel, Ätiologische, be**e**influssende Faktoren, **S**ymptome
PK	Potentielle Komplikationen
PR	**P**flegediagnosetitel, **R**isikofaktor
s/b/d	sekundär beeinflußt durch
V. a.	Verdacht auf

Inhaltsverzeichnis

Teil I Einführung

I.	Pflegeprozeß und kritisches Denken	3
I.I	Der Pflegeprozeß	3
I.2	Die Elemente des Pflegeprozesses	4
1.2.1	Das Pflegeassessment	4
1.2.2	Die Pflegediagnose	5
1.2.3	Die Pflegeplanung	8
1.2.4	Die Pflegeimplementation	11
1.2.5	Die Pflegeevaluation	11
I.3	Kritisches Denken	12
I.4	Bedeutung für die Pflege	13
I.5	Die Strategien des kritischen Denkens	16
1.5.1	Profil einer kritisch denkenden Pflegeperson	16
I.6	Zusammenfassung	18
2.	Richtlinien für die Formulierung von Pflegediagnosen	19
2.1	Die Differenzierung zwischen medizinischen Diagnosen, Pflegediagnosen und interdisziplinären Problemen	19
2.1.1	Medizinische Diagnosen	20
2.1.2	Pflegediagnosen	21
2.1.3	Interdisziplinäre Probleme	23
2.1.4	Fallbeispiel	24
2.2	Pflegediagnosetitel	28
2.3	Beeinflussende, ätiologische Faktoren	29
2.4	Kennzeichen	31
2.5	Die verschiedenen Arten von Pflegediagnosen	33
2.5.1	Aktuelle Pflegediagnosen	34
2.5.2	Risiko-Pflegediagnosen	34
2.5.3	Verdachts-Pflegediagnosen	36
2.5.4	Syndrom-Pflegediagnosen	37
2.5.5	Wellness-Pflegediagnosen	38
2.6	Zusammenfassung	39
3.	Der Prozeß der Formulierung akkurater Pflegediagnosen	41
3.1	Der diagnostische Prozeß	41
3.1.1	Das Sammeln von Assessmentdaten	42
3.1.2	Die Ziele des Pflegeassessments	42
3.2	Die verschiedenen Arten von Assessmentdaten	44
3.3	Die Strukturierung der Daten	44

3.4	Die verschiedenen Formen des Pflegeassessments	45
3.4.1	Das umfassende Assessment.	46
3.4.2	Das gezielte Assessment	46
3.4.3	Das Screening-Assessment	47
3.4.4	Das fortlaufende Assessment	47
3.5	Die Dokumentation	52
3.6	Die Zusammenfassung der durch das Assessment gewonnenen Kennzeichen	53
3.7	Die Datenanalyse	53
3.8	Die Zusammenfassung von Daten/Kennzeichen	55
3.9	Die nochmalige Zusammenfassung	58
3.10	Die Formulierung diagnostischer Hypothesen	61
3.11	Die Überprüfung der diagnostischen Hypothesen	64
3.12	Die Auswahl einer akkuraten Pflegediagnose	66
3.13	Die Minimierung von Diagnosefehlern	68
3.14	Fehler bei der Datensammlung	70
3.14.1	Zu wenige Daten	70
3.14.2	Zu viele Daten	71
3.14.3	Mangelnde Kenntnisse/Fertigkeiten	71
3.14.4	Verzicht auf die Generierung mehrerer Hypothesen	72
3.15	Fehler bei der Interpretation der Daten	72
3.15.1	Ungenaue Interpretation der Kennzeichen	72
3.15.2	Nichtbeachtung widersprüchlicher Kennzeichen	73
3.15.3	Verwendung einer unzureichenden Anzahl von Kennzeichen	73
3.15.4	Die Verwendung unzuverlässiger oder untauglicher Daten	74
3.15.5	Nichtbeachtung kultureller Einflüsse oder des Entwicklungsstadiums	74
3.16	Fehler bei der Zusammenfassung	75
3.16.1	Unzureichende Zusammenfassung von Kennzeichen	75
3.16.2	Voreilige oder verfrühte Schlußfolgerungen	75
3.16.3	Falsche Zusammenfassung von Kennzeichen	75
3.17	Fehler bei der Benennungen	76
3.17.1	Auswahl des falschen Diagnosetitels	76
3.17.2	Die Pflegediagnose wurde nicht durch den Klienten validiert	76
3.17.3	Der diagnostizierte Zustand ist ein interdisziplinäres Problem	76
3.17.4	Verzicht auf kollegiale Beratung.	77
3.18	Zusammenfassung	77

Teil II Fallbeispiele

4	Einstieg	81
4.1	Fallbeispiel 1	82
4.2	Fallbeispiel 2	86
4.3	Fallbeispiel 3	90
4.4	Fallbeispiel 4	92

4.5	Fallbeispiel 5	93
4.6	Fallbeispiel 6	95
4.7	Fallbeispiel 7	96
4.8	Fallbeispiel 8	97
4.9	Fallbeispiel 9	98
4.10	Fallbeispiel 10	100
4.11	Fallbeispiel 11	101
5	Vertiefung	103
5.1	Fallbeispiel 12	104
5.2	Fallbeispiel 13	106
5.3	Fallbeispiel 14	107
5.4	Fallbeispiel 15	109
5.5	Fallbeispiel 16	111
5.6	Fallbeispiel 17	112
5.7	Fallbeispiel 18	114
5.8	Fallbeispiel 19	115
5.9	Fallbeispiel 20	117
5.10	Fallbeispiel 21	119
5.11	Fallbeispiel 22	120
5.12	Fallbeispiel 23	121
5.13	Fallbeispiel 24	123
6	Erweiterte Diagnostische Kompetenz	125
6.1	Fallbeispiel 25	126
6.2	Fallbeispiel 26	129
6.3	Fallbeispiel 27	134

Teil III Diskussion

7	Diskussion der Fallbeispiele	139
7.1	Fallbeispiel 1	139
7.2	Fallbeispiel 2	141
7.3	Fallbeispiel 3	143
7.4	Fallbeispiel 4	144
7.5	Fallbeispiel 5	148
7.6	Fallbeispiel 6	152
7.7	Fallbeispiel 7	155
7.8	Fallbeispiel 8	158
7.9	Fallbeispiel 9	162
7.10	Fallbeispiel 10	166
7.11	Fallbeispiel 11	169
7.12	Fallbeispiel 12	173
7.13	Fallbeispiel 13	179
7.14	Fallbeispiel 14	185
7.15	Fallbeispiel 15	190

7.16   Fallbeispiel 16 195
7.17   Fallbeispiel 17 198
7.18   Fallbeispiel 18 203
7.19   Fallbeispiel 19 208
7.20   Fallbeispiel 20 214
7.21   Fallbeispiel 21 219
7.22   Fallbeispiel 22 223
7.23   Fallbeispiel 23 227
7.24   Fallbeispiel 24 231
7.25   Fallbeispiel 25 238
7.25.1   Fallbeispiel 25–Teil I 238
7.25.2   Fallbeispiel 25–Teil II. 240
7.26   Fallbeispiel 26 251
7.26.1   Fallbeispiel 26–Teil I 251
7.26.2   Fallbeispiel 26–Teil II. 256
7.27   Fallbeispiel 27 261
7.27.1   Fallbeispiel 27–Teil I 261
7.27.2   Fallbeispiel 27–Teil II. 265
7.27.3   Nachtrag der Autorinnen 272
7.27.4   Die Konsequenzen, die entstehen können, wenn keine
         akkuraten Pflegediagnosen gestellt werden 272

Anhang 275
A Auswahlliste von NANDA-Pflegediagnosen, ihren Definitionen
   und Kennzeichen 275
B Übersicht der Funktionellen Verhaltensmuster 313
C Pflegeassessment mit Funktionellen Verhaltensmustern 317
D Umfassende körperliche Untersuchung 321
E Pflegediagnosen geordnet nach Funktionellen Verhaltensmustern 329
F Alphabetische Liste der NANDA-Pflegediagnosen. 335

Literaturverzeichnis 339
Literaturverzeichnis – Pflegediagnosen <dt.>. 341
Literaturverzeichnis – Pflegediagnosen <engl./nl.>. 343

Sachwortverzeichnis. 347

Teil I
Einführung

Pflegeprozeß und kritisches Denken

1.1 Der Pflegeprozeß

Die Pflege ist eine komplexe und anspruchsvolle Disziplin. Professionell Pflegende beschäftigen sich mit mehr als nur mit Erkrankungen und Pflegetechniken. Sie befassen sich mit der ganzen Bandbreite menschlicher Reaktionen auf aktuelle oder potentielle Gesundheitsprobleme.[1] Hierbei handelt es sich um einen komplexen und weit gefaßten Bereich der Praxis. Um der Vielzahl von Fragen, Problemen und Bedürfnissen der Klienten zu begegnen, mit denen die Pflegenden tagtäglich in der Pflegepraxis zu tun haben, müssen sie ein kritisches Denkvermögen entwickeln. Dabei hat sich der Pflegeprozeß als Instrument erwiesen, der den Pflegenden in der pflegerischen Praxis Unterstützung gewährt. Er bildet den Bezugsrahmen, an dem sich die Pflegenden orientieren, wenn Informationen über Probleme der Klienten zu strukturieren und Interventionen zu planen sind, um die Bedürfnisse der Klienten zu befriedigen.

Der **Pflegeprozeß** ist ein konsequenter Problemlösungsansatz, der auf das Erkennen und Behandeln von Klientenproblemen abzielt. Er bietet einen strukturierenden Bezugsrahmen für die Kenntnisse, Überlegungen und Maßnahmen, die die Pflegenden in die Versorgung der Klienten einbringen. Innerhalb dieses Bezugsrahmens wenden die Pflegenden ihr allgemeines klinisches Wissen auf die spezifischen Situationen der Klienten an. Das Ergebnis ist eine umfassende und individualisierte

Pflege. Alle Pflegenden müssen, unabhängig von dem jeweiligen Gebiet, auf dem sie klinische Experten sind, erfahren in der Anwendung des Pflegeprozesses sein.

1.2   Die Elemente des Pflegeprozesses

Der Pflegeprozeß setzt sich aus fünf Schritten zusammen: Pflegeassessment, Pflegediagnose, Pflegeplanung (incl. Pflegezielbestimmung), Pflegeimplementation und Pflegeevaluation. Jeder Schritt erfordert spezielle pflegebezogene Kenntnisse, kritisches Denkvermögen, eine klientenspezifische Ausrichtung, Kreativität, Flexibilität und pflegerischer Fürsorge (caring). Die Untersuchung eines jeden Schrittes ist eine durchaus logische Vorgehensweise, wenn man etwas über den Pflegeprozeß erfahren möchte, doch sie wird der Wirklichkeit nicht gerecht. In der Praxis sind die Schritte nämlich nicht immer linear oder voneinander abgegrenzt. Anders ausgedrückt, sie folgen nicht immer aufeinander, einer nach dem anderen. Sie können sich überlappen oder in anderer Reihenfolge auftreten. Dies gilt in besonderem Maße für den Schritt des Assessments. Es kann sein, daß dieser Schritt zu verschiedenen Zeiten im Verlauf des Pflegeprozesses immer dann wiederholt werden muß, wenn die Pflegeperson feststellt, daß sie zusätzliche Daten über einen Klienten benötigt. Der Schritt der Evaluation ist ebenfalls eine Komponente des Pflegeprozesses, die eventuell zu verschiedenen Zeiten im Verlauf des Pflegeprozesses zu wiederholen ist. Abb. 1–1 veranschaulicht den dynamischen Charakter des Pflegeprozesses.

Abb. 1-1
Der Pflegeprozeß

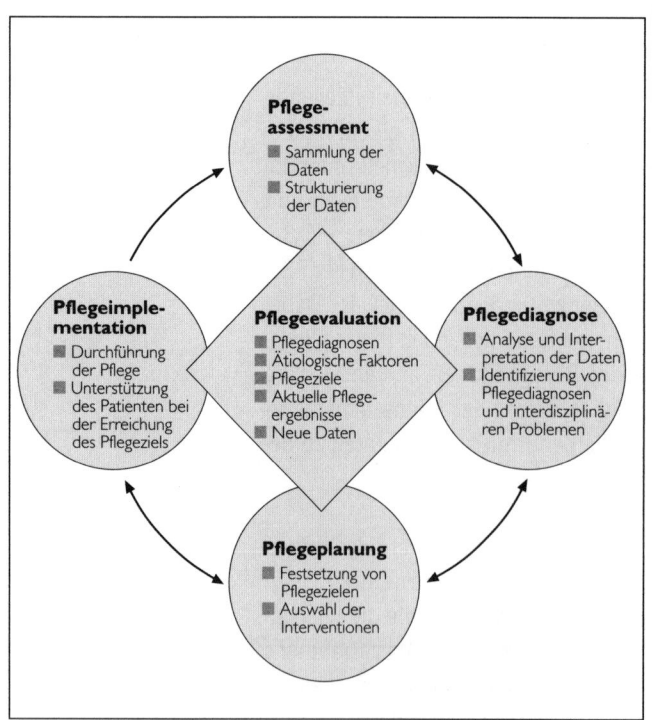

1.2.1   Das Pflegeassessment

Der Pflegeprozeß beginnt mit dem **Pflegeassessment,** der Einschätzung und Sammlung von Informationen über den früheren und den gegenwärtigen Gesundheitszustand des Klienten sowie über seine Lebenssituation. Die Pflege eines Klienten kann nicht durchgeführt werden, ohne daß man sich erst einmal einen Eindruck von seinem gegenwärtigen Gesundheitszustand verschafft. Die nachfolgenden Schritte des Pflegeprozesses hängen davon ab, ob genaue Informationen über den Klienten zur Verfügung stehen. Der Umfang oder die Ausführlichkeit der Einschätzung reicht von sehr speziellen Informationen bis hin zur Entwicklung einer umfangreichen Informationssammlung für die Pflege. In einer Notfallsituation beispielsweise, wenn der Klient nicht ansprechbar ist, verwendet die Pflegeperson nur einige Sekunden auf die Einschätzung des Status der Luftwege und der Atmung, bevor sie entsprechende Interventionen in die Wege leitet (das heißt Hilfe herbeiholt und mit der kardiopulmonalen Wiederbelebung beginnt). Vor Einleitung dieser Interventionen werden keine weiteren Daten benötigt. Eine weitaus umfassenderes Pflegeassessment ist bei einem Klienten angezeigt, der nach einem Schlaganfall in eine Langzeitpflegeeinrichtung eingewiesen wird. Die Pflegenden verlassen sich in bezug auf den richtigen Umfang der Einschätzung für einen Klienten auf ihr klinisches Urteilsvermögen. (In Kapitel 2 erfolgt eine ausführlichere Diskussion des Pflegeassessments).

Eine simple Auflistung von Fakten über den Klienten ist nicht sehr hilfreich, wenn es um die Ausrichtung der Pflege geht. Was bedeuten die Fakten? Auf welche Probleme des Klienten deuten sie hin? Mit einem strukturierten Assessmentsystem verfügt die Pflegeperson jedoch über einen systematischen Ansatz für die Sammlung, Strukturierung und Dokumentation der Daten des Klienten. Ein solcher Ansatz ist ein wichtiges Hilfsmittel zur Erkennung signifikanter Befunde und zur Identifizierung diagnostischer Kennzeichen. Die von Gordon[2] entwickelten Funktionellen Verhaltensmuster sind ein häufiger, auch in diesem Buch verwendeter Ansatz (siehe Anhang S. 313).

Diagnostische Kennzeichen (diagnostic cues) sind klinisch relevante Fakten über den Status des Klienten. An diesen Kennzeichen orientiert sich die Sammlung zusätzlicher Daten. Darüber hinaus zeigen sie auch die Bereiche an, in denen die Stärken, Ressourcen und Probleme des Klienten liegen. Diagnostische Kennzeichen helfen der Pflegeperson, sich noch während der Datensammlung ein erstes Urteil über den Zustand eines Klienten zu bilden. Während die Pflegenden Erfahrungen sammeln und zu Pflegeexperten werden, entwickeln sie die Fähigkeit, schon beim Einschätzungsprozeß aus den diagnostischen Kennzeichen Schlußfolgerungen zu ziehen und den Prozeß der Pflegediagnosestellung einzuleiten.

1.2.2   Die Pflegediagnose

Durch die **Pflegediagnose**, dem zweiten Schritt des Pflegeprozesses, wird den im Pflegeassessment gesammelten und strukturierten Daten eine Bedeutung zugeordnet. Bei der Pflegediagnosestellung werden klientenspezifische Reaktionen identifiziert, die als Grundlage für die Planung einer individuelle Pflege dienen.

Die Pflegeperson kann zwei Arten von Problemen identifizieren: Pflegediagnosen und interdisziplinäre Probleme. Die Nordamerikanischen Pflegediagnosenvereinigung (NANDA) definiert eine **Pflegediagnose** wie folgt:

„Eine Pflegediagnose stellt eine klinische Beurteilung der Reaktion eines Individuums, einer Familie oder Gemeinde auf aktuelle oder potentielle Gesundheitsprobleme/Lebensprozesse dar. Pflegediagnosen bilden die Grundlage für die Auswahl von pflegerischen Interventionen, um die aufgestellten Pflegeziele und erwünschten Pflegeergebnisse zu erreichen, wofür die Pflegeperson verantwortlich ist.“[3]

Bei Pflegediagnosen geht es mehr um menschliche Reaktionen als um physiologische Prozesse oder Komplikationen. Sie verkörpern den Bereich der Pflegepraxis, der unabhängig ist und für den die Pflegenden berufliche Verantwortung tragen. Grundlage der Pflegediagnosen sind klientenspezifische Assessmentdaten, klinisches Wissen und Erfahrung sowie spezielle, auf einzelne Pflegediagnosen bezogene Kenntnisse. Aktuelle Pflegediagnosen enthalten einen Pflegediagnosetitel, beeinflussende ätiologische Faktoren und die Kennzeichen (auch Zeichen und Symptome genannt), die die Pflegediagnose stützen. Die Pflegediagnosetitel sind standardisiert, wohingegen die beeinflussenden Faktoren und die einzelnen Kennzeichen klientenspezifisch sind. Die folgende diagnostische Aussage soll als Beispiel dienen:

PD: Schlafstörung

beeinflußt durch (b/d)
- Nachtarbeit
- Lärmbelastete Umgebung beim Schlafen tagsüber

angezeigt durch (a/d)
- Durchschlafschwierigkeiten
- Einschlafen während der Arbeit.

(Kapitel 2 enthält spezielle Anweisungen für die Formulierung von Pflegediagnosen)

Die Formulierung von Pflegediagnosen setzt folgende Fähigkeiten voraus:
- Die Fähigkeit zur Sammlung, Analyse und Interpretation von Daten
- Die Fähigkeit zur Anwendung diagnostischen Denkens
- Die Fähigkeit zur Auswahl der auf das Problem des Klienten am meisten zutreffenden Beschreibung (Pflegediagnosetitel)

Ebenso wie Ärzte zwischen zwei ähnlichen Diagnosen, z. B. Asthma bronchiale und Bronchitis, zu differenzieren haben, müssen auch Pflegepersonen für ähnliche Probleme, z. B. soziale Isolation und Beschäftigungsdefizit, unterschiedliche Pflegediagnosen stellen können. Mit anderen Worten, Pflegepersonen müssen Pflegediagnosen stellen, die zutreffend und akkurat sind. Eine Pflegediagnose ist **akkurat**, wenn sie mit den Kennzeichen in der Einschätzung des Klienten übereinstimmt. Damit eine zutreffende Pflegediagnose gestellt werden kann, müssen alle Kennzeichen im Kontext der jeweiligen Situation des Klienten in Betracht gezogen werden. Im Anschluß daran wird entschieden, ob die spezifischen Kennzeichen als einzelne und zusammenhängende Kennzeichen relevant oder irrelevant sind. Kennzeichen, die eine bestimmte Pflegediagnose stützen oder ausschließen, müssen untersucht werden. Eine Pflegediagnose ist zutreffend, wenn alle Kennzeichen gründlich ausgewertet wurden, nicht relevante ausgeschlossen, relevante gestützt wurden und wenn die Untersuchung der Daten aus ganzheitlicher Sicht erfolgt ist. Die Merkmale zutreffender Pflegediagnosen, die von Lunney stammen, sind in Tabelle 1-1 aufgeführt.

Tab. 1-1
Merkmale akkurat formu-
lierter Pflegediagnosen

Es gibt eine Beziehung zwischen der Akkuratesse einer Pflegediagnose und den interaktiven Elementen in der Situation eines Klienten. Die Ansprüche, die es bei der Auswahl der akkuraten Pflegediagnose zu erfüllen gilt, reichen von einfach bis komplex, je nach Anzahl, Art und Beschaffenheit der Kennzeichen. Eine Pflegediagnose ist akkurat, wenn Nebenkennzeichen und widersprechende Kennzeichen berücksichtigt werden.

In hohem Maße zutreffende Pflegediagnosen entstehen durch die Integration aller verfügbaren Kennzeichen mit dem Ziel, eine möglichst präzise Aussage zu erhalten.

Es gibt eine Beziehung zwischen der Stringenz, mit der das Bemühen um Akkuratesse verfolgt wird, und der Situation.

Wenig zutreffende Pflegediagnosen weisen eines oder mehrere der folgenden Merkmale auf:

■ Rückgriff auf nicht zuverlässige oder nicht gültige Kennzeichen
■ Nichtbeachtung oder Fehlinterpretation widersprüchlicher Kennzeichen
■ Nicht erfolgte Integration der relevanten Kennzeichen anderer Pflege-
diagnosen
■ Kennzeichen, die auf eine andere Pflegediagnose hindeuten
■ Fehlende Übereinstimmung mit dem Klienten oder anderen Experten in bezug auf ein bestimmtes Phänomen

Aus Lunney, M: Accuracy of nursing diagnoses: concept development, *Nursing Diagnosis* 1:1, 1990.

Die Formulierung akkurater Pflegediagnosen gehört zu den eher schwierigen Aufgaben des Pflegeprozesses. Dies hängt mit dem interpretativen Charakter der Pflegediagnosestellung und mit der Komplexität des kritischen Denkprozesses bei der Auswahl und Formulierung der richtigen Pflegediagnosen zusammen. Die Pflegeperson nutzt dabei spezifisches pflegebezogenes Wissen, Kenntnisse aus den Natur-, Geistes- und Sozialwissenschaften. Die vollständige Beherrschung dieses Denkprozesses wird durch Erfahrung und Praxis erreicht.

Interdisziplinäre Probleme sind die zweite Form von Pflegeproblemen, die die Pflegeperson feststellen kann. Als **interdisziplinäre Probleme** gelten physiologische Komplikationen, die sowohl pflegerische als auch medizinische Interventionen erfordern.[5] Die Pflegeperson muß interdisziplinäre Probleme anhand der zusammengetragenen Assessmentdaten und aufgrund ihrer Kenntnis der physiologischen Komplikationen bei einem Krankheitsgeschehen erkennen. Danach plant sie Maßnahmen, um festzustellen, wann diese Probleme aufgetreten sind und um ihre weitere Entwicklung zu beobachten. Der Arzt verordnet die geeigneten medizinischen Interventionen. Zu den interdisziplinären Problemen gehören z. B. klinische Befunde wie die Hypoglykämie, Hypoxie und arterielle Hypertonie.

1.2.3   Die Pflegeplanung

Die Pflegeplanung ist der dritte Schritt des Pflegeprozesses. Bei der **Pflegeplanung** denkt die Pflegeperson gründlich über jede identifizierte Pflegediagnose nach. Dann überlegt sie sich, durch welche Pflegemaßnahmen die diagnostizierten Probleme am effektivsten gelöst werden können.

Prioritäten setzen ist ein wichtiger Teil der Pflegeplanung. Bei den meisten Klienten werden mehrere Pflegediagnosen gestellt und mehrere interdisziplinäre Probleme identifiziert. Diese Probleme sind nicht alle in gleicher Weise bedeutsam, und sie sind auch nicht in gleicher Weise dazu geeignet, der Pflege den Weg zu weisen. Es gilt, die dringlichsten Probleme des Klienten schnell zu identifizieren und zu behandeln. Zu den Problemen, die Priorität haben, gehören plötzlich auftretende und lebensbedrohliche, die Sicherheit gefährdende Situationen, wie z. B. die Pflegediagnosen *ungenügende Selbstreinigungsfunktion der Atemwege* und *Gefahr der Gewalttätigkeit* sowie die potentielle Komplikation *Hämorrhagie.*

Zu den Bereichen, die Priorität beanspruchen, zählen sowohl Pflegediagnosen als auch interdisziplinäre Probleme.

Sind keine lebensbedrohliche Probleme festzustellen, verläßt sich die Pflegeperson bei der Festsetzung der Prioritäten auf ihr professionelles Urteilsvermögen und auf die Einschätzung der einzelnen Pflegediagnosen durch den Klienten. Nach Festsetzung der Prioritäten kann der Planungsprozeß fortgesetzt werden.

Der Planungsprozeß besteht aus zwei verschiedenen Elementen. Der Festlegung von Pflegezielen und den erwarteten Pflegeergebnissen für jede einzelne Pflegediagnose. **Pflegeziele** (goals) sind globale, allgemeine Vorgaben für den Klienten. Unter **erwarteten Pflegeergebnissen** (expected outcomes) versteht man konkretere Zielbestimmungen, die auf ein Pflegeziel ausgerichtet sind. Die erwarteten Pflegeergebnisse werden in Form von klaren, überprüfbaren Aussagen formuliert, die die erwünschten Reaktionen des Klienten auf die Pflege festlegen. Der Erfolg der pflegerischen Intervention wird an der Erreichung der erwarteten Pflegeergebnisse gemessen. Als Beispiel dient die Pflegediagnose im nachfolgenden Kasten:

PD: Obstipation

beeinflußt durch (b/d)
▪ Ballaststoffarme Kost

angezeigt durch (a/d)
▪ Unregelmäßigen, harten und schmerzhaften Stuhlgang, zweimal wöchentlich oder weniger

Pflegeziel
▪ Beseitigung der Obstipation

Erwartete Pflegeergebnisse
1. Vor der Entlassung aus dem Krankenhaus kennt die Klientin fünf ballaststoffhaltige Nahrungsmittel, mit denen sie ihre tägliche Nahrung ergänzen kann.
2. Die Klientin wird bei ihrem nächsten Termin Bericht erstatten und dabei wenigstens drei Nahrungsmittel mit einem sehr hohen Gehalt an Ballaststoffen nennen, mit denen sie ihre tägliche Nahrung ergänzt.
3. Die Klientin berichtet bei ihrem nächsten Termin über ein regelmäßiges Ausscheidungsmuster mit weichen, geformten und schmerzlosen Stühlen.

In dem obigen Beispiel enthält der Pflegeplan das Pflegeziel und die erwarteten Pflegeergebnisse. Es ist ebenfalls zulässig, nur die erwarteten Pflegeergebnisse aufzuführen, wenn darin das Pflegeziel enthalten ist. Letztere Methode wird in diesem Buch durchgängig verwendet.

Nach Festlegung der erwarteten Pflegeergebnisse werden genaue Pflegestrategien geplant, die den Klienten bei der Erreichung der Pflegeergebnisse unterstützen. In dem Plan werden Interventionen spezifiziert, die das Management, Beobachtungen oder Einschätzungen sowie die Patientenschulung zu spezifischen Pflegediagnosen betreffen. Bezogen auf die Pflegediagnose *Obstipation* und die oben aufgeführten erwarteten Pflegeergebnisse würde man folgende pflegerische Interventionen planen:

▪ Unterrichtung der Klientin über die Bedeutung einer ballaststoffreichen Ernährung für die Obstipationsprophylaxe.
▪ Information über das Vorkommen ballaststoffreicher Nährstoffe.
▪ Vorlage einer schriftlichen Auflistung von Nahrungsmitteln mit einem hohen Gehalt an Ballaststoffen.
▪ Anweisung der Klientin, Aufzeichnungen über ihre Ernährung und die Vorgeschichte ihres Ausscheidungsproblems anzufertigen, damit die Zufuhr von Ballaststoffen sowie das Ausscheidungsmuster bei ihrem nächsten Termin überprüft werden können.

Es ist wichtig, daß der Klient zur Festlegung der erwarteten Pflegeergebnisse und in die Pflegeplanung der Interventionen mit einbezogen wird. Dadurch wird erreicht, daß der Klient und die Familie den Plan viel eher akzeptieren. Der Klient muß mit den Pflegezielen und Pflegeergebnissen einverstanden sein. Die Interventionen müssen für ihn annehmbar sein, wenn der Pflegeplan Erfolg haben soll. Tabelle 1-2 zeigt ein weiteres Beispiel aus der Planungsphase des Pflegeprozesses.

Tab. 1-2
Die Pflegeplanungsphase
des Pflegeprozesses

Situation

Herr Garcia ist 72 Jahre alt und wird wegen einer schweren Herzinsuffizienz stationär behandelt. Die Mobilität ist beeinträchtigt und er ist größtenteils bettlägerig. Er hat leichte Ödeme in der Knöchelgegend, an den Füßen, den Beinen, im Bereich des Kreuzbeins und an den Händen. Die linke Ferse und der linke Knöchel weisen gerötete Bereiche auf; keine Hautschädigung, jedoch bleibt die Rötung selbst bei Druckentlastung bestehen (Dekubitus, Stadium I).

PD: Hautschädigung

beeinflußt durch (b/d)
■ Druck
■ Ödeme
■ Immobilität

angezeigt durch (a/d)
■ Anhaltend gerötete Bereiche an der linken Ferse und am linken Knöchel

Erwartete Pflegeergebnisse
1. Rückgang der Hautrötungen an der linken Hand und am linken Knöchel innerhalb der nächsten 1 bis 2 Wochen.
2. Keine Hautschädigung an den Füßen, Knöcheln oder Beinen.
3. Keine neuen Rötungen an den empfindlichen Bereichen einschließlich Steißbein und anderer Knochenvorsprünge.
4. Keine Neubildung von Ödemen an Beinen, Knöcheln oder Füßen.

Pflegeinterventionen
1. Alle 8 Stunden Überprüfung des Hautzustandes und der Ödeme.
2. Hohllagern der linken Ferse und des linken Knöchels.
3. Fersen und Knöchel mit Fersenschonern abpolstern.
4. Waffelmatratze (Antidekubitusmatratze) ins Bett legen.
5. Alle 4 Stunden passive Bewegungsübungen mit den Extremitäten durchführen.
6. Alle 2 Stunden Patienten beim Umlagern unterstützen.
7. In Rückenlage oder beim Sitzen im Bett Beine mit einem Kissen hochlagern.

Der Prozeß der Pflegeplanung ist mit der Entwicklung des Pflegeplans nicht beendet. Pflegeplanung ist ein kontinuierlicher Prozeß, der fortgesetzt wird, wenn Probleme gelöst werden oder sich verändern und wenn zusätzliche Pflegediagnosen gestellt werden. Es geht darum, einen Pflegeplan zu haben, aus dem sich die Veränderungen der Situation des Klienten ablesen lassen.

1.2.4 Die Pflegeimplementation

Der vierte Schritt des Pflegeprozesses ist die Pflegeimplementation. Mit der **Pflegeimplementation** wird der Pflegeplan in Form pflegerischer Interventionen in die Tat umgesetzt. Interventionen sind Maßnahmenbündel, die die Pflegeperson zur Behandlung der in der Pflegediagnose festgestellten Probleme durchführt. Die Pflegeperson setzt all ihre Fertigkeiten, Kenntnisse und Erfahrungen sowie die Kunst des Pflegens ein, um die geplante Pflegeleistung zu erbringen und den Klienten bei der Erreichung der erwarteten Pflegeergebnisse zu unterstützen. Währenddessen nimmt sie weitere Einschätzungen vor und sammelt zusätzliche Daten über den Zustand des Klienten und seine Reaktionen auf die Pflege. Diese Daten dienen der Überprüfung der gestellten Pflegediagnosen und, wenn dies angezeigt ist, der Formulierung weiterer Pflegediagnosen.

Die Frage, wie die Interventionen durchgeführt werden, ist ebenso wichtig wie die Frage, welche Interventionen durchgeführt werden. Kompetenz, Flexibilität, fürsorgliches Verhalten und Sensibilität sind wichtige Elemente einer guten Pflegearbeit.

1.2.5 Die Pflegeevaluation

Der letzte Schritt des Pflegeprozesses ist die Evaluation. In der Phase der **Pflegeevaluation** werden der Zustand des Patienten sowie die erwarteten Pflegeergebnisse einer Überprüfung unterzogen. So kann die Pflegeperson feststellen, inwieweit die geplanten Pflegeergebnisse bei jeder Pflegediagnose erreicht wurden.

Bewertet wird jede einzelne Pflegediagnose. Dabei ist die Beantwortung folgender Fragen wichtig:
- Stimmt die Pflegediagnose noch oder wurde das Problem beseitigt?
- Muß die Problemdarstellung oder die Ätiologie geändert werden?
- Sind die Pflegeziele noch relevant oder müssen sie geändert werden?
- Wurden die erwarteten Pflegeergebnisse erreicht?
- Liegen Daten für weitere, neue Pflegediagnosen vor?

Die Effektivität jeder Intervention des Pflegeplans wird ebenfalls einer Bewertung unterzogen. Die effektivsten Interventionen werden bei jeder noch bestehenden Pflegediagnose fortgesetzt. Einzelne Pflegemaßnahmen, die sich als ineffektiv erwiesen haben, werden vom Pflegeplan gestrichen. Nach Bedarf werden neue Interventionen geplant, um die Erreichung der erwarteten Pflegeergebnisse zu fördern.

Wir kommen noch einmal zurück auf die Klientin mit der Pflegediagnose *Obstipation b/d ballaststoffarme Kost*. Um die pflegerischen Interventionen effektiv bewerten zu können, stellt die Pflegeperson fest, ob die Klientin immer noch Schmerzen beim Stuhlgang hat und überprüft, welche ballaststoffreichen Nahrungsmittel die Klientin zu sich genommen hat, um zu sehen, ob wirklich mindestens drei ballaststoffreiche Nahrungsmittel pro Tag enthalten sind. Darüber hinaus muß das aktuelle Ausscheidungsmuster überprüft werden. Sind alle erwarteten Pflegeergebnisse erreicht, dann waren die pflegerischen Interventionen erfolgreich. Wurden die erwarteten Pflegeergebnisse nicht erreicht, dann sind folgende Fragen zu stellen:

- Waren die Pflegeziele und Pflegeergebnisse für diese Klientin realistisch oder bedürfen sie der Überprüfung?
- Welche Hindernisse stehen der Erreichung der erwarteten Pflegeergebnisse im Wege?
- Welche Interventionen müssen überprüft oder gestrichen werden und welche neuen Interventionen könnten von Nutzen sein?
- Waren die beeinflussenden Faktoren und die Pflegediagnose richtig?

Zur Beantwortung dieser Fragen ist die Sammlung weiterer Pflegeassessmentdaten erforderlich. Anschließend werden die Pflegediagnose, die Ätiologie, die Pflegeziele, die erwarteten Pflegeergebnisse und die geplanten Pflegeinterventionen überprüft, um zu sehen, ob sie dem gegenwärtigen Zustand und den aktuellen Bedürfnissen der Klientin entsprechen.

1.3   Kritisches Denken

Die Vielzahl und Komplexität menschlicher Reaktionen auf Gesundheitsprobleme und Lebensbedingungen sind beinahe unbegrenzt. Aus diesem Grunde müssen die Pflegenden bei der Pflegediagnose und Interventionsplanung zur Behandlung der Reaktionen ihrer Klienten spezielle kognitive Fähigkeiten einsetzen, die als kritisches Denkvermögen bezeichnet werden.

Kritisches Denken (critical thinking) ist eine besondere Art des Umgangs mit Informationen, die alle unsere Ressourcen beanspruchen – Intellekt, Wissen, Kreativität, Erfahrung, Intuition und Urteilsvermögen. Mit Hilfe dieser Ressourcen entwickelt die Pflegeperson Ideen, überlegt sich alternative Erklärungen, zieht Schlußfolgerungen und bildet sich ein genaues Urteil in bezug auf die Bedürfnisse des Klienten.

Kritisches Denken ist immer zweckbestimmt und auf das Pflegeziel gerichtet. Ideen werden entwickelt, bewertet und Entscheidungen werden getroffen. Kritisches Denken steht im Gegensatz zum zufälligen (casual) oder absichtslosen (random) Denken, das während des größten Teils unseres Wachzustandes stattfindet. Absichtsloses Denken ist nicht auf das Pflegeziel gerichtet, zweckbestimmt oder logisch, obwohl das Gehirn aktiv ist. Kritisches Denken dagegen ist immer auf die Formulierung von Ideen, Schlußfolgerungen oder Diagnosen gerichtet.

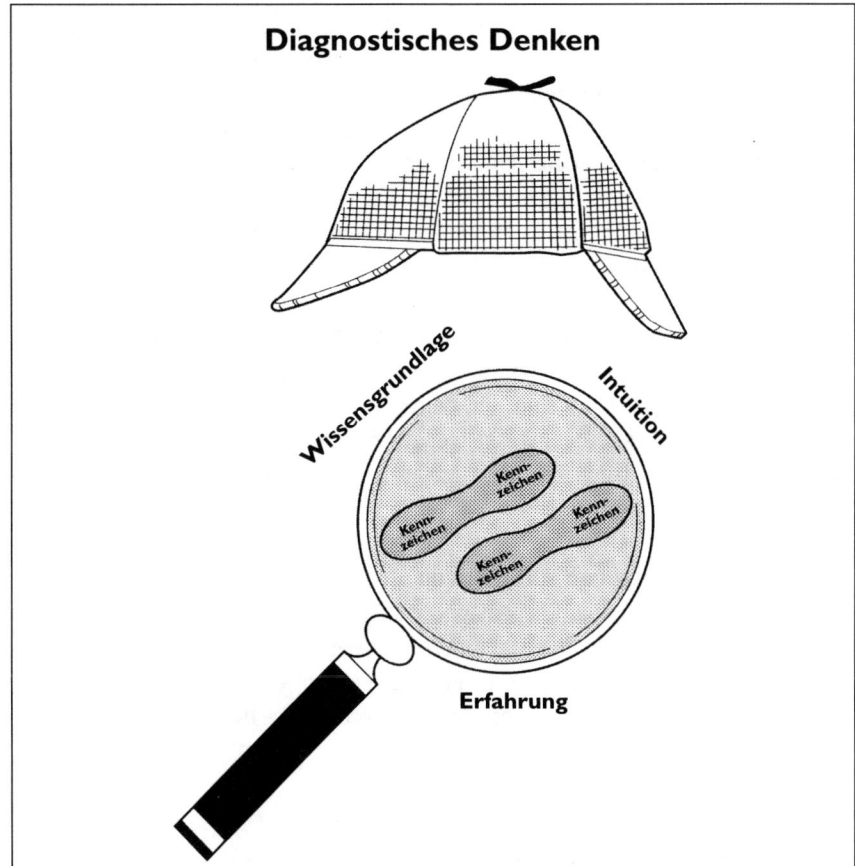

Diagnostisches Denken

Wissensgrundlage

Intuition

Erfahrung

Abb. 1-2
Zusammenfassung oder Bündelung (clustering) von Kennzeichen. Der diagnostische Prozeß besteht aus folgenden Elementen: der Urteilsbildung und der Ableitung von Pflegediagnosen. Dieser Prozeß gleicht der Vorgehensweise eines Polizisten bei der Untersuchung einer Straftat.

Diagnostische Urteilsbildung (diagnostic reasoning) ist eine besondere Form des Denkens; sie erfordert den Einsatz kritischen Denkvermögens, wenn es darum geht, eine Pflegediagnose zu formulieren oder ein interdisziplinäres Problem zu identifizieren (Abb. 1-2). Bei diesem komplexen kritischen Denkprozeß stützt sich die Pflegeperson auf ihr Wissen, ihre Intuition und ihre Erfahrung, während sie die Kennzeichen und Symptome eines Klienten untersucht, beurteilt und eine akkurate Pflegediagnose erstellt oder ein interdisziplinäres Problem identifiziert.

1.4 Bedeutung für die Pflege

Die Komplexität der Pflege nimmt durch die Fortschritte auf dem Gebiet der gesundheitlichen Versorgung immer weiter zu. Der Wissenszuwachs und die verschiedenen Behandlungsmöglichkeiten stellen die Pflegeperson vor die Aufgabe, fachliche Kompetenz und die Kunst des Pflegens miteinander zu verbinden. Um dieser doppelten Anforderung gerecht zu werden, muß sie in allen Phasen des Pflegeprozesses fähig sein, kritisch zu denken, damit sie richtige Entscheidungen treffen und akkurate Pflegediagnosen stellen kann.

Die Pflegeperson muß, unabhängig von ihrem Tätigkeitsfeld, bei der klinischen Beurteilung immer ihr kritisches Denkvermögen einsetzen. Bei dieser Beurteilung sind folgende Aspekte von besonderer Bedeutung:

Das Erkennen relevanter Informationen

Das von der Pflegeperson vorgenommene Pflegeassessment muß zu spezifischen, aussagefähigen und wichtigen Kennzeichen führen. Kritisches Denken hilft, wichtige von unwichtigen Daten zu unterscheiden. Informationen, die für die Situation des einen Klienten von Bedeutung sind, können ohne Belang für die Situation eines anderen sein. Kritisches Denken ermöglicht es der Pflegeperson, die Einschätzungsstrategien zu individualisieren und Daten heraus zu filtern, die für die jeweilige Situation des Klienten bedeutsam sind. Ein Beispiel für eine relevante Information wäre etwa die Aussage des Klienten, weshalb er zur Behandlung kommt. Ein anderes Beispiel sind Größe und Gewicht. Diese Angaben sind bei der Bewertung des Ernährungszustandes wichtig.

Die Berücksichtigung von Alternativen

Bevor die Pflegeperson eine Pflegediagnose stellt, zieht sie andere Pflegediagnosen in Betracht, die ebenfalls in Frage kommen. Sie zieht dabei keine voreiligen Schlüsse. Durch die Berücksichtigung anderer Pflegediagnosen legt sie sich erst dann fest, wenn die Datenanalyse auf eine bestimmte Pflegediagnose hindeutet. Exemplarisch kann man von folgenden Daten ausgehen:

1. Klientin, 1,62 m, 82,6 kg
2. Alter: 32 Jahre
3. Bericht über starken Streß und Überarbeitung
4. Keine körperliche Bewegung

Aufgrund dieser Angaben kommen verschiedene Pflegediagnosen in Betracht:
- Überernährung
- Unwirksames individuelles Coping
- Veränderte Gesunderhaltung

Bevor eine akkuraten Pflegediagnose ausgewählt werden kann, müssen weitere Informationen gesammelt werden. Kritisches Denkvermögen hilft der Pflegeperson, die Kennzeichen im Hinblick auf die Generierung möglicher Pflegediagnosen zu überprüfen, die benötigten zusätzlichen Daten zu identifizieren und jede in Frage kommende Pflegediagnose in Erwägung zu ziehen.

Die Entwicklung einer akkuraten Pflegediagnose

Die diagnostische Aussage muß mit den im Pflegeassessment identifizierten Kennzeichen übereinstimmen. Bei der Überprüfung aller, mit der Situation eines Klienten zusammenhängenden Kennzeichen nutzt die Pflegeperson ihr kritisches Denkvermögen. Dabei ist es auch wichtig, daß sie widersprüchliche Kennzeichen untersucht. Gibt ein Klient beispielsweise an, seine Medikamente nach Vorschrift einzunehmen, und die Pflegeperson stellt fest, daß die Flasche mehr Tabletten enthält als sie enthalten dürfte, wenn der Klient die Tabletten nach Vorschrift eingenommen hätte, dann handelt es sich um widersprüchliche Kennzeichen. Damit die Pflegeperson die richtigen Daten herausfiltern und die am meisten zutreffende Pflegediagnose auswählen kann, muß sie die Situation näher untersuchen. Kritisches Denken hilft ihr auch bei der Identifizierung solcher Kennzeichen, die Aufschluß über die Ätiologie der ausgewählten Pflegediagnose geben können.

Die Entwicklung individualisierter Pflegepläne

Kritisches Denken ist auch gefragt, wenn es gilt, individuelle Pläne für die Pflege des Klienten zu entwickeln. Dies geschieht, während die Pflegeperson zusammen mit dem Klienten und seiner Familie die für jede Pflegediagnose erwarteten Pflegeergebnisse festlegt und Pflegestrategien vorschlägt, die den Klienten zur Erreichung dieser Pflegeergebnisse befähigen. Da jeder Klient anders ist, muß der Standardpflegeplan sorgfältig überprüft und individualisiert werden. Es kann sein, daß unterschiedliche Interventionen erforderlich sind, um bei verschiedenen Klienten dieselben Pflegeziele zu erreichen. Damit die Pflegeperson die richtigen Pflegeergebnisse und Pflegestrategien auswählen kann, benötigt sie Informationen über den einzelnen Klienten, seine Krankheit bzw. Situation und seine Reaktionen. Danach muß sie zusammen mit dem Klienten den Pflegeplan durchgehen und überprüfen, ob dieser von dem Klienten und seiner Familie akzeptiert wird.

Rechtzeitige Intervention

Die Pflegeperson muß in der Lage sein, Entscheidungen so schnell zu treffen, daß effektive Interventionen möglich sind. Kritisches Denken hilft ihr, Prioritäten zu setzen und dabei sowohl schnell als auch korrekt vorzugehen. Eine Pflegediagnose wie *ungenügende Selbstreinigungsfunktion der Atemwege* muß schnell gestellt werden, weil dringender Interventionsbedarf besteht. Eine Pflegediagnose wie *Soziale Isolation* ist dagegen nicht sehr dringlich und kann aufgeschoben werden, bis die vorrangigen Prioritäten erfüllt sind und eine Vielzahl stützender Hinweise vorliegen, die die Pflegediagnose bestätigen.

Überprüfung der pflegerischen Arbeit

Die Pflegenden müssen die Effektivität ihrer pflegerischen Arbeit einer kritischen Beurteilung unterziehen. Dies erfordert die Fähigkeit, jedes erwartete Pflegeergebnis sowie die Effektivität jeder einzelnen Intervention zu analysieren. Die Pflegeperson muß in der Lage sein, ihr Verhalten während der pflegerischen Arbeit und während der Unterstützung des Klienten bei der Pflegezielerreichung einer Analyse zu unterziehen. Alle diese Aktivitäten erfordern den Einsatz des kritischen Denkvermögens.

Kritisches Denken wird bei jedem Schritt des Pflegeprozesses eingesetzt:
- bei der Sammlung, Zusammenfassung und Analyse der Daten
- bei der Auswahl von Pflegediagnosen und Identifizierung interdisziplinärer Probleme

■ bei der Pflegeplanung von Strategien für die Pflege der Klienten
■ bei der Beurteilung der Pflegeergebnisse

Kritisches Denken befähigt die Pflegeperson zu pflegerischer Arbeit, die sich durch Angemessenheit, Individualität, Kreativität, Sensibilität und eine hohe Qualität auszeichnet.

1.5   Die Strategien des kritischen Denkens

Bei einigen Strategien, die die Pflegeperson einsetzt, handelt es sich um grundlegende Bestandteile des kritischen Denkprozesses, die für die Auswahl der richtigen Pflegediagnose unerläßlich sind. Beispiele für diese Strategien sind die Identifizierung zweckdienlicher, relevanter Daten, die Abklärung, Verifizierung und Validierung klinischer Daten, der Einsatz geeigneter Ressourcen, die Verwendung eines strukturierten Einschätzungssystems zur Gewinnung des erforderlichen Datenmaterials sowie die Generierung verschiedener diagnostischer Hypothesen, die bei dem Prozeß der Pflegediagnosestellung zu berücksichtigen sind. Diese Strategien werden in Kapitel 2 eingehend diskutiert.

1.5.1   Profil einer kritisch denkenden Pflegeperson

Eine kritisch denkende Pflegeperson zeichnet sich durch folgende Qualitäten aus (Tabelle 1-3):

Tab. 1-3
Charakteristiken einer
kritisch denkenden
Pflegeperson

1. Konzentration auf den Bereich der Pflege
2. Kenntnisreichtum
3. Expertise
4. Unvoreingenommenheit
5. Sensibilität gegenüber Interaktionen
6. Sensibilität gegenüber Zusammenhängen

Konzentration auf den Bereich der Pflege
Die kritisch denkende Pflegeperson konzentriert sich ausschließlich auf den Bereich der Pflege – auf die menschlichen Reaktionen eines Einzelnen, einer Gruppe oder Gemeinde auf ein Problem oder seine Behandlung. So fallen bei einem Klienten mit Oberschenkelfraktur das Schmerzmanagement, die Erhaltung eines gesunden Hautzustandes sowie die auf die beeinträchtigte Mobilität abgestimmte Betreuung in den Bereich der Pflege. Die Pflege kümmert sich nicht darum, welcher Markraumnagel zur Stabilisierung der Fraktur oder welches Narkotikum für den chirurgischen Eingriff benutzt wird.

Kenntnisreichtum

Die kritisch denkende Pflegeperson ist in der Lage, die Kennzeichen aus ihrem Gedächtnis abzurufen, Daten schnell und methodisch zu analysieren und sich klar mitzuteilen. Dieses Können entwickelt sich im Laufe der Zeit und mit zunehmender Erfahrung. Um eine adäquate Wissensgrundlage aufzubauen, sollten Pflegepersonen bei ihrer Praxisarbeit geeignete Nachschlagewerke, Ressourcen und Beratung nutzen.

Sowohl Berufsanfänger als auch erfahrene Pflegepersonen müssen ihr Wissen ständig durch die Lektüre von Pflegeliteratur und die Teilnahme an berufsbegleitenden Fortbildungen und fortlaufenden Weiterbildungsprogrammen erweitern. Darüber hinaus ist zur Erweiterung der Wissensgrundlage für Fortgeschrittene eine Weiterbildung durch akademische Pflegeausbildungsprogramme sehr zu empfehlen.

Pflegeexpertise

Kritisch denkende Pflegepersonen nutzen jede Begegnung mit einem Klienten, um ihre Kenntnisse im Bereich der menschlichen Reaktionen zu erweitern. Sie greifen bei der Suche nach Ähnlichkeiten auch auf vergangene Erfahrungen zurück. So würde sich beispielsweise eine erfahrene Pflegeperson daran erinnern, daß bei dem Klienten beim letzten Mal, als gewisse Zeichen und Symptome auftraten, eine ganz bestimmte Pflegediagnose gestellt wurde. Die Pflegeperson ist aufgrund der Konzentration auf den Bereich der Pflege, ihrer Kenntnisse und klinischen Erfahrung in der Lage, die klinisch relevanten Kennzeichen (Hauptkennzeichen) zu identifizieren, das Problem zu diagnostizieren und einen entsprechenden Pflegeplan aufzustellen.

Unvoreingenommenheit

Die kritisch denkende Pflegeperson ist neugierig auf Kennzeichen und zieht eine Vielzahl möglicher Erklärungen dafür in Betracht. Sie geht beispielsweise nicht davon aus, daß die Weigerung eines Klienten, nach einer Operation aufzustehen und sich zu bewegen, einzig und allein auf die Angst vor Schmerzen zurückzuführen ist. Aufgrund ihrer Unvoreingenommenheit fragt sie nach anderen möglichen Ursachen für die Weigerung des Klienten. Sie stellt weitere Nachforschungen an und nimmt weitere Einschätzungen vor, um abzuklären, was die Weigerung des Klienten zu bedeuten hat. Die kritisch denkende Pflegeperson zieht andere mögliche Ursachen in Betracht, wie z. B. Erschöpfung, Angst vor einem Sturz, der Wunsch, sich in einem solch desolaten Zustand nicht vor anderen zu zeigen oder die kulturell bedingte Überzeugung, daß man nach einer Operation ruhen muß. Wo Unvoreingenommenheit fehlt, kann es zu Pflegediagnosefehlern kommen.

Sensibilität gegenüber Interaktionen und Zusammenhängen

Die kritisch denkende Pflegeperson ist sensibel gegenüber der Dynamik von Interaktionen zwischen Pflegeperson und Klient, Pflegeperson-Klient-Familie oder dem Klienten und anderen Menschen. Die Pflegeperson erkennt an, daß eine Vielzahl von Wechselbeziehungen zwischen Menschen möglich sind. Sie lernt, die Komplexität menschlicher Interaktionen einzuschätzen und nimmt wahr, was diese Wechselbeziehungen bei den Klienten bewirken. Dabei bedient sie sich des Instruments der effektiven Kommunikation und ihrer Gesprächsführung sowie grundlegenden Kenntnis menschlicher Verhaltensweisen.

Die Pflegeperson hat auch den Kontext (Zusammenhang, Umstände, Bedingungen und klinische Settings) zu berücksichtigen, in dem die Daten gesammelt werden. So kann sich beispielsweise ein Klient in der vertrauten häuslichen Umgebung anders verhalten als im Krankenhaus. Dies kann sich auf die Validität (Gültigkeit bzw. Beweiskraft) und die Reliabilität (Zuverlässigkeit, mit der zu verschiedenen Gelegenheiten dieselben Pflegeergebnisse erzielt werden) der Assessmentdaten auswirken und die Reaktionen des Klienten auf die Pflege beeinflussen. Ein weiteres Beispiel für die Bedeutung des Zusammenhangs betrifft die Umstände, unter denen die Pflege durchgeführt wird, z. B. die tägliche Routine im Gegensatz zu Notfallsituationen. Bei einem Notfall haben Leben und Sicherheit Vorrang vor allen anderen Belangen. Die Pflegeperson konzentriert sich ausschließlich auf solche Kennzeichen, die in Beziehung zu den wichtigsten Körperfunktionen des Klienten stehen – Luftwege, Atmung und Kreislauf. Die Pflegeperson muß auch bedenken, daß die Reaktionen eines Klienten in einer Notfallsituation möglicherweise nicht typisch für sein übliches Reaktionsmuster sind und nach der Krise einer erneuten Beurteilung bedürfen. Die Berücksichtigung dieser im Zusammenhang stehenden Variablen durch die Pflegeperson wirkt sich auf die Datensammlung, die Datenanalyse, die Pflegediagnose und die Interventionen aus.

1.6 Zusammenfassung

Der Pflegeprozeß umfaßt die folgenden fünf Schritte: Pflegeassessment, Pflegediagnose, Pflegeplanung, Pflegeimplementation und Pflegeevaluation. Der Prozeß bildet den Rahmen, in dem sich die Erkennung und Behandlung der Klientenprobleme vollzieht. Bei dem Pflegeprozeß handelt es sich um ein fortlaufendes, in Wechselbeziehung stehendes Geschehen, mit dem bei allen Klienten eine flexible, individuelle und dynamische Pflege verwirklicht werden kann. Das Assessment bildet die Grundlage des Prozesses, auf der Pflegediagnosen und interdisziplinäre Probleme identifiziert werden können. Pflegediagnosen sind die Ausgangsbasis für die Entwicklung klientenspezifischer Pflegepläne. Die Pflegeplanung ermöglicht die Individualisierung der Pflegeziele und der Pflege. Die Implementation ist die Realisierung der zur Behandlung der diagnostizierten Probleme erforderlichen Pflegeinterventionen und Pflegemaßnahmen. Durch eine fortlaufende Evaluation wird festgestellt, inwieweit die Pflegeziele erreicht wurden und welche Pflegediagnosen und interdisziplinären Probleme weiterhin bestehen.

Die Durchführung des Pflegeprozesses erfordert umfangreiches klinisches und diagnostisches Wissen sowie kritisches Denkvermögen. Das Erlernen und die Anwendung dieser Fähigkeiten stellt an Berufsanfänger hohe Anforderungen und setzt ein hohes Maß an praktischer Erfahrung voraus.

2 Richtlinien für die Formulierung von Pflege- diagnosen

2.1 Die Differenzierung zwischen medizinischen Diagnosen, Pflegediagnosen und interdisziplinären Problemen

Es gibt bei einem Klienten drei Problembereiche – *medizinische Diagnosen, Pflegediagnosen* und *interdisziplinäre Probleme*. Es ist deshalb die Aufgabe von Pflegepersonen, die Pflegediagnosen als diejenigen Probleme zu erkennen, die von professionellen Pflegepersonen selbständig diagnostiziert und behandelt werden können. Die Entscheidung, ob es sich bei einem Problem tatsächlich um eine Pflegediagnose und nicht etwa um eine medizinische Diagnose oder um ein interdisziplinäres Problem handelt, ist ein wichtiger Bestandteil des Pflegediagnoseprozesses.

Der Hauptunterschied zwischen einer medizinischen Diagnose und einer Pflegediagnose besteht in der Ausrichtung der praktischen Arbeit. In der Medizin geht es um die Diagnose und Behandlung von Krankheiten, in der Pflege um die Diagnose und Behandlung menschlicher Reaktionen auf Gesundheitsprobleme/Lebensprozesse [oder von Einschränkungen der Unabhängigkeit in bezug auf Aktivitäten und existentielle Erfahrungen des Lebens (AEDL). Anm. d. Hrsg.]. Darüber hinaus wird die Grenze zwischen den beiden Disziplinen durch gesetzliche Parameter festgelegt, die in den entsprechenden Gesetzen zur Berufspraxis der jeweiligen Disziplin dargelegt sind. Eine Übersicht über die Hauptziele der Pflege und der Medizin hilft bei der Feststellung der Unterschiede (Tabelle 2-1).

Für interdisziplinäre Probleme sind beide Disziplinen zuständig, sowohl die Pflege als auch die Medizin setzen Behandlungsmaßnahmen fest.

2.1.1   Medizinische Diagnosen

Eine **medizinische Diagnose** ist die Bezeichnung für eine Erkrankung bzw. ein Syndrom, das bei einem Menschen vermutet wird. Der Arzt bedient sich ausgeklügelter wissenschaftlicher Methoden, um Aufschluß über Ursache und Art der Erkrankung eines Menschen zu erhalten. Die Diagnose des medizinischen Problems besteht aus der Analyse der Vorgeschichte des Krankheitsgeschehens, aus der körperlichen Untersuchung sowie aus der Auswertung der Ergebnisse der diagnostischen Untersuchungen. Die medizinische Diagnose dient als Grundlage für die medizinische Behandlung. Sie gilt bei der Ärzteschaft als eine effiziente Möglichkeit, mit der sich eine Vielzahl von Zeichen und Symptomen beschreiben lassen, für deren medizinische Behandlung der Arzt die Verantwortung trägt. Eine medizinische Diagnose ist immer mit einem krankhafte, pathologischen Geschehen verbunden, ganz gleich ob es sich um eine organische (z. B. Myokardinfarkt oder Glomerulonephritis) oder um eine psychische Erkrankung (Schizophrenie oder Depression) handelt.

Die Entwicklung von Definitionen für medizinische Diagnosen erstreckt sich über die beiden letzten Jahrhunderte. Abgesehen von ihrer Funktion als Richtlinie für die medizinische Praxis dient eine medizinische Diagnose noch anderen Zwecken. So werden medizinische Diagnosen von der Regierung der Vereinigten Staaten zur Identifizierung diagnosebezogener Abrechnungspauschalen [DRG, ein fallpauschalenähn-

Tab. 2-1 Vergleich der Hauptaufgaben von Pflege und Medizin	**Pflege**	**Medizin**
	Feststellung der Reaktionen auf Gesundheitsprobleme, des Gesundheitszustandes und der Hilfsbedürftigkeit	Feststellung der Ursachen von Krankheiten oder Verletzungen
	Körperliche und emotionale Betreuung, Unterricht, Anleitung und Beratung	Medizinische Behandlungen und chirurgische Eingriffe
	Interventionen, die den Klienten bei der Erfüllung seiner Bedürfnisse unterstützen	Interventionen, die auf Prävention und Heilung von Verletzungen oder Krankheiten abzielen

Aus: Lewis S, Collier I, Heitkemper P: *Medical-surgical nursing: assessment and management of clinical problems*, ed 4, St Louis, 1996, Mosby.

liches Abrechnungssystem. Anm. d. Hrsg.] benutzt, auf denen das prospektive Zahlungssystem für die Rückerstattung medizinischer Leistungen an Medicare-Klienten basiert. Darüber hinaus werden Diagnosen in der „International Classification of Diseases of Medicine" (ICD = Internationale Klassifizierung medizinischer Erkrankungen) klassifiziert, die von der Weltgesundheitsorganisation alle 10 Jahre zusammengetragen und revidiert werden. Dieses Klassifikationssystem dient vielen Verwendungszwecken, unter anderem auch der Sammlung von Daten über die Morbidität, Mortalität, Inzidenz und Prävalenz bei den verschiedenen Erkrankungen.

Eine Pflegeperson ist nicht verantwortlich für eine medizinische Diagnose, aber sie muß wissen, was die medizinische Diagnose bedeutet: das heißt, sie sollte über die Zeichen und Symptome, über die Pathophysiologie und über die ärztlich verordnete Behandlung Bescheid wissen. Von Pflegepersonen wird auch erwartet, daß sie Abweichungen vom normalen Gesundheitszustand erkennen, die die Hinzuziehung oder Überweisung an einen Arzt erforderlich machen. Die Pflegeperson muß die mit den medizinischen Diagnosen zusammenhängenden Pflegediagnosen und interdisziplinären Probleme erkennen.

2.1.2   Pflegediagnosen

Eine **Pflegediagnose** wird auf S. 5 folgendermaßen definiert:

„Eine Pflegediagnose stellt eine klinische Beurteilung der Reaktionen eines Individuums, einer Familie oder Gemeinde auf aktuelle oder potentielle Gesundheitsprobleme/Lebensprozesse dar. Pflegediagnosen bilden die Grundlage für die Auswahl von pflegerischen Interventionen, um die aufgestellten Ziele und erwünschten Pflegeergebnisse zu erreichen, wofür die Pflegeperson verantwortlich ist."[3]

Eine Pflegediagnose ist eine Beurteilung, die von der Pflegeperson nach eingehender Analyse und Synthese der Assessmentdaten vorgenommen wird. Eine Pflegediagnose ist somit das Ergebnis der Einschätzung sämtlicher Interaktionen eines Menschen mit seiner Umgebung, in denen sich die Reaktionen des Klienten widerspiegeln, die unabhängigen pflegerischen Interventionen zugänglich sind.[6] Die diagnostische Aussage beschreibt sowohl die Reaktion des Klienten (Pflegediagnosetitel) als auch die Faktoren, die diese Reaktion verursacht haben (beeinflussende, ätiologische Faktoren) und die entsprechenden Zeichen und Symptome.

Die Pflegediagnose ergibt sich häufig aus den Reaktionen des Klienten auf das Krankheitsgeschehen. Angenommen, bei einem Klienten wird die medizinische Diagnose „chronisch obstruktive Atemwegserkrankung" gestellt. Die Pflegediagnose jedoch orientiert sich daran, wie der Klient auf diese Erkrankung reagiert:

PD: Aktivitätsintoleranz

beeinflußt durch (b/d)
■ Ungleichgewicht zwischen Sauerstoffzufuhr und -bedarf

angezeigt durch (a/d)
■ Dyspnoe bei Anstrengung
■ Erhöhung der Herzfrequenz nach Körperbewegungen

Die Pflegeperson leitet entsprechende Interventionen zur Behandlung dieser Pflege-diagnose in die Wege. Die Interventionen könnten folgendermaßen aussehen:
■ Unterstützung des Klienten bei der allmählichen Steigerung der Körperbewegungen
■ Vermittlung von Methoden zur Schonung von Körperkräften für die Bewälti-gung der Aktivitäten des täglichen Lebens

Bei vielen anderen Begriffen oder Zuständen handelt es sich nicht um Pflegediagno-sen, doch werden sie oft fälschlicherweise als solche bezeichnet:
■ Medizinisch-pathologische Befunde (Anämie)
■ Diagnostische Tests oder Untersuchungen (Blutbild)
■ Apparat, Hilfsmittel (Dauerkatheter)
■ Zeichen (P 88, RR 169/90)
■ Symptome (Übelkeit, Unruhe)
■ Chirurgische Methoden (Laparotomie zum Zweck der Untersuchung)
■ Behandlungsformen (Verbandwechsel)
■ Therapeutische Zielsetzungen (Erhöhung der Kalorienzufuhr)
■ Pflegerische Probleme (Schwierigkeiten beim Umlagern)
■ Therapeutische Erfordernisse (erhöhtes Ruhebedürfnis)
■ Probleme des Personals (Herr X. stellt zu hohe Anforderungen)

Seit dem Jahre 1973 ist die Nordamerikanische Pflegediagnosenvereinigung (NAN-DA) damit beschäftigt, ein Klassifikationssystem für die Pflegediagnosen zu ent-wickeln. Diese Organisation war ursprünglich die Vertretung der Pflegenden aus Ka-nada und den Vereinigten Staaten von Amerika. Heute kommen die Mitglieder aus vielen anderen Staaten. Die ursprünglichen Ziele – Identifizierung von Pflegedia-gnosen und Entwicklung eines Klassifikationssystems – sind nach wie vor die Haupt-aufgaben dieser Organisation. Die Vereinigung des amerikanischen Pflegepersonals erkennt die NANDA als das für die Entwicklung, Überarbeitung und Anerkennung von Pflegediagnosen zuständige Organ an. Gegenwärtig gibt es 128 Pflegediagnosen [Stand 1996], die von der NANDA für die Verwendung in klinischen Bereichen und für Überarbeitungszwecke anerkannt werden. Diese Diagnosen sind im Klassifikations-system I zusammengefaßt. Die Überarbeitung erfolgte gemäß dem von der NANDA entwickelten Klassifikationssystem für menschliche Reaktionsmuster.[3]

Das Omaha-Klassifikationsschema stellt eine weitere Systematisierung von Pflegediagnosen dar; klassifiziert wird nach „Bereichen, Problemen und Kennzeichen, mit denen sich Pflegepersonen in den Gemeinden befassen."[7] Darüber hinaus arbeiten andere spezielle Gruppierungen innerhalb der Pflege, wie z. B. die Intensivpflege, psychiatrische und orthopädische Pflegevereinigungen, an der Entwicklung und Klassifizierung von Pflegediagnosen. Die Vereinigung der amerikanischen Pflegepersonen (ANA) sprach sich im Jahre 1988 für die Entwicklung weiterer Klassifikationssysteme durch die NANDA aus und wirkte auf die Gruppierungen innerhalb der Pflege ein, sich dieser Forderung anzuschließen.

2.1.3   Interdisziplinäre Probleme

Im Jahre 1983 stellte Carpenito das **bifokale Modell für die klinische Praxis** (bifocal clinical practice model) vor.[8] In diesem Modell geht es um die beiden Bereiche, in denen Pflegende intervenieren – der Bereich der Primärleistungen (durch angemessene Pflegediagnosen beschrieben) und der Bereich, in denen sie mit anderen Disziplinen zusammenarbeiten. **Interdisziplinäre Probleme** sind bestimmte physiologische Komplikationen, die von den Pflegenden kontrolliert werden, um Aufschluß über die Ursache oder Veränderungen zu erhalten. Beispiele für übergeordnete Probleme sind:

- ▉ Potentielle Komplikation (PK): paralytischer Ileus
- ▉ Potentielle Komplikation (PK): erhöhter intrakranieller Druck

Die Pflegepersonen behandeln interdisziplinäre Probleme durch Interventionen, die sowohl von seiten der Medizin als auch von seiten der Pflege verordnet werden. Bei interdisziplinären Problemen ist es die Aufgabe der Pflege, die mit einem Gesundheitsproblem einer gehenden Komplikationen zu erkennen und zu minimieren.

Allen Aussagen, bei denen es um interdisziplinäre Probleme geht, wird der Vermerk *„Potentielle Komplikation"* oder *„PK"* vorangestellt. Dies bedeutet, daß die Pflegeperson für die Durchführung wichtiger medizinischer Anordnungen und für die Auswahl geeigneter pflegerischer Interventionen verantwortlich ist. Die Pflegeperson hat die Aufgabe, Komplikationen in Grenzen zu halten oder zu verhindern, daß sie überhaupt erst auftreten. Der Vermerk „potentielle Komplikation" bedeutet, daß die Komplikation (z. B. Hämorrhagie) bei dem Klienten aufgetreten ist oder daß die Gefahr des Auftretens besteht (z. B. er hat momentan keine Blutungen, doch besteht diese Gefahr, weil die Zahl der Blutplättchen zu gering ist). In beiden Fällen muß die Aussage lauten: *Potentielle Komplikation (PK): Hämorrhagie.*

Um interdisziplinäre Probleme identifizieren zu können, muß die Pflegeperson die Komplikationen kennen, die bei bestimmten Erkrankungen oder als Folge von Behandlungsmaßnahmen auftreten können. Bei Einschätzungen, in denen es um interdisziplinäre Probleme geht, muß die Pflegeperson bei der Überprüfung eines Problems alle ihre Kenntnisse und Erfahrungen einsetzen, über die sie im Zusammenhang mit der medizinischen Diagnose verfügt, damit sie die Komplikationen, die auftreten könnten, vorwegnehmen oder prognostizieren kann. Mit zunehmendem Wissen und wachsender Erfahrung wird die genaue Identifizierung solcher Probleme für die Pflegeperson leichter. Solange sie aber noch nicht über die entsprechenden Fachkenntnisse verfügt, muß sie bei der Identifizierung von Komplikationen Nachschlagewerke zu Hilfe nehmen.

2.1.4   Fallbeispiel

Das folgende Beispiel verdeutlicht den Unterschied zwischen Pflegediagnosen, medizinischen Diagnosen und interdisziplinären Problemen.

Herr Williams, 20 Jahre alt, wird zum vierten Mal mit der medizinischen Diagnose „Lymphom" ins Krankenhaus eingewiesen. Der Arzt ordnet folgendes an:
- Überprüfung der Vitalzeichen alle 8 Stunden
- Bettruhe
- Normale Ernährung
- Thoraxdrainage (Bülaudrainage) mit einem Sog von 25 cm
- Alle 4 Stunden, je nach Schmerzintensität, 30 mg Morphin per os

Die Pflegeperson führt diese Anordnungen aus, sammelt zusätzliche Daten und strukturiert sie entsprechend den funktionellen Verhaltensmustern.

Verhaltensmuster: Wahrnehmung/Umgang mit der eigenen Gesundheit

1. Klient weiß, daß sich sein Zustand verschlechtert hat
2. Erwartet, daß die Schwierigkeiten mit der Atmung durch die Thoraxdrainage gebessert werden
3. Erwartet keine Heilung des Lymphoms

Verhaltensmuster: Ernährung und Stoffwechsel

1. Klagt über Übelkeit und über Schmerzen im Mund, die infolge der Nebenwirkungen der Chemotherapie auftreten
2. Nimmt drei- oder viermal täglich kleine Mengen Yoghurt und Eiscreme zu sich
3. Trinkt täglich vier Gläser Wasser
4. In den vergangenen zwei Monaten Gewichtsverlust von 1,4 kg pro Woche
5. Haut trocken, nicht beeinträchtigt
6. Ulzerationen der Mundhöhle
7. Leukozyten 3500/µl (normal: 5.000–10.000)

Verhaltensmuster: Ausscheidung

1. Zweimal täglich harter Stuhlgang
2. Vier- bis fünfmal täglich Ausscheidung von klarem, gelbem Urin

Verhaltensmuster: Aktivität und Bewegung

1. Gibt an, nicht viel für sich tun zu können; ist kurzatmig, muß bei Bewegung husten
2. Braucht Unterstützung, um ins Bad zu gelangen
3. Zieht sich nicht an, ist tagsüber mit Pyjama bekleidet
4. Kann einen Löffel und ein Glas halten
5. Rechte Thoraxdrainage ist mit einem Ableitungssystem verbunden
6. Knisternde Atemgeräusche über beiden Lungenflügeln
7. Gelegentlich wird beim Husten weißes Sputum mit ausgehustet
8. Sauerstoffsättigung 86 %

Verhaltensmuster: Schlaf und Ruhe

1. Nächtlicher Schlaf wird durch Husten unterbrochen
2. Schläft nur kurze Zeit (15 bis 20 Minuten)
3. Schläft häufig während des Tages
4. Fühlt sich ständig müde

Verhaltensmuster: Kognition und Perzeption

1. Klagt ständig über Schmerzen in der Brust
2. Nimmt zu Hause Morphintabletten ein
3. Mußte die Dosis während der letzten zwei Wochen erhöhen
4. Schmerzen in der Brust werden durch das Medikament deutlich gelindert
5. Ansprechbar, wirkt aber schläfrig
6. Spricht selten

Verhaltensmuster: Selbstwahrnehmung und Selbstkonzept

1. Äußert sich besorgt darüber, daß er schon wieder eine Thoraxdrainage hat
2. Hat das Gefühl, daß seine Situation durch nichts verbessert werden kann

Verhaltensmuster: Rollen und Beziehungen

1. Lebt bei seiner Familie, die sich sehr unterstützend verhält
2. Wird von der Mutter rund um die Uhr zu Hause gepflegt
3. Wird gelegentlich von Freunden besucht

Verhaltensmuster: Sexualität und Reproduktion

1. War bis vor Ausbruch der Krankheit vor einem Jahr sexuell aktiv mit der Freundin

Verhaltensmuster: Bewältigungsverhalten und Streßtoleranz

1. Wirkt immer traurig
2. Gibt an, die Hoffnung auf Gesundung zu verlieren
3. Macht sich Sorgen um seine Familie und darüber, wie es ihr gehen wird, wenn er stirbt
4. Betet und spricht mit seiner Mutter, um mit seinen Problemen fertig zu werden

Verhaltensmuster: Werte und Überzeugungen

1. Ein Geistlicher kommt jeden Tag, um mit ihm zu beten
2. Äußert Zweifel an der Effektivität der Thoraxdrainage und der Chemotherapie

Die auf der Grundlage dieser Daten gestellten Pflegediagnosen lauten:

PD: Veränderte Mundschleimhaut

beeinflußt durch (b/d)
■ Nebenwirkungen der Chemotherapie

angezeigt durch (a/d)
■ Klagen über Schmerzen und Ulzerationen im Mund

PD: Schlafstörung

beeinflußt durch (b/d)
■ Nächtlichen Husten
■ Schmerzen

angezeigt durch (a/d)
■ Häufiges Einnicken
■ Aussagen über Müdigkeit

PD: Mangelernährung

beeinflußt durch (b/d)
■ Schmerzen im Mund
■ Übelkeit
■ Erschöpfung

angezeigt durch (a/d)
■ Gewichtsverlust von 1,4 kg pro Woche

PD: Hoffnungslosigkeit

beeinflußt durch (b/d)
■ Immer wieder auftretende Komplikationen bei der Erkrankung

angezeigt durch (a/d)
■ Apathie
■ Äußerungen bezogen auf die Thoraxdrainage
■ Eingeschränkte Interaktion und Kommunikation

Die auf diesen Fall bezogene Pflegediagnosen erfassen die Komplexität der Reaktionen dieses Klienten auf die Erkrankung und Behandlung. Pflegediagnosen verändern sich in dem Maße wie sich die Reaktionen des Klienten verändern. Die medizinische Diagnose verändert sich allerdings nicht.

Die interdisziplinären Probleme (Potentielle Komplikationen) lauten in diesem Fall:
■ PK: Hypoxämie
■ PK: Immunschwäche

Zweifellos sind zur Behandlung dieser Erkrankung sowohl pflegerische als auch medizinische Interventionen nötig. Bei der Behandlung interdisziplinärer Probleme können [in den USA] medizinische Aufgaben durch Pflegepläne oder Dauerverordnungen auf Pflegepersonen übertragen werden. Dies setzt entsprechende Kenntnisse und klinisches Fachwissen voraus, wenn die klinischen Beurteilungen zuverlässig sein sollen. Die Pflegeperson plant auch Interventionen, die dazu dienen, solche potentiellen Komplikationen (PK) zu verhindern und behandeln, falls sie doch auftreten sollten.

Die Formulierung von Pflegediagnosen
Bis jetzt ging es um die theoretischen Grundlagen von Pflegediagnosen. Es ist nun an der Zeit, sich mit der für die Formulierung von Pflegediagnosen erforderlichen Grundstruktur vertraut zu machen.

Die Grundstruktur
Es gibt eine Grundstruktur bzw. ein Gestaltungsprinzip, das es bei der Formulierung einer Pflegediagnose zu beachten gilt. Die Bezeichnungen für die einzelnen Bestandteile können irreführend sein, da in der Literatur verschiedene Bezeichnungen für ein und denselben Bestandteil verwendet werden. In Tabelle 2-2 sind die verschiedenen Begriffe für die Bestandteile einer Pflegediagnose aufgeführt. Wir verwenden in diesem Buch die Begriffe *Pflegediagnosetitel, beeinflussende, ätiologische Faktoren und Kennzeichen.*

Pflegediagnosetitel (Diagnostic label)
Problem (Problem)
Bezeichnung (Label)
Titel (Title)

Beeinflussende, ätiologische Faktoren (Related factors)
beitragende Faktoren (contributing factors)
Risikofaktoren (Risk factors)
Ätiologie (Etiology)

Kennzeichen (Defining characteristics)
Zeichen und Symptome (Signs and symptoms)
Klinische Manifestationen (Clinical manifestation)

2.2   Pflegediagnosetitel

Um welches Problem geht es?

Der **Pflegediagnosetitel**, das Wort oder die Wörter, die die diagnostische Aussage einleiten, ist ein beschreibender Ausdruck, in dem klar und knapp die Reaktion des Klienten auf ein Gesundheitsproblem/Lebensprozeß dargestellt wird. Im allgemeinen stammt der Pflegediagnosetitel von der Liste der von der NANDA anerkannten Pflegediagnosen. Da die Pflegediagnostik sich jedoch noch im Stadium der Entwicklung befindet, sind nicht alle Reaktionen der Klienten klar definiert. Deshalb muß die Pflegeperson eine neue, das Problem erfassende Pflegediagnose entwickeln, wenn sie in der klinischen Praxis eine Reaktion feststellt, die derzeit noch nicht auf der Liste der NANDA zu finden ist. So kann beispielsweise die Pflegediagnose *gestörter Alkoholkonsum,* die zur Zeit noch nicht von der NANDA anerkannt ist, in bestimmten Situationen sinnvoll sein, wenn entsprechende wichtige Zeichen und Symptome vorliegen. Wenn die Pflegeperson Schwierigkeiten bei der Auswahl einer bestimmten Pflegediagnose hat, ganz gleich ob es sich um eine von der NANDA anerkannte oder um eine von ihr selbst entwickelte handelt, dann kann dies ein Hinweis darauf sein, daß die Daten für eine klinische Beurteilung noch nicht ausreichen. In diesem Fall müssen zur Abklärung weitere Assessmentdaten gesammelt werden, damit die richtige Pflegediagnose gestellt werden kann.

In der Pflegeliteratur findet man auch andere als die von der NANDA anerkannten Diagnosen, die sich als klinisch nützlich erwiesen haben. So beschreibt Carpenito *Trauer* als eine natürliche menschliche Reaktion auf einen aktuellen oder wahrgenommenen/empfundenen Verlust.[5] Gordon liefert in ihrem Handbuch Informationen über das *mangelnde Schmerzmanagement.*[9] Keine dieser beiden Pflegediagnosen ist von der NANDA anerkannt. Beide Autorinnen beschreiben zahlreiche, von der NANDA nicht anerkannte Pflegediagnosen, die sich für Pflegepraktiker als nützlich erweisen können.

2.3 Beeinflussende, ätiologische Faktoren

Welches sind die Ursachen oder beeinflussenden Faktoren des Problems?

Dieser Teil der pflegediagnostischen Aussage beinhaltet eine kurze Beschreibung der möglichen Ursache (Ätiologie) oder der Faktoren, die die Entstehung des Problems gefördert/beeinflußt haben. Er wird im allgemeinen durch den Ausdruck **„beeinflußt durch (b/d)"** eingeleitet. Der Ausdruck „beeinflußt durch" (related to) kann durch die Abkürzung „b/d" abgekürzt werden [Anm. d. Hrsg.].
Carpenito unterscheidet vier Kategorien bei den beeinflussenden, ätiologischen Faktoren:[5]

1. *Pathophysiologische Faktoren* (biologische oder psychologische), wie z. B. der Verlust eines Körperteils oder kognitive Beeinträchtigungen
2. *Behandlungsbedingte Faktoren,* wie z. B. Extension/Gipsverbände oder eine schmerzhafte Behandlung
3. *Situationsbedingte Faktoren* (durch die Umgebung oder Personen bedingt), wie z. B. Streß, Kleidung, feuchte Körperoberfläche oder Schlafunterbrechung
4. *Alters- und entwicklungsbedingte Faktoren,* wie z. B. geringerer Nährstoffbedarf oder Verlust der Hautelastizität

Die Auswahl der richtigen beeinflussenden, ätiologischen Faktoren ist für die Formulierung einer diagnostischen Aussage von entscheidender Bedeutung und zwar deshalb, weil die pflegerischen Interventionen und Maßnahmen auf eben diesen beeinflussenden, ätiologischen Faktoren bzw. die Ätiologie abgestimmt werden. Die auf diese Faktoren abgestimmten Interventionen sollten sich im Bereich der unabhängigen Pflegepraxis bewegen. Medizinische Diagnosen kommen bei der Formulierung von Pflegediagnosen folglich nicht als beeinflussende, ätiologische Faktoren in Frage. Die von der Diagnoseprüfungskommission der NANDA inoffiziell vertretene Stellungnahme hierzu lautet:

„Wenn man sich vorstellt, daß pflegerische Interventionen an den beeinflussenden, ätiologischen Faktoren ausgerichtet werden, dann ist es, vom Konzept her betrachtet, wohl nicht zu empfehlen, eine medizinische Diagnose als beeinflussenden, ätiologischen Faktor anzugeben, weil sie dann zum Gegenstand pflegerischer Behandlung wird. "[10]

Wie man sieht, gibt es Verwirrung und Unstimmigkeiten zuhauf, wenn es um die Verwendung medizinischer Diagnosen als beeinflussende, ätiologische Faktoren geht. Die von den Buchautorinnen vertretene Auffassung, die auch in den Fallstudien zum Ausdruck kommt, ist die, daß eine medizinische Diagnose im allgemeinen als Ätiologie nicht so spezifisch ist, daß sie bei der Planung pflegerischer Interventionen von Nutzen wäre. Zum Beispiel zeigt die Pflegediagnose

---

PD: Beeinträchtigte körperliche Mobilität

beeinflußt durch (b/d)
- Multiple Sklerose

---

nicht die Richtung für pflegerische Interventionen an. Die Pflegediagnose

---

PD: Beeinträchtigte körperliche Mobilität

beeinflußt durch (b/d)
- Schwäche der unteren Extremitäten

---

zeigt der Pflegeperson dagegen die Richtung für die Planung geeigneter Interventionen auf. Werden die beeinflussenden, ätiologischen Faktoren durch die Angabe der medizinischen Diagnose klarer, dann kann sie durch den Wortlaut „sekundär beeinflußt durch (s/b/d)" [secondary to] an die diagnostische Aussage angehängt werden. So trägt die Angabe der medizinischen Diagnose bei der Pflegediagnose

---

PD: Beeinträchtigte körperliche Mobilität

beeinflußt durch (b/d)
- Schwäche der unteren Extremitäten sekundär beeinflußt durch (s/b/d) eine multiple Sklerose

---

definitiv zur Klärung der Ätiologie bei.

Gegebenenfalls kann der *zugrunde liegende pathophysiologische Prozeß* einer Erkrankung als beeinflussender, ätiologischer Faktor angegeben werden. So ist die Pflegediagnose

---

PD: Gewebeschädigung

beeinflußt durch (b/d)
- Niedrigen Hämoglobinwert
- Langfristige Bettruhe
- Ineffektive Abwehrreaktion

---

der Pflegediagnose

PD: Gewebeschädigung

beeinflußt durch (b/d)
- Anämie
- Langfristige Bettruhe
- AIDS

---

vorzuziehen. Aufgrund ihrer Ausbildung und Erfahrung kann die Pflegeperson Interventionen planen, die dem pathophysiologischen Prozeß angemessen sind. Da die Pflegeperson weiß, daß ein niedriger Hämoglobinwert die Sauerstoffversorgung des Gewebes gefährden kann, sieht ihr Plan häufige Umlagerungen vor. Da der Klient aufgrund der ineffektiven Abwehrreaktion einem Infektionsrisiko ausgesetzt ist, beinhaltet er auch eine peinlich genaue Wundversorgung. Weitere ähnlich gelagerte Beispiele wären etwa „erhöhte Stoffwechselrate" statt „Hyperthyreose", „abnorme Sekretion von dickem Schleim" statt „zystische Fibrose" und „Paralyse des Fazialisnervs" statt „Bell'sche Lähmung".

2.4   Kennzeichen

Wie kann ich das Vorliegen des Problems genau belegen?

Der dritte Bestandteil von diagnostischen Aussagen sind die Kennzeichen. Als **Kennzeichen** gelten die subjektiven und objektiven Daten, die zur Identifizierung eines bestimmten Problems führen. In diesem Buch werden von der NANDA identifizierte Haupt- und Nebenkennzeichen verwendet. Eine besondere Ansammlung dieser Kennzeichen gibt der Pflegeperson Hinweise auf eine spezielle Pflegediagnose. Kennzeichen werden durch die Formulierung **„angezeigt durch"** (as evidenced by) eingeleitet, diese Bezeichnung kann durch **„a/d"** abgekürzt werden.

Im allgemeinen werden Haupt- und Nebenkennzeichen unterschieden. **Hauptkennzeichen** sind entscheidende Indikatoren, die bei 80–100 % der Fälle gleichzeitig mit dem Problem vorliegen. Die Forschung hat gezeigt, daß bei der Mehrzahl der Klienten mit einer bestimmten Pflegediagnose Hauptkennzeichen vorliegen. Diese Hauptkennzeichen fehlen, wenn eine bestimmte Pflegediagnose nicht gestellt wurde. **Nebenkennzeichen** sind unterstützende Indikatoren, die bei 50–79 % der Fälle gleichzeitig mit dem Problem vorliegen.

Nicht alle NANDA-Pflegediagnosen wurden klinisch überprüft, um die Haupt- und Nebenkennzeichen zu ermitteln. Carpenito stützt sich auf den „Expertenkonsens", um zwischen den Haupt- und Nebenkennzeichen zu unterscheiden, die nicht mit entsprechenden Forschungsarbeiten ermittelt wurden.[5] McFarland und McFarlane warnen davor, die Validität einer bestimmten Pflegediagnose an den Haupt- und Nebenkennzeichen festzumachen.[11] Sie behaupten, daß „die Unterscheidung zwischen entscheidenden Haupt- (critical cues) und unterstützenden Nebenkennzeichen (supporting cues) bei dem derzeitigen Entwicklungsstand der Pflegediagnostik als provisorisch betrachtet werden sollte, da es nur wenige Forschungsarbeiten gibt, auf die man sich bei solchen Unterscheidungen berufen kann."[11] Gordon verwendet die Begriffe Kennzeichen, Haupt- und Nebenkennzeichen teilweise synonym bei ihrer Erörterung der Kennzeichen, die vorhanden sein müssen, damit eine Pflegediagnose gestellt werden kann. Die Anwesenheit von Haupt- oder Nebenkennzeichen stützt oder bestätigt eine Pflegediagnose und bestärkt die Pflegeperson darin, daß ihre Entscheidung richtig ist.[2]

Gelegentlich ist ein Kennzeichen derart typisch für eine Pflegediagnose, daß seine Anwesenheit die Richtigkeit der Pflegediagnose garantiert. Wenn eine Klientin beispielsweise äußert, sie habe Schmerzen, dann reicht dieses Kennzeichen allein für die Zuordnung der Pflegediagnose *Schmerzen* aus.

Allgemein muß jedoch davor gewarnt werden, eine Pflegediagnose nur aufgrund eines einzigen Kennzeichens auszuwählen. Eine Pflegediagnose ist um so zutreffender, je mehr Kennzeichen, und zwar sowohl Haupt- als auch Nebenkennzeichen, vorhanden sind. Die Anwesenheit mehrerer Kennzeichen:

- Unruhe
- Signifikante Erhöhung der Vitalzeichen
- Zyanose
- Diaphorese (Schweißsekretion)
- Eingeschränktes Bewußtsein beim Abstellen des Beatmungsgerätes

stellt sicher, daß die Pflegediagnose: *Erschwerte Beatmungsentwöhnung*, richtig ist.

Gordon beschreibt strukturelle und funktionelle Richtlinien, die bei der Formulierung einer diagnostischen Aussage helfen.[2] Diese Richtlinien sehen wie folgt aus:

1. Eine Pflegediagnose beschreibt ein gestörtes oder potentiell gestörtes Verhaltensmuster mit Hilfe anerkannter Pflegediagnosetitel.
2. Die Verbindung zwischen dem Pflegediagnosentitel, der das Problem beschreibt und den beeinflussenden, ätiologischen Faktoren wird durch den Wortlaut beeinflußt durch hergestellt und mit b/d abgekürzt.
3. Sowohl der Pflegediagnosentitel als auch die Ätiologie weisen einen Zusammenhang mit charakteristischen Ansammlungen von Zeichen und Symptomen auf. Die beobachteten Zeichen und Symptome enthalten die entscheidenden Kennzeichen des Problems und der beeinflussenden, ätiologischen Faktoren.
4. Die Formulierung des Pflegediagnosentitels und der beeinflussenden, ätiologischen Faktoren ist klar, knapp und beinhaltet die empfohlenen Spezifizierungen, wie z. B. Angaben über den Verlauf, das Stadium oder den Grad (z. B. *Chronische* Schmerzen Selbstversorgungsdefizit: *Essen* oder Aktivitätsintoleranz: Grad *II*).

5. Aufgrund der pflegerischen Interventionen kann eine Veränderung der beeinflussenden, ätiologischen Faktoren oder der entscheidenden Risikofaktoren für ein potentielles Problem vorausgesagt werden; diese Veränderung läßt Voraussagen über die Beseitigung des Problems zu.
6. Der Pflegediagnosentitel und die beeinflussenden, ätiologischen Faktoren werden unter Verzicht auf doppeldeutige oder wertende Wörter und in juristisch angemessener Sprache formuliert.

2.5 Die verschiedenen Arten von Pflegediagnosen

Die Gestaltung oder Struktur einer Pflegediagnose hängt davon ab, ob es sich um eine aktuelle Pflegediagnose, eine Risiko-Pflegediagnose, eine Verdachts-Pflegediagnose, eine Syndrom-Pflegediagnose oder um eine Wellness-Pflegediagnose handelt (Tabelle 2-3).

Aktuelle Pflegediagnose
Risiko-Pflegediagnose
Verdachts-Pflegediagnose
Syndrom-Pflegediagnose
Wellness-Pflegediagnose

Tab. 2-3
Verschiedene Arten von
Pflegediagnosen

Die Komponenten der verschiedenen Arten von Pflegediagnosen sind in Tabelle 2-4 aufgeführt.

Diagnosetitel	Beeinflussende, ätiologische Faktoren Risikofaktoren	Kennzeichen
Aktuelle PD*	ja	ja
Risiko-PD	ja (Risikofaktoren)	nein
Verdachts-PD	ja	nein
Syndrom-PD	nein	nein
Wellness-PD	nein	nein

Tab. 2-4
Die Komponenten der
verschiedenen diagnostischen Aussagen

* PD = Pflegediagnose

2.5.1   Aktuelle Pflegediagnosen

Eine **aktuelle Pflegediagnose** ist eine Beurteilung, die durch die Anwesenheit von Hauptkennzeichen klinisch validiert wird. Sie zeigt an, daß eine ausreichende Anzahl von Assessmentdaten für eine Pflegediagnose vorliegt. Sie gibt die Reaktion des Klienten wieder, die einer pflegerischen Intervention bedarf. Eine aktuelle Pflegediagnose enthält alle drei Elemente einer diagnostischen Aussage – *Pflegediagnosetitel, beeinflussende, ätiologische Faktoren* und *Kennzeichen*. Ein Beispiel für eine aktuelle Pflegediagnose wäre z. B.:

PD: Vorwegnehmendes Trauern

beeinflußt durch (b/d)
- Erwarteter Verlust des Sportstipendiums
- Erwarteter Verlust des normalen Körperbildes

angezeigt durch (a/d)
- Äußerung von Verzweiflung über die bevorstehende Amputation einer unteren Extremität
- Weigerung zu essen
- Schlaflosigkeit

Gelegentlich enthält eine aktuelle Pflegediagnose nur den Pflegediagnosetitel und die beeinflussenden, ätiologischen Faktoren. Wenn die Kennzeichen klar aus der Pflegedokumentation oder den Unterlagen des Klienten hervorgehen, ist es nicht immer nötig, sie in der diagnostischen Aussage erneut aufzuführen. Wenn sich die Kennzeichen jedoch nur schwer aus den vorliegenden Daten erkennen lassen oder wenn sie nur der die Untersuchung durchführenden Pflegeperson bekannt sind, dann ist es besser, sie als dritte Komponente der diagnostischen Aussage aufzuführen.

2.5.2   Risiko-Pflegediagnose

Die NANDA definiert eine **Risiko-Pflegediagnose** als „menschliche Reaktionen auf den Gesundheitszustand/Lebensprozesse, die sich bei einem entsprechend anfälligen Individuum, Familie oder Gemeinde entwickeln können."[3] Hauptkriterium bei der Formulierung von Risiko-Pflegediagnosen ist in erster Linie die Gefährdung oder Vulnerabilität. Eine Risiko-Pflegediagnose ist akkurat, wenn ein Klient einer erhöhten Gefahr ausgesetzt ist. Eine Risiko-Pflegediagnose verweist auf die Anwesenheit von Risikofaktoren, welche die erhöhte Gefährdung bedingen. Die Pflegeperson ist aufgrund ihres Wissen und ihrer Erfahrung in der Lage, Risikofaktoren zu erkennen.

Es gibt viele Pflegeinterventionen, die ungeachtet des Gesundheitsproblems bei allen Klienten als Standard- oder Grundversorgung durchgeführt werden. So ist es eine Notwendigkeit, daß die Pflegeperson bei allen Klienten auf eine Infektionsprophylaxe, angemessene Ernährung und regelmäßige Ausscheidung achtet. Diese grundlegenden Interventionen stellen die Grundversorgung aller Klienten dar und sind nicht ohne Grund Bestandteil des Pflegeplans. Der Risikoklient ist dagegen im Hinblick auf die Ausbildung bestimmter Probleme gefährdeter als der normale Klient. So tragen zwar alle Klienten der Chirurgie ein Infektionsrisiko, doch wird diese Pflegediagnose nicht für den normalen Klienten der Chirurgie gestellt. Wenn aber bei einem Klienten mit Diabetes ein chirurgischer Eingriff vorgenommen wird, dann wird die Pflegediagnose: *Infektionsgefahr,* gestellt. Bei dem Risikoklienten zielen die grundlegenden pflegerischen Interventionen auf die Problemverhütung durch spezielle, geplante Pflegeintervention ab. Ziel der pflegerischen Interventionen ist es, zu verhindern, daß sich das Problem entwickelt.

Bei der Formulierung einer Risiko-Pflegediagnose wird in den Pflegediagnosetitel immer das Wort „*Gefahr*" eingearbeitet. Die beeinflussenden, ätiologischen Faktoren sind *Risikofaktoren*, an denen die Pflegeperson die erhöhte Gefährdung dieses speziellen Klienten durch ein Problem erkennt. Kennzeichen werden in der diagnostischen Aussage nicht angegeben, weil sie zu dem Zeitpunkt nicht vorhanden sind. Allerdings achtet die Pflegeperson, die diese Kennzeichnen aufgrund ihrer Ausbildung und Erfahrung kennt, auf deren Auftreten. Falls die Kennzeichen auftreten, dann wird aus der Risiko-Pflegediagnose eine aktuelle Pflegediagnose. Der folgende Fall liefert ein Beispiel für diese Diagnoseart.

Fallbeispiel
Frau Martinez, 82 Jahre alt, wurde vor vier Stunden operativ eine neue Hüfte eingesetzt. Sie hatte eine Spinalanästhesie, muß 24 Stunden liegen und bekommt eine patientenkontrollierte Analgesie.

Ihr Alter ist ein Faktor, der das Risiko erhöht. Die richtige Pflegediagnose lautet:

PD: Gefahr einer ungenügenden Selbstreinigungsfunktion der Atemwege

beeinflußt durch (b/d)
- Hohes Alter
- Immobilität
- Anästhesie
- Analgesie

Wir weisen darauf hin, daß die Pflegediagnose keine Kennzeichen enthält, weil sich das Problem noch nicht durch Zeichen oder Symptome manifestiert, und es bleibt zu hoffen, daß es durch erstklassige Pflege verhindert werden kann. Mit zunehmender Mobilität der Klientin und geringerem Schmerzmittelverbrauch ist die Diagnose nicht mehr angemessen und wird von der Liste gestrichen.

2.5.3   Verdachts-Pflegediagnose

Eine **Verdachts-Pflegediagnose** beschreibt ein vermutetes Problem, für das zu dem betreffenden Zeitpunkt noch keine ausreichenden Daten vorliegen. Hierbei handelt es sich um eine vorläufige Pflegediagnose, die durch weitere Daten entweder in eine aktuelle Pflegediagnose umgewandelt wird oder die als diagnostische Möglichkeit ausscheidet, weil relevante Kennzeichen fehlen.

Eine Verdachts-Pflegediagnose besteht aus zwei Teilen. Der erste Teil enthält die Pflegediagnose, der der Wortlaut *„Verdacht auf"* vorangestellt ist. Die Beziehung „Verdacht auf" kann durch „V. a." abgekürzt werden. Der zweite Teil beinhaltet die beeinflussenden, ätiologischen Faktoren, die die Pflegeperson veranlaßt haben, die Pflegediagnose zu vermuten. Ein Beispiel für eine solche Aussage wäre etwa die folgende Pflegediagnose:

PD: Verdacht auf Körperbildstörung
beeinflußt durch (b/d)

■ Körperliche Veränderungen in Verbindung mit einer Mastektomie

---

Ohne weitere Informationen kann die Pflegeperson nicht wissen, ob die Abneigung der Klientin, beim Verbandwechsel behilflich zu sein, auf die Verzweiflung über den Verlust ihrer Brust und die Größe des Operationsschnitts zurückzuführen ist, oder ob Unsicherheit in bezug auf das methodische Vorgehen besteht. Eine weitere Einschätzung kann die Validität dieser Pflegediagnose klären.

Bei einer Verdachts-Pflegediagnose gibt es drei verschiedene Möglichkeiten:
1. Die Pflegeperson erhält durch eine gezielte zusätzliche Einschätzung ausreichendes Datenmaterial, so daß aus der Verdachts-Pflegediagnose eine aktuelle Pflegediagnose wird.
2. Die Pflegeperson erhält durch eine gezielte zusätzliche Einschätzung ausreichendes Datenmaterial, aufgrund dessen der Risikostatus der Klientin bestätigt und die Verdachts- Pflegediagnose in eine Risiko-Pflegediagnose umgewandelt wird.
3. Aufgrund der Einschätzung läßt sich weder eine aktuelle noch eine Risiko-Pflegediagnose stellen, weil entscheidenden Kennzeichen oder Risikofaktoren fehlen. In einem solchen Fall scheidet die Möglichkeit einer Verdachts-Pflegediagnose ganz aus.

Um feststellen zu können, welche dieser Möglichkeiten zutrifft, muß zusätzliches Datenmaterial gesammelt werden. Bei einer Verdachts-Pflegediagnose ist die Sammlung weiterer Daten somit eine ganz wesentliche Intervention.

2.5.4   Syndrom-Pflegediagnose

Eine **Syndrom-Pflegediagnose** ist der Pflegediagnosetitel für eine charakteristische Ansammlung (cluster) von Pflegediagnosen, die fast immer zusammen auftreten und ein bestimmtes klinisches Bild ergeben. Eine Syndrom-Pflegediagnose stellt eine nützliche, bedeutsame und effiziente Möglichkeit dar, ein komplexes Problem zu beschreiben, ohne jede Komponente des Problems als einzelne Pflegediagnose aufführen zu müssen.

<table>
<tr><td>

■ Obstipationsgefahr
■ Gefahr eines ungenügenden Atemvorgangs
■ Infektionsgefahr
■ Gefahr einer Aktivitätsintoleranz
■ Verletzungsgefahr
■ Beeinträchtigte körperliche Mobilität
■ Dekubitusgefahr
■ Gefahr beeinträchtigter Denkprozesse
■ Gefahr einer Körperbildstörung
■ Gefahr von Machtlosigkeit
■ Gefahr einer Gewebeschädigung

</td></tr>
</table>

Tab. 2-5
Pflegediagnosen, die im Zusammenhang mit dem Immobilitätssyndrom gestellt werden

Bei einer Syndrom-Pflegediagnose wird nur der Pflegediagnosetitel des Syndroms angegeben. Derzeit gibt es drei von der NANDA anerkannte Syndrom-Pflegediagnosen: Vergewaltigungs-, Immobilitäts- und Relokationssyndrom. Der Pflegediagnosetitel enthält den primären beeinflussenden, ätiologischen Faktor, der nicht wiederholt werden muß. So wären beispielsweise die folgenden Pflegediagnosen überflüssig:

PD: Vergewaltigungssyndrom

beeinflußt durch (b/d)
■ Kürzlich erlittene Vergewaltigung

PD: Immobilitätssyndrom

beeinflußt durch (b/d)
■ Immobilität

Bei den Kennzeichen handelt es sich meistens um eine Ansammlung mehrerer Pflegediagnosen. In Tabelle 2-5 sind die aktuellen bzw. Risiko-Pflegediagnosen aufgeführt, die mit dem Immobilitätssyndrom in Zusammenhang stehen.

McCourt gibt eine hervorragende Zusammenfassung der allgemeinen Merkmale von Syndrom-Pflegediagnosen:

1. Unter einer Syndrom-Pflegediagnose ist ein Ansammlung von Pflegediagnosen zu verstehen.
2. Der Titel enthält einen Hinweis auf die Ursache.
3. Syndrom-Pflegediagnosen sind durch akute und langfristige Phasen gekennzeichnet.
4. Syndrom-Pflegediagnosen haben emotionale, soziale und körperliche Komponenten.
5. Bei Syndrom-Pflegediagnosen handelt es sich um komplexe klinische Zustände, die einer pflegefachlichen Einschätzung und Pflegeintervention bedürfen.[12]

2.5.5   Wellness-Pflegediagnose

Die „Amerikanische Pflegevereinigung" (ANA) stellt in ihrer sozialpolitischen Erklärung fest, daß sich die Pflege mit kranken und gesunden Menschen und mit der Gesundheitsförderung befaßt.[1] Dieser Auftrag legt eindeutig fest, daß die Gesundheitsförderung in den Verantwortungsbereich der Pflege fällt. Die Dimensionen der Gesundheit, auf die Pflegepersonen zu achten haben, sind körperliche Fitneß, bewußte Ernährung, Streßmanagement, Sensibilität gegenüber der Umgebung und Selbstverantwortung.[13]

Im Sprachgebrauch der Pflegediagnostik wird diesem Auftrag der Pflege, die Gesundheit zu fördern, durch Wellness-Pflegediagnosen Rechnung getragen. Die NANDA definiert eine Wellness-Pflegediagnose als „klinische Beurteilung eines Individuums, einer Gruppe oder Gemeinde, deren Gesundheitszustand sich in einem Übergangsstadium zu einem besseren Gesundheitszustand befindet."[3] Eine Wellness-Pflegediagnose wird gestellt, wenn ein Klient einen optimalen Gesundheitszustand erreichen möchte. Carpenito gibt gute Empfehlungen für die Entwicklung von Wellness-Pflegediagnosen.[5] Sie schlägt folgende Vorgehensweise vor:

1. Nachdem die Pflegeperson ein umfassendes Pflegeassessment durchgeführt hat, entscheidet sie, ob ein Problem in einem der Funktionellen Verhaltensmuster festzustellen ist. Ist dies der Fall, nimmt sie eine gezielte Einschätzung vor und entwickelt einen Pflegeplan auf der Grundlage einer aktuellen, Risiko- oder Verdachts-Pflegediagnose.
2. Wird kein Problem festgestellt, entscheidet die Pflegeperson, ob eine weitere Planung angezeigt ist. Falls nicht, so bedeutet dies, daß der Klient im Bereich eines bestimmten Verhaltensmusters gut zurechtkommt. Dieser Befund kann sodann als Stärke oder Ressource des Klienten verbucht und in den Pflegeplan für eine beeinträchtigte Funktion integriert werden. Ist es notwendig (entweder auf Wunsch des Klienten oder aufgrund der Beurteilung der Pflegeperson), den Klienten bei der Gesundheitsförderung zu unterstützen, dann kann eine Wellness-Pflegediagnose gestellt werden.
3. Ist die Pflegeperson aufgrund der Einschätzung zu einer Entscheidung gelangt, kann die Pflegediagnose formuliert werden. Besagt die Entscheidung, daß der Kli-

ent seinen Gesundheitszustand verbessern möchte, lautet die entsprechende Formulierung in der Pflegediagnose: *Möglichkeit eines verbesserten (potential for enhanced) ...* . Die Pflegediagnose wird dann durch eine weitere Angabe ergänzt. Ein Beispiel für diese Art der diagnostischen Aussage wäre etwa folgende: *Möglichkeit einer verbesserten körperlichen Fitneß.*

2.6 Zusammenfassung

In der Pflege werden zwei Arten von Problemen unterschieden – Pflegediagnosen und interdisziplinäre Probleme. Die von den Pflegenden durchgeführten Interventionen richten sich auf folgende Probleme: Pflegediagnosen, interdisziplinäre Probleme und medizinische Diagnosen. Eine Pflegeperson muß in der Lage sein, zwischen diesen drei Problemarten zu unterscheiden. Nach Auswahl einer Pflegediagnose muß die entsprechende diagnostische Aussage unbedingt in der allgemein anerkannten Form erfolgen.

Der sorgfältige Umgang mit jeder einzelnen Komponente der diagnostischen Aussage – Titel, beeinflussende, ätiologische Faktoren und Kennzeichen – trägt zur Akkuratesse einer Pflegediagnose bei. Die Akkuratesse in der Formulierung von Pflegediagnosen entwickelt sich durch Wissenserwerb und praktische Erfahrung. Wenn die Pflegeperson diagnostische Denkprozesse einsetzt und die Grundregeln für die Formulierung von Pflegediagnosen beachtet, dann führt dies zu angemessenen Pflegeinterventionen und damit zu den erwünschten Ergebnissen bei den Klienten.

3 Der Prozeß der Formulierung akkurater Pflegediagnosen

3.1 Der diagnostische Prozeß

Der diagnostische Denkprozeß weist viele Ähnlichkeiten mit der **Datenverarbeitungstheorie** auf, die in der Psychologie beschrieben wird und in vielen anderen Disziplinen Verwendung findet.[14] Die Datenverarbeitungstheorie enthält folgende Schritte:[15]

1. Begegnung mit dem Klienten; Sammeln von Kennzeichen
2. Herstellung eines Zusammenhangs zwischen den Kennzeichen; Zusammenfassung der Kennzeichen (Identifizierung des allgemeinen Problems)
3. Formulierung diagnostischer Hypothesen
4. Durchführung eines gezielten Assessments und Hypothesenüberprüfung
5. Diagnosestellung

Aus der Datenverarbeitungstheorie läßt sich ein Modell entwickeln, das in der Pflege gut funktioniert. Das in diesem Buch verwendete Modell des diagnostischen Prozesses wird in Abb. 3-1 beschrieben. Es gibt drei wesentliche Unterschiede zwischen der Datenverarbeitungstheorie und dem in diesem Buch verwendeten Modell des diagnostischen Prozesses. Im Modell des diagnostischen Prozesses geht es um:

1. Zwei Ebenen für die Zusammenfassung von Daten
2. Die Validierung der Pflegediagnose
3. Die Entwicklung einer akkurater diagnostischen Aussage

Das Modell des diagnostischen Prozesses wird in jeder Fallstudie anschaulich dargestellt.

3.1.1 Das Sammeln von Assessmentdaten

Der Prozeß der Entwicklung einer korrekten Pflegediagnose beginnt mit der Sammlung der Assessmentdaten (Assessment). Während des Einschätzungsprozesses entscheidet die Pflegeperson mit Hilfe ihres kritischen Denkvermögens, welche und wie viele Daten zu sammeln sind und welche Methoden und Instrumente sich für die Datensammlung eignen. Nach Sammlung der Assessmentdaten überprüft die Pflegeperson die Reliabilität der Daten, beurteilt ihre Relevanz, analysiert sie auf ihre Bedeutung und entscheidet dann, ob weitere Daten benötigt werden.

3.1.2 Die Ziele des Pflegeassessments

Beim **Pflegeassessment** handelt es sich um eine pflegerische Handlung, die den Pflegeprozeß in die Wege leitet. Die beiden vorrangigen Ziele des Assessments sind: die Gewinnung systematisch gesammelter Daten, welche die Reaktion eines Klienten auf ein Gesundheitsproblem oder eine Lebenssituation beschreiben und die Feststellung seiner Stärken und Beeinträchtigungen. Weitere Ziele der Einschätzung sind:

- Die Initiierung des Pflegeprozesses durch Bereitstellung von Daten, die als Grundlage für die weiteren Schritte des Pflegeprozesses dienen
- Die Identifizierung von Bedürfnissen und Dienstleistungen, die für die Erreichung ergebnisrelevanter Kriterien von Bedeutung sind
- Der Transfer klientenspezifischer Daten an andere Leistungsanbieter im Gesundheitswesen
- Die kontinuierliche Beschaffung von Daten zur Bewertung der Effizienz pflegerischer Interventionen
- Der gesetzlich vorgeschriebene Nachweis, daß die Einschätzung des Klienten in Übereinstimmung mit den Gesetzen zur Pflegepraxis und zu den Praxisstandards des jeweiligen Landes durchgeführt wurde

---

Sammlung der Daten und Zusammenfassung der Kennzeichen entsprechend den Funktionellen Verhaltensmustern

↓

Formulierung diagnostischer Hypothesen:
Identifizierung der allgemeinen Probleme
Nochmalige Zusammenfassung der Daten
Sammlung weiterer Daten je nach Bedarf
Generierung mehrerer diagnostischer Hypothesen

↓

Überprüfung der diagnostischen Hypothesen:
Je nach Bedarf werden für jede Pflegediagnose Daten durch ein gezieltes Assessment gesammelt.
Jede Pflegediagnose wird überprüft nach:
■ Definition
■ Kennzeichen
■ Übereinstimmung mit den Klientendaten

Inakkurate Pflegediagnosen werden ausgeschlossen

↓

Auswahl der akkuratesten Pflegediagnose

↓

Validierung der Pflegediagnose

↓

Formulierung der diagnostischen Aussage

Abb. 3-1
Das Modell des diagnostischen Prozesses. Ein systematischer Denkansatz zur Entwicklung akkurater Pflegediagnosen.

Der Prozeß der Einschätzung eines Klienten ist eine dynamische, fortlaufende pflegerische Aktivität, die bei jeder Begegnung mit dem Klienten weiter vervollständigt wird. Im allgemeinen beginnt das Assessment unabhängig von der Situation, wenn der Klient in irgendeiner Form mit dem Gesundheitssystem in Berührung kommt. So könnte die erste Begegnung einer Pflegeperson mit dem Klienten im Rahmen eines Hausbesuches nach einem Krankenhausaufenthalt stattfinden, oder es könnte sich aufgrund einer ersten Einschätzung ergeben, daß eine Untersuchung erforderlich ist, bevor sich der Klient in einer chirurgischen Ambulanz oder in einem Krankenhaus einer Operation unterzieht. Wichtig ist, daß es sich bei der Einschätzung um einen fortlaufenden Prozeß handelt, der einen engen Zusammenhang mit dem Zustand des Klienten aufweist. Wenn der Zustand des Klienten sich verändert, müssen weitere Einschätzungen vorgenommen werden. Eine Veränderung der Assessmentdaten erfordert wiederum eine Änderung des Pflegeplans.

3.2 Die verschiedenen Arten von Assessmentdaten

Es werden zwei Arten von Assessmentdaten unterschieden – subjektive und objektive. Bei diesen Daten handelt es sich um Kennzeichen, auf die sich die Pflegeperson bei der Formulierung von Pflegediagnosen und interdisziplinären Problemen stützt.

Subjektive Daten sind Phänomene, die die unmittelbaren Empfindungen des Klienten wiedergeben. Diese Daten, auch **Symptome** genannt, kann nur der Klient der Pflegeperson mitteilen. Symptome wie Schwäche und Erschöpfung sind Beispiele für Daten, die im allgemeinen nicht beobachtbar oder meßbar sind. Um an solche Informationen zu kommen, kann die Pflegeperson den Klienten fragen: „Welche Symptome haben Sie?" Bestimmte Symptome, z. B. Kurzatmigkeit, sind durch direkte Beobachtung feststellbar (z. B. berichtet der Klient, er sei kurzatmig und die Pflegeperson beobachtet die Bewegung der Nasenflügel, den Einsatz der Atemhilfsmuskulatur und ein starkes Schwitzen). Eine Diskrepanz zwischen den Angaben des Klienten über ein Symptom und dem beobachteten Verhalten (beispielsweise gibt der Klient, ihm sei übel, aber die Pflegeperson sieht, wie er eine opulente Mahlzeit zu sich nimmt) kann die Sammlung weiterer Daten erforderlich machen. Oft hängen die Qualität, Korrektheit und Menge der subjektiven Daten von dem kommunikativen Geschick und der Befragungstechnik der Pflegeperson ab.

Objektive Daten sind beobachtbare und meßbare Phänomene. Beispiele hierfür sind der Blutdruck, Laborwerte sowie Untersuchungsbefunde. Solche Daten können durch andere verifiziert werden. Zwar werden objektive Daten für wertfrei gehalten, doch muß sich die Pflegeperson unbedingt bewußt sein, daß persönliche Emotionen, Vorurteile, vorgefaßte Meinungen und mangelndes Wissen sich auf die Analyse der Daten auswirken und sie dadurch weniger objektiv machen können.

Einen objektiven Indikator für ein Gesundheitsproblem nennt man **Zeichen**. Zeichen werden gewöhnlich durch Beobachtungen und Untersuchungen ermittelt. Fieber, Ausfluß, Tachykardie und orthostatische Hypotonie sind Beispiele für beobachtbare oder meßbare Zeichen, die auf gesundheitliche Probleme hindeuten.

Objektive Daten sind in Patientendokumentationen zu finden, sie können auch während einer Untersuchung aufgezeichnet und durch diagnostische Studien ermittelt werden, oder sie können bei anderen Leistungsanbietern im Gesundheitswesen abgefragt werden. Die Pflegeperson ist nicht für die direkte Beschaffung aller objektiven Daten verantwortlich.

3.3 Die Strukturierung der Daten

Die Pflegeperson sammelt während der gesamten Zeit, in der sie mit einem Klienten in Kontakt steht, eine große Anzahl von Daten. Es wäre außerordentlich schwierig, ohne irgendeine Strukturierungsmethode Aufschluß über die Bedeutung dieser

Daten zu erhalten. Gordon hat ein Strukturierungssystem entwickelt, das sich für Pflegepersonen als besonders nützlich erwiesen hat und in dem alle Reaktionen der Klienten erfaßt sind; das Strukturierungssystem bzw. das Assessmentmodell trägt die Bezeichnung **Funktionelle Verhaltensmuster** und kann sowohl für die Sammlung als auch für die Aufzeichnung von Daten benutzt werden. Es bietet eine ausgezeichnete Möglichkeit, Daten zu strukturieren. In Anhang A sind die Typologie der 11 Verhaltensmuster, aus denen sich das System der Funktionellen Verhaltensmuster zusammensetzt, und die verschiedenen, in einem Muster enthaltenen Informationen aufgelistet.

Mit Hilfe der funktionellen Verhaltensmuster ergibt sich ein ganzheitliches Bild von einem Klienten, weil sie „bestimmte funktionelle Muster beschreiben, deren Beachtung für die Gesundheit, Lebensqualität und die Ausschöpfung aller menschlichen Möglichkeiten von Bedeutung ist".[2] Mit Hilfe der Funktionellen Verhaltensmuster kann die Pflegeperson Daten strukturieren, den Gesundheitszustand eines Klienten beurteilen und akkurate Pflegediagnosen formulieren.

Die Verhaltensmuster stehen miteinander in Beziehung, weisen einen Zusammenhang untereinander auf und sind voneinander abhängig. Aus diesem Grunde werden für das Assessment in den meisten Situationen viele oder alle Verhaltensmuster benötigt. So berichtet beispielsweise Frau Schmidt, daß ihre Nahrung wenig Ballaststoffe enthält und daß sie wenig trinkt (Verhaltensmuster: Ernährung und Stoffwechsel). Zwar handelt es sich hier um klinisch relevante Kennzeichen, doch reichen sie für eine Diagnose nicht aus. Die Klientin berichtet weiter, daß sie regelmäßig Abführmittel einnimmt, da sie einen sehr unregelmäßigen Stuhlgang hat, der zudem hart und trocken ist und Schmerzen bei der Ausscheidung verursacht (Verhaltensmuster: Ausscheidung). Sie gibt außerdem an, daß sie sehr wenig körperliche Bewegung hat, da sie infolge einer Arthritis in ihrer Mobilität eingeschränkt ist (Verhaltensmuster: Aktivität und Bewegung). Die Pflegeperson findet das Grundproblem dieser Klientin, die Obstipation, in dem Verhaltensmusters „Ausscheidung". In den beiden anderen Verhaltensmuster findet sie die möglichen beeinflussenden, ätiologischen Faktoren für dieses Problem – geringe Aufnahme von Ballaststoffen und Flüssigkeit sowie Immobilität.

3.4   Die verschiedenen Formen des Pflegeassessments

Es gibt drei Formen des Pflegeassessments – ein umfassendes (comprehensive), gezieltes (focused) und ein Screening-Assessment – mit deren Hilfe die Pflegeperson zu Beginn oder im weiteren Verlauf der Behandlung Daten über einen Klienten zusammentragen kann. Die Entscheidung für eine bestimmte Form wird aus klinischer Sicht getroffen. Die Wahl der Form ist abhängig vom Zustand des Klienten, der zur Verfügung stehenden Zeit, dem Zweck der Begegnung, der wahrscheinlichen Dauer des Kontaktes und den Fachkenntnissen der Pflegeperson.

3.4.1   Das umfassende Assessment

Ein **umfassendes Assessment** ist die umfangreichste Form der Einschätzung, die eine Pflegeperson bei einem Klienten durchführen kann. Dabei wird eine vollständige Pflegeanamnese erstellt und eine gründliche körperliche Untersuchung und Beobachtung vorgenommen. Diese Einschätzungsform wird auch als **pflegespezifische Datensammlung** (nursing data base) bezeichnet.

Da eine umfassende Einschätzung gründlich und umfangreich ist, kann sie viel Zeit in Anspruch nehmen und bis zu ihrem Abschluß mehr als eine Begegnung mit dem Klienten erforderlich machen. Nehmen wir an, ein älterer Klient mit einer langen Vorgeschichte im Hinblick auf ein Emphysem wird stationär aufgenommen. Obwohl der Klient sich während der Anamnese sehr kooperativ verhält, bemerkt die Pflegeperson zunehmende Atemschwierigkeiten. Aufgrund ihres klinischen Urteilsvermögens beschließt sie, die Pflegeanamnese erst dann abzuschließen, wenn der Klient sich etwas ausgeruht hat.

Bei einer umfassenden Einschätzung geht es um die Erhebung allgemeiner Daten über einen Klienten und nicht um spezielle Informationen über ein aktuelles oder potentielles Problem. Ziel einer umfassenden Einschätzung ist die Schaffung einer Informationssammlung, der man Hinweise auf Pflegediagnosen und interdisziplinäre Probleme entnehmen kann. Ein Muster einer umfassenden Pflegeanamnese entsprechend den Funktionellen Verhaltensmustern ist im Anhang (S. 317) zu sehen. Der Anhang (S. 321) enthält auch das Muster einer umfassenden körperlichen Untersuchung.

3.4.2   Das gezielte Assessment

Bei einem **gezielten Fokus-Assessment** werden Daten gesammelt, die im Zusammenhang mit einem spezifischen Problem relevant sind, welches von dem Klienten bemerkt oder von der Pflegeperson aufgrund eines umfassenden oder Screening-Assessments vermutet wird. Gibt der Klient beispielsweise bei der umfassenden Einschätzung Diarrhoe als Problem an, dann sammelt die Pflegeperson, wie in Tabelle 3-1 dargestellt, spezifische subjektive und objektive Daten. Berichtet der Klient von einem besonderen Problem, dann muß die Pflegeperson das Symptom systematisch analysieren. Schmerzen, Dyspnoe, Erschöpfung, Angst und Übelkeit sind Beispiele für Symptome, die einer weiteren Untersuchung bedürfen. Tabelle 3-2 zeigt, wie man methodisch an die Untersuchung eines Symptoms herangehen kann; im Mittelpunkt stehen dabei die verschiedenen Aspekte des zu untersuchenden Symptoms, Musterfragen und die Möglichkeiten zur Dokumentation der Anwort. Gewöhnlich unterbricht die Pflegeperson die Befragung, um näher auf das Symptom einzugehen, wenn es erwähnt wird, statt solange zu warten, bis die Befragung formal abgeschlossen ist.

Darüber hinaus kann die Zusammenfassung (clustering) von Kennzeichen während der Datenanalyse die Richtung für eine gezielte spezifische Einschätzung angeben, die normalerweise bei einer bestimmten Pflegediagnose angezeigt ist. Deutet beispielsweise die Zusammenfassung von Kennzeichen auf die Pflegediagnose: *Schluck-störung* hin, dann nimmt die Pflegeperson eine gezielte Einschätzung vor, um weitere subjektive und objektive Daten zu sammeln, z. B. über die Vorgeschichte des Problems, Veränderungen des Gewichts, das Bewältigungsmuster, Größe und Gewicht, den Hydratationsstatus, den neuromuskulären Status sowie über eine eventuell bestehende mechanische Obstruktion.

3.4.3 Das Screening-Assessment

Letztendlich kann die Pflegeperson ein **Screening-Assessment** durchführen. Dabei handelt es sich gewöhnlich um eine kurze Einschätzung im Sinne eines Suchtests, die sich auf ein bestimmtes Gesundheitsproblem, z. B. Glaukom oder Hypertonie, oder auf einen bestimmten Körperteil konzentriert, z. B. Brust oder Prostata. Die Ziele des Screening-Assessments sind: Primärprävention (Gesundheitsförderung), Fallfindung (case finding) für die Sekundärprävention sowie fortlaufende Überwachung.[16] Häufig orientiert sich die Pflegeperson bei Screening-Assessments an bestimmten Richtlinien, wie sie z. B. die „American Cancer Society" (Amerikanische Gesellschaft für Krebserkrankungen) für die Überprüfung bestimmter krebsanfälliger Körperregionen empfiehlt (Tabelle 3-3).

3.4.4 Das fortlaufende Assessment

Neben den Informationen, die mit Hilfe der verschiedenen Assessmentformen gewonnen werden, sammelt die Pflegeperson bei jedem Zusammentreffen mit dem Klienten weitere Daten. Ein Beispiel: die Pflegeperson sieht den Patienten am Tage nach der Krankenhauseinweisung schlafend in seinem Bett liegen; er wird intravenös mit Flüssigkeit versorgt, ein Dauerkatheter ist gelegt. Die Pflegeperson ergänzt nun die Datensammlung entsprechend der verschiedenen Mustern wie folgt:
- Verhaltensmuster Ernährung und Stoffwechsel: intravenöse Flüssigkeitszufuhr
- Verhaltensmuster Ausscheidung: Dauerkatheter
- Verhaltensmuster Schlaf und Ruhe: Klient schläft

Bei dieser und jeder folgenden Begegnung mit dem Klienten sammelt die Pflegeperson weitere Daten für alle Verhaltensmuster, damit die Interventionen stets auf dem neuesten Stand und relevant sind. Die Fragen zu den einzelnen Mustern finden Sie im Anhang (S. 317).

Tab. 3-1
Pflegebezogene
Einschätzung eines
Klienten mit Diarrhoe

Subjektive Daten

Wichtige Informationen über die Gesundheit

■ Vorgeschichte
- ☐ Normaler Stuhlgang
- ☐ Derbe und scharf gewürzte Speisen
- ☐ Kürzlich erfolgte Reise
- ☐ Infektionen
- ☐ Streß
- ☐ Divertikulose oder Malabsorption
- ☐ Stoffwechselstörungen
- ☐ Infektiöse Darmerkrankung oder Reizdarmsyndrom
- ☐ Medikamente
  - Einnahme von Laxantien
  - Magnesiumhaltige Antazida
  - Antibiotika
  - Methyldopa
  - Digitalis
  - Kolchizin
  - Freiverkäufliche Mittel gegen Durchfall

Funktionelle Verhaltensmuster

■ Ernährung und Stoffwechsel
- ☐ Gewichtsverlust
- ☐ Anorexie
- ☐ Durst
- ☐ Borborygmus (Magenknurren)
- ☐ Blähungen

■ Ausscheidung
- ☐ Menge
- ☐ Häufigkeit
- ☐ Farbe
- ☐ Beschaffenheit der Stühle

■ Aktivität und Bewegung
- ☐ Schwäche

■ Kognition/Perzeption
- ☐ Tenesmus
- ☐ Schmerzen und Empfindlichkeit im Bereich des Abdomens
- ☐ Krämpfe

Objektive Daten

Allgemeine

- Lethargie
- Eingesunkene Augäpfel
- Fieber
- Schlechter Ernährungszustand

Hautzustand

- Blässe
- Trockene Schleimhäute
- Schlechter Hautturgor
- Perianale Exkoriation (oberflächliche Hautabschürfung)

Gastrointestinaltrakt

- Menge
- Häufigkeit
- Beschaffenheit (plötzliches Einsetzen, Wechsel von Diarrhoe und Obstipation)
- Farbe und Konsistenz des Stuhls
- Hyperaktive Darmgeräusche
- Abdominelle Distension (Eiter, Blut, Schleim oder Fett im Stuhl)
- Impaktierter (eingeklemmter) Stuhl

Harntrakt

- Verminderte Ausscheidung
- Konzentrierter Urin

Potentielle Befunde

- Abnorme Serumelektrolytwerte
- Anämie
- Leukozytose
- Eosinophilie
- Positive Stuhlkulturen
- Anwesenheit von Ovarien, Parasiten, Leukozyten, Blut oder Fett im Stuhl
- Abnorme sigmoidoskopische oder koloskopische Befunde
- Abnorme Abschnitte im unteren Gastrointestinaltrakt

Aus: Lewis S, Collier I, Heitkemper M: Medical-surgical nursing: assessment and management of clinical problems, ed 4, St Louis, 1996, Mosby.

Tab. 3-2
Untersuchung eines
Symptoms

Lokalisation

Sie fragen: „Wo spüren Sie es?"

„Wo sitzt es?"

Sie notieren: Die Körperregion

Ob es lokal begrenzt ist oder ausstrahlt

Ob die Oberfläche oder tiefere Regionen betroffen sind

Qualität

Sie fragen: „Wie fühlt es sich an?"

„Wie sieht es aus?"

Sie notieren: Den von dem Klienten benutzten Vergleich (z. B. „Wie verbrannt?")

Quantität

Sie fragen: „Wie oft haben Sie dieses Gefühl?"

„Wie schlimm ist es?"

„Wieviel ist es?"

„Wie stark ist es?

Sie notieren: Die Häufigkeit (selten, mittel, häufig), Umfang, Größe, Ausmaß oder Anzahl

Chronologie

Sie fragen: „Wann ist es zum erstenmal aufgetreten?"

„Zu einer bestimmten Zeit am Tag, in der Woche, im Monat oder im Jahr?"

Sie notieren: Das erstmalige Auftreten

Die Dauer

Angaben zur Zeit und Häufigkeit

Die Entwicklung der Symptome

Umgebung

Sie fragen: „Wo halten Sie sich auf, wenn es auftritt?"

„Was tun Sie dann gerade?"

Sie notieren: Wo sich der Klient beim Auftreten des Symptoms aufhält

Was er gerade tut

Ob irgendein Zusammenhang mit dem Symptom zu erkennen ist

Faktoren, die zur Verschlimmerung oder Verbesserung beitragen

Sie fragen: „Wodurch wird es besser?"

„Wodurch schlimmer?"

„Glauben Sie, daß es durch eine bestimmte Verhaltensweise ausgelöst wird?

„Was haben Sie zur Linderung getan?"

„Hat es geholfen?"

„Gab es einen Grund, weshalb Sie nichts dagegen unternommen haben?"

Sie notieren:	Den Einfluß körperlicher oder emotionaler Faktoren Die Versuche des Klienten, das Symptom zu lindern bzw. zu behandeln

Gleichzeitig auftretende Phänomene

Sie fragen:	„Was sehen oder fühlen Sie sonst noch, wenn es auftritt?" „Wirkt es sich auf Ihren Appetit aus?" „Auf Ihre Ausscheidungen?" „Auf Ihren Schlaf?"
Sie notieren:	Weitere Symptome

Bedeutung des Symptoms für den Patienten

Sie fragen:	„Wie hat es sich auf Ihr Leben ausgewirkt?" „Warum wollen Sie jetzt behandelt werden?" „Was ist Ihrer Ansicht nach die Ursache?"
Sie notieren:	Die Angaben des Klienten zu den Auswirkungen und Ursachen des Symptoms

Aus: Lewis S, Collier I, Heitkemper M: Medical-surgical nursing: assessment and management of clinical problems, ed 4, St Louis, 1996, Mosby.

Körperregion	Empfehlungen für das Screening
Haut	Selbstuntersuchung einmal pro Monat; Untersuchung durch einen Arzt einmal pro Jahr; Beobachtung von Wunden durch den Klienten, die nicht heilen oder sich in Warzen bzw. Leberflecke verwandeln.
Brust	Selbstuntersuchung der Brust einmal pro Monat; Untersuchung der Brust durch eine Fachperson alle drei Jahre bei Frauen im Alter von 20–40 Jahren, jedes Jahr ab dem vierzigsten Lebensjahr; Basismammographie im Alter von 40 Jahren, zwischen 40 und 49 Jahren alle ein bis zwei Jahre (fragen Sie Ihren Arzt nach der Häufigkeit) und ab 50 Jahren einmal pro Jahr.

Tab. 3-3
Beispiele für ein Screening-Assessment bestimmter krebsanfälliger Körperregionen

Aus: Cancer facts and figures, 1994, Atlanta, Ga, 1994, American Cancer Society.

Normalerweise werden in allen Bereichen der funktionellen Verhaltensmuster Daten gesammelt. Dieser Ansatz sollte bevorzugt werden, wann immer es möglich. Je nach Dringlichkeit der Situation oder Deutlichkeit der Kennzeichen ist es jedoch auch möglich, pflegerische Interventionen, die zu einem Problem/einer Pflegediagnose gehören, auch dann durchzuführen, wenn nur Daten aus einem Bereich vorliegen. Zum Beispiel: Hat ein Klient Schwierigkeiten wegen zähem und festsitzendem Schleim abzuhusten, dann verzichtet die Pflegeperson auf weitere Daten und leitet die zu der Pflegediagnose: *Ungenügende Selbstreinigungsfunktion der Atemwege* gehörenden Interventionen ein, weil die Situation lebensbedrohend ist.

3.5   Die Dokumentation

Nachdem die Pflegeperson geeignete Assessmentdaten gesammelt hat, muß sie sie ordnungsgemäß dokumentieren. Welches System sie dafür wählt, ist abhängig von der Situation, doch geht es immer um dasselbe Ziel.

In erster Linie gewährleistet die Dokumentation der Assessmentdaten, daß die Unterlagen, auf denen die Pflegeplanung basiert, in schriftlicher Form vorliegen und stets zugänglich sind. Würden die Assessmentdaten nicht schriftlich festgehalten, dann wären die Informationen, die an andere Pflegende weiterzuleiten sind, in bezug auf die Menge, Art und Qualität weder systematisch noch einheitlich. Zwar hängt es von der einzelnen Pflegeperson und ihrem Urteilsvermögen ab, wie viele Daten sie aufzeichnet, doch verfügen die meisten Einrichtungen über Dokumentationsrichtlinien, die die Standardisierung von Dokumentationen erleichtern.

Die schriftliche Dokumentation hilft nicht nur zu Beginn bei der Aufstellung eines Pflegeplans, sie leistet auch gute Dienste bei der Evaluation. Wenn schriftliche Basisdaten für einen Vergleich zur Verfügung stehen, kann die Pflegeperson die Effizienz der geplanten Interventionen überprüfen und den Plan nach Bedarf anpassen.

Durch die Dokumentation von Assessmentbefunden läßt sich die Wiederholung zeitaufwendiger, lästiger Aktivitäten umgehen. Wenn die Pflegeperson beispielsweise die Analyse der Hüftschmerzen eines Klienten sorgfältig dokumentiert, dann müssen andere Leistungsanbieter, wie z. B. der Physiotherapeut, dieselben Daten nicht mehr einholen und dokumentieren. Abgesehen davon, daß dieser dadurch Zeit gewinnen, wird auch das Vertrauen des Klienten in die Leistungsanbieter gestärkt, weil wiederholte Befragungen vermieden werden, die bei dem Klienten oft den Eindruck hinterlassen, daß niemand richtig zuhört.

Durch sorgfältige Dokumentation der Assessmentbefunde wird eine Möglichkeit geschaffen, wichtige Informationen an Mitglieder derselben oder anderer Disziplinen weiterzugeben. So kann der an Verhaltensmustern, Lebensaktivitäten oder menschlichen Reaktionsweisen orientierte Ansatz des Pflegeassessments dem Arzt des Klienten, der in erster Linie an bestimmten physiologischen Parametern interessiert ist, wertvolle Einblicke gewähren.

In vielen Gesetzen zur Pflegepraxis und zu Praxisrichtlinien wird die Dokumentation der Assessmentdaten verfügt. So ist z. B. in den „Standards of Nursing Practice" (Richtlinien für die Pflegepraxis) der „American Nurses Association" (Amerikanische Pflegevereinigung) folgendes zu lesen:

Richtlinie Nr. 1: „Die Sammlung von Informationen über den Gesundheitszustand eines Klienten erfolgt systematisch und kontinuierlich. Die Daten sind an zuständige Personen weiterzuleiten und in einem zugänglichen Abrufsystem aufzuzeichnen und zu speichern.[18]

Diese Vorgabe läßt keinen Zweifel an der professionellen Verantwortlichkeit aller Pflegepersonen für die Dokumentation. Ein weiterer zwingender Grund für die sorgfältige Aufzeichnung von Assessmentbefunden liegt darin, daß rechtsgültige Unterlagen verfügbar sein müssen, die vor Gericht zulässig sind, falls sich hinsichtlich der pflegerischen Betreuung irgendwelche Zweifel ergeben sollten. Die Prozeßfreudigkeit der heutigen Gesellschaft macht es dringend notwendig, daß die Pflegenden ihre Maßnahmen in einer juristisch anerkannten Form dokumentieren, um sich selbst zu schützen, falls es zu einem Gerichtsverfahren kommt. Die Binsenweisheit „Was nicht aufgezeichnet ist, wurde nicht gemacht" soll den Praktiker daran erinnern, daß es sowohl in persönlicher als auch in professioneller Hinsicht ratsam ist, pflegerische Maßnahmen zu dokumentieren.

3.6 Die Zusammenfassung der durch das Assessment gewonnenen Kennzeichen

Die Pflegeperson sollte die Assessmentdaten bei der Einschätzung so strukturieren, daß die Analyse erleichtert wird (das heißt, sie sollte das System der Funktionellen Verhaltensmuster verwenden) und die Auswahl von Pflegediagnosen möglich ist. Die Daten werden auf ihre Klarheit, Relevanz und Validität überprüft. Während dieser Analyse werden die miteinander in Beziehung stehenden diagnostischen Kennzeichen zusammengefaßt.

3.7 Die Datenanalyse

Es ist von entscheidender Bedeutung, daß die Assessmentdaten die Pflegediagnosen stützen. Dem Zustand eines Klienten darf keine Pflegediagnose zugeordnet werden, die nicht durch entsprechende Daten belegt wird. Der Prozeß, in dem die Daten einer solchen Überprüfung unterzogen werden, ist die **Analyse**.

Wie schon an früherer Stelle erwähnt wurde, ist ein Kennzeichen ein klinisch nützliches Faktum, das Aufschluß über den Zustand des Klienten gibt. Bei der Datenanalyse orientiert sich die Pflegeperson an bestimmten Fragen, die sich auf die Qualität der Kennzeichen beziehen (siehe auch Tabelle 3-4):

Tab. 3-4
Die Analyse der Daten

- Abklärung der Kennzeichen
- Evaluation
- Reliabilität
- Validierung

1. Gibt es Kennzeichen, die geklärt werden müssen? Die **Abklärung der Kennzeichen** ist ein Prozeß, bei dem festgestellt oder geklärt wird, was der Klient unter dem Kennzeichen versteht. Angenommen ein Klient behauptet, daß er seine medizinische Diagnose versteht. Es ist aber nicht unüblich, daß Klienten sagen, daß sie „verstehen", die weitere Befragung dann jedoch zeigt, daß große Wissenslücken bestehen. Läßt man den Klienten erklären, was er meint, wenn er sagt: „Ich verstehe", dann kann genau geklärt werden, was er weiß.

2. Sind zur Evaluation der Daten weitere Informationen nötig? Die **Evaluation** der Daten findet statt, wenn die Pflegeperson die Kennzeichen auf Relevanz und Vollständigkeit überprüft. Bei dieser kritischen Analyse der Daten stützt sie sich auf ihr Wissen und ihre Erfahrung. So sagt z. B. ein Klient, sein Appetit hätte abgenommen. Dies kann unter Umständen ein wichtiges Kennzeichen sein. Um die Angaben des Klienten über seinen geringen Appetit überprüfen zu können, benötigt die Pflegeperson folgende Informationen:
   - Wann wurde diese Veränderung erstmals festgestellt?
   - Hat sich das Gewicht verändert?
   - Gibt es irgendwelche emotionalen Probleme, die sich auf den Appetit des Klienten auswirken?
   - Hat der Klient eine Erklärung für diese Veränderung?

3. Sind die Daten reliabel? Die **Reliabilität** bezieht sich auf die Zuverlässigkeit der Daten. Zunächst beurteilt die Pflegeperson die Zuverlässigkeit der Person, von der die Informationen stammen. Dabei hilft ihr unter anderem die Einschätzung des körperlichen und geistigen Zustandes der Person. Bei der Überprüfung der Reliabilität achtet die Pflegeperson auch auf Unstimmigkeiten bei Informationen, die aus verschiedenen Quellen stammen. So kann es vorkommen, daß eine Klientin ihr Alter mit 76 Jahren angibt, in der Dokumentation jedoch 83 Jahre notiert sind. Diese beiden Informationen stimmen nicht überein; eine oder beide sind folglich nicht richtig. Die Reliabilität der Daten hängt auch von dem Urteilsvermögen der Pflegenden ab. Ergeben die Daten einen Sinn oder erscheinen sie unlogisch? Denken Sie daran, daß kritisches Denken Unvoreingenommenheit voraussetzt; allerdings muß die Pflegeperson auch von ihrem gesunden Menschenverstand Gebrauch machen.

4. Wurden die Daten validiert? Die **Validierung** ist der Prozeß der Bestätigung oder Erhärtung der Daten. Validierungsmethoden sind:

- Direkte Beobachtung des Kennzeichens
- Wiederholte Überprüfung der Daten
- Überprüfung der Daten mit Hilfe eines Kollegen
- Überprüfung der Übereinstimmung zwischen den Beobachtungen der Pflegeperson und den Angaben des Klienten[18]

Dieser außerordentlich wichtige Schritt der Datenanalyse mit Hilfe eines oder mehrer dieser Prozesse – Abklärung, Evaluation, Feststellung der Reliabilität und Validierung – ist von entscheidender Bedeutung für die Überlegungen, die die Pflegende in bezug auf die Daten anstellt. Eine korrekte Datenanalyse beugt Fehlern vor, die zu falschen Diagnosen führen können.

3.7 Die Zusammenfassung von Daten/Kennzeichen

Wenn die Menge der gesammelten Daten eine weiterführenden Analyse zuläßt, kann der Prozeß der Zusammenfassung beginnen. Unter **Zusammenfassung** (clustering) versteht man die Bündelung von Daten zu logisch verknüpften Informationseinheiten. Eine solche Zusammenfassung reduziert die Anzahl von Einheiten und macht sie leichter handhabbar, wodurch die Analyse vereinfacht wird.

Es gibt mehrere Möglichkeiten, Daten zusammenzufassen. Zunächst sollten die Daten gemäß den entsprechenden Funktionellen Verhaltensmustern strukturiert werden. Dies setzt voraus, daß die Pflegeperson eine klare Vorstellung davon hat, welche Art von Daten jedes Funktionelle Verhaltensmuster enthält. Durch die Beschäftigung mit den Inhalten eines jeden Verhaltensmusters kann sich die Pflegeperson mit den Informationen vertraut machen, die zu den einzelnen Verhaltensmustern gehören (siehe Anhang, S. 313). Wenn alle Daten auf diese Art und Weise zusammengefaßte werden, dann lassen sich funktionelle und gestörte Verhaltensmuster leichter erkennen.

In dem folgenden Beispiel wird anhand der Daten von Frau Schmidt gezeigt, wie eine Zusammenfassung entsprechend den Funktionellen Verhaltensmuster durchgeführt wird.

Verhaltensmuster: Wahrnehmung und Umgang mit der eigenen Gesundheit
1. Keine alljährliche Untersuchung durch einen Arzt
2. Keine körperliche Betätigung, selten krank
3. Einnahme von frei verkäuflichem Aspirin zur Linderung der durch eine Arthritis verursachten Schmerzen

Verhaltensmuster: Ernährung und Stoffwechsel

1. Gewichtszunahme von 9 kg im letzten Jahr
2. Kennt nicht die empfohlenen Nahrungsmittel aus der „Nahrungsmittelpyramide"
3. Das Frühstück entfällt häufig, nimmt oft sehr fetthaltige Nahrungsmittel zu sich
4. Größe: 1,60 m; Gewicht: 66 kg
5. Wirkt leicht füllig, keine Hautschädigung
6. Haar glänzend und gut gepflegt

Verhaltensmuster: Ausscheidung

1. Urinausscheidung ungefähr alle 4 Stunden, Urin ist klar und hellgelb
2. Stuhlgang alle 2 bis 3 Tage, fest und braun

Verhaltensmuster: Aktivität und Bewegung

1. Wenig Energie; kann alle Tätigkeiten des täglichen Lebens ausführen
2. Arbeitet 60 Stunden pro Woche, kaum Freizeitaktivitäten
3. Vitalzeichen: RR 134/90; P 84; Af 22; T 37 C

Verhaltensmuster: Kognition und Perzeption

1. Brillenträgerin, kann geflüsterte Worte in einem Abstand von 60 cm hören
2. Gibt an, außer gelegentlichen Kopfschmerzen keine Schmerzen zu haben
3. Lernt schnell, wenn Erklärungen gegeben werden

Verhaltensmuster: Schlaf und Ruhe

1. Häufig tagsüber müde
2. Schläft gewöhnlich nicht tagsüber; Schlafenszeit: 21.00 Uhr
3. Häufiges Aufwachen in der Nacht
4. Häufiges Aufwachen in den frühen Morgenstunden, schläft nicht wieder ein
5. Steht gewöhnlich um 5.30 Uhr auf, wirkt müde, dunkle Ringe unter den Augen; lebhaft

Verhaltensmuster: Selbstwahrnehmung und Selbstkonzept

1. Äußert Unzufriedenheit über die Gewichtszunahme
2. Fühlt sich überarbeitet und von ihrem Arbeitgeber und ihrem Ehemann unterbewertet
3. Äußert Stolz über ihre Arbeit
4. Kann sich klar ausdrücken; ist gesellig

Verhaltensmuster: Rollen und Beziehungen

1. Ehemann ist arbeitslos
2. Ehemann hat wieder angefangen, Tabletten und Alkohol zu konsumieren
3. Klientin weint, als sie darüber berichtet
4. Berichtet über häufige Auseinandersetzungen mit dem Ehemann
5. Berichtet über Streß bei der Arbeit, hat aber gute Beziehungen zu verschiedenen Kollegen

Verhaltensmuster: Sexualität und Reproduktion

1. Seit mehr als sechs Monaten keinen Geschlechtsverkehr mit dem Ehemann
2. Hat keine Kinder und es besteht zur Zeit auch kein Kinderwunsch
3. Äußert Unzufriedenheit über die sexuelle Beziehung zu dem Ehemann

Verhaltensmuster: Bewältigungsverhalten und Streßtoleranz

1. Versucht, mit ihrem Ehemann über ihre Arbeit und über ihre Frustration, wegen seines Alkoholkonsums und seiner Arbeitslosigkeit, zu sprechen
2. Gibt zu, daß sie sehr wütend werden, fluchen und schreien kann
3. Streitet jegliche körperliche Mißhandlungen ab
4. Meint, daß sie mehr und häufiger ißt, damit sie sich besser fühlt
5. Lehnt regelmäßige körperliche Bewegung ab
6. Wird mit den meisten Problemen in ihrem Lebens selbst fertig; redet gelegentlich mit Kollegen, spricht aber nicht über familiäre Probleme; wirkt erschöpft und lustlos

Verhaltensmuster: Werte und Überzeugungen

1. Geht nur noch selten in die Kirche, da der Ehemann nicht hingehen will
2. Vermißt dies in ihrem Leben

Wird zur Zusammenfassung der Daten nur dieses System verwendet, dann basieren die sich daraus ergebenden Pflegediagnosen einzig und allein auf der Zusammenfassung von Daten aus einem Muster. Den folgenden Pflegediagnosen für Frau Schmidt liegen die entsprechenden Funktionellen Verhaltensmuster zugrunde:

Verhaltensmuster: Wahrnehmung und Umgang mit der eigenen Gesundheit
■ Veränderte Gesunderhaltung b/d

  Nichtinanspruchnahme von gesundheitlichen Vorsorgemaßnahmen

---

Verhaltensmuster: Ernährung und Stoffwechsel
■ Überernährung b/d

  Eine im Vergleich zum Energieverbrauch übermäßige Kalorienzufuhr

---

Verhaltensmuster: Schlaf und Ruhe
■ Schlafstörung b/d

  Unbekannte Ätiologie

3.9   Die nochmalige Zusammenfassung

In derselben Weise geht man dann bei allen Funktionellen Verhaltensmustern vor. Zwar können mit dieser Methode häufig genaue Pflegediagnosen gestellt werden, doch es kann passieren, daß die beeinflussenden, ätiologischen Faktoren unklar oder unvollständig sind, wenn nur die Daten aus einem Muster zugrunde gelegt werden. Die Daten lassen sich sinnvoller zusammenfassen, wenn man den Prozeß der Zusammenfassung durch einen zweiten Schritt erweitert, bevor die Pflegediagnose gestellt wird.

Dieser zweite Schritt ist die **nochmalige Zusammenfassung** (reclustering) der Daten auf der Grundlage der allgemeinen Problembereiche, die sich aufgrund der ersten Zusammenfassung ergeben haben. Bei der nochmaligen Zusammenfassung werden zusammenhängende Daten aus verschiedenen Mustern zusammengestellt. In dem vorliegenden Beispiel würde die Pflegeperson den allgemeinen Problembereich „Gewichtszunahme" aufgrund einer Störung innerhalb des Verhaltensmusters Ernährung und Stoffwechsel identifizieren und in allen funktionellen Verhaltensmustern nach weiteren Kennzeichen suchen, die damit zusammenhängen.

Die Unterscheidung zwischen funktionellen und gestörten Verhaltensmustern hilft, die allgemeinen Problembereiche zu erkennen. Der Prozeß beginnt damit, daß eine **Veränderung** des Status der Klientin (z. B. 9 kg Gewichtszunahme) oder eine **Abweichung** von der erwarteten Norm (z. B. häufiges Aufwachen in der Nacht) festgestellt wird (Tabelle 3-5).

Tab. 3-5
Die Identifizierung von Störungen innerhalb eines Verhaltensmusters

> ■ Achten Sie auf Abweichungen vom normalen Verhaltensmuster des Klienten
> ■ Achten Sie auf Abweichungen von den Parametern, die für die Altersgruppe, das Geschlecht oder das Entwicklungsstadium normal sind

Aus den Daten in unserem Beispiel wurden die klinisch relevanten Kennzeichen neu zusammengefaßt, um eine Pflegediagnose formulieren zu können.

Diese Methode führt zu einer genauen Pflegediagnose, da sie auf der Zusammenfassung von Daten aus verschiedenen Mustern basiert. Die Analyse der zusammengefaßten Daten macht die Pflegediagnose für die Pflegeperson verständlich (z. B. Überernährung) und die Daten aus den anderen Mustern geben die beeinflussenden, ätiologischen Faktoren an. Beachten Sie, wie genau die Pflegediagnose durch die Angabe der beeinflussenden, ätiologischen Faktoren wird, viel genauer als wenn dieselbe Pflegediagnose nur aufgrund der Daten aus dem Verhaltensmuster „Ernährung und Stoffwechsel" zugeordnet worden wäre. Diese Genauigkeit ist wichtig, wenn es um die Auswahl der pflegerischen Interventionen geht. Diese Methode der Zusammenfassung und nochmaligen Zusammenfassung von Daten wird in diesem Buch bei allen Fallstudien verwendet.

Allgemeiner Problembereich
- Gewichtszunahme

Nochmalige Zusammenfassung der Daten
- 9 kg Gewichtszunahme
- 1,60 m; 66 kg
- Kein Frühstück
- Sehr fetthaltige Ernährung
- Minimale Kenntnisse im Bereich der Ernährung
- Keine körperliche Bewegung
- Ißt, um sich besser zu fühlen

Pflegediagnose
PD: Überernährung b/d
- Mangelnde Kenntnisse über richtige Ernährung
- Essen als Reaktion auf Streß
- Unzureichende körperliche Bewegung angezeigt durch (a/d)
- Körpergewicht mehr als 20 % über dem Idealgewicht

Bei der Zusammenfassung spielen auch die Erfahrungen der Pflegeperson eine Rolle. Durch Erfahrung lernt sie, daß bestimmte Kennzeichen „zusammenpassen". Nehmen wir als Beispiel die anhaltende Immobilität bei einem älteren Klienten mit Harninkontinenz. Die Pflegeperson faßt diese Kennzeichen zusammen und gelangt aufgrund ihrer Erfahrung zu der Pflegediagnose: *Gefahr einer Hautschädigung.*

Die Zusammenfassung kann auch auf andere Art erfolgen, nämlich dann, wenn ein einziges Kennzeichen (z. B. Geschwüre auf Zunge und Zahnfleisch des Klienten) die Pflegeperson sofort auf eine bestimmte Pflegediagnose hinweist. Um noch mehr Anhaltspunkte für diese Pflegediagnose zu finden, sucht sie in der Datensammlung nach weiteren stützenden Daten für die Pflegediagnose: *Veränderte Mundschleimhaut.* Da die Geschwüre bei dieser Pflegediagnose das Hauptkennzeichen sind, sucht die Pflegeperson bei dem Klienten nach weiteren Haupt- und Nebenkennzeichen wie Zungenbelag, trockener Mund und Ödeme. Die Anwesenheit eines Hauptkennzeichens – ein entscheidender Indikator für eine Pflegediagnose – ist immer eine Bestätigung für die Richtigkeit der Pflegediagnose. Das Hauptkennzeichen gilt folglich als ein besonders relevantes Kennzeichen. Je mehr sich die Berufsanfängerin mit den Hauptkennzeichen vertraut macht, die zu den einzelnen Pflegediagnosen gehören, desto leichter fällt es ihr, relevante Kennzeichen mit der richtigen Pflegediagnose zu verknüpfen.

Wenn ein diagnostisch relevantes Kennzeichen anwesend ist, die Pflegediagnose sich aber nicht durch andere Daten stützen läßt, dann kann die Pflegeperson zwecks

Sammlung weiterer Daten eines gezielte Assessments vornehmen, um die Pflegediagnose entweder zu bestätigen oder auszuschließen. Dazu folgendes Beispiel:

> Frau Rankin, 73 Jahre alt, kommt wegen der Vorgeschichte einer Schlaflosigkeit
> in Ihre Klinik. Aufgrund des diagnostisch relevanten Kennzeichens „Schlaflosig-
> keit", führen Sie eine auf die Schlafgewohnheiten bezogene, gezielte Einschät-
> zung durch. Die Klientin berichtet, daß sie jeden Abend um ungefähr 20.00 Uhr
> zu Bett geht und nach ungefähr einer Stunde einschläft. Sie schläft gewöhnlich
> vier oder fünf Stunden fest, wird dann wach und kann nicht wieder einschlafen.
> Sie bleibt im Bett und hofft, wieder einzuschlafen. Gegen 5.30 Uhr steht sie
> schließlich auf und fühlt sich müde und zerschlagen. Sie gibt an, daß sie oft
> tagsüber einnickt. Es gehört zu Ihrem Einschlafritual des Zubettgehens, daß sie
> eine Tasse heißen Kaffee mit Sahne und Zucker trinkt. Sie hat dunkle Ringe un-
> ter den Augen. Während der Befragung nickt sie gelegentlich ein.

Die Pflegeperson erkennt hier viele Kennzeichen, die zu dem Verhaltensmuster
„Schlaf und Ruhe" gehören. Es ist das Verhaltensmuster, in dem Schlaf-, Ruhe- und
Entspannungsmuster beschrieben werden. In diesem Fall lassen sich die Kennzei-
chen leicht aus diesem einen Verhaltensmuster zusammenfassen. Die Analyse der
Kennzeichen deutet auf die mögliche Ursache des Schlafproblems hin – der Kaffee
vor dem Zubettgehen.

Nach der Zusammenfassung der zusammenhängenden Kennzeichen aus einem Verhaltensmuster und der nochmaligen Zusammenfassung aus verschiedenen Verhaltensmustern kann man leichter feststellen, ob ein Problem besteht oder nicht. Bestimmte Kennzeichen und Verhaltensmuster zeigen keine Störungen bei einem Klienten
an, sondern sie verweisen auf seine Stärken oder Ressourcen. Die Pflegeperson muß
daran denken, diese Stärken in den Pflegeplan für den Klienten zu integrieren. Die
erste Klientin, Frau Schmidt, berichtete beispielsweise über gute Beziehungen zu
ihren Kollegen. Dies ist eine Ressource, die die Pflegeperson nutzen kann, wenn es
darum geht, einen „Übungshelfer" für den Mittagsspaziergang zu vorzuschlagen.

Damit haben wir einige Möglichkeiten der Verknüpfung von Daten vorgestellt. Es ist
bei der Zusammenfassung wichtig, die ganze Datensammlung zu benutzen, weil die
Daten aus allen Verhaltensmustern eines Klienten berücksichtigt werden müssen.
Diese ganzheitliche Betrachtung eines Menschen ergibt erheblich mehr Daten, die
es der Pflegeperson ermöglichen, Pflegediagnosen zu stellen, denen ein umfassendes
Bild des Klienten zugrunde liegt.

Nachdem die Pflegeperson die relevanten Kennzeichen zusammengefaßt und erste
Schlußfolgerungen hinsichtlich ihrer Bedeutung gezogen hat, kann der Prozeß der
Entwicklung einer Pflegediagnose fortgesetzt werden. Entsprechend dem Modell
des diagnostischen Prozesses (siehe Abb. 3-1) beinhalten die weiteren Schritte die

Formulierung diagnostischer Hypothesen, die Überprüfung der Hypothesen und die Auswahl einer akkuraten Pflegediagnose.

3.10 Die Formulierung diagnostischer Hypothesen

Der Prozeß der Formulierung von Pflegediagnosen auf der Grundlage zusammenge-faßter Kennzeichen beginnt mit der Identifizierung der allgemeinen Probleme eines Klienten. An diesen allgemeinen Problemen orientiert sich die Pflegeperson bei der Sammlung zusätzlicher Assessmentdaten und bei der Auswahl potentieller Pflege-diagnosen. Allgemeine Angaben zu den Problemen eines Klienten sind jedoch zu un-präzise für die Planung individualisierter Pflegemaßnahmen. Die Pflegeperson muß bei der Diagnosestellung ihre Überlegungen zu den allgemeinen Problemen durch ei-nen Denkprozeß in eine bestimmte Richtung lenken. Zu diesem Zweck ruft sie sich die mit bestimmten Pflegediagnosen verknüpften Informationen ins Gedächtnis. Sie vergleicht diese Informationen dann mit den gesammelten Daten und mit den allge-meinen Problemen des Klienten. Anschließend formuliert sie mögliche diagnostische Erklärungen für die Befunde. Solche vorläufigen Pflegediagnosen werden als **dia-gnostische Hypothesen** bezeichnet, weil es sich um Prognosen in bezug auf die am meisten zutreffende Pflegediagnose handelt. In einigen Fällen sprechen die Kennzei-chen so klar für eine bestimmte Pflegediagnose, daß die Berücksichtigung weiterer diagnostischer Hypothesen nicht nötig ist. Dies ist jedoch die Ausnahme und nicht die Regel. Im allgemeinen muß mehr als eine diagnostische Hypothese in Betracht gezogen werden, bevor die am meisten zutreffende Pflegediagnose ausgewählt werden kann.

Wir wollen einmal das folgende Beispiel näher betrachten: Sie führen ein Pflegeas-sessment bei der 17jährigen Gina durch, die den Angaben zufolge Schulschwierig-keiten hat. Sie haben die folgenden Daten zusammengetragen:
- Die Lehrer beklagen sich über Ginas Unruhe, über ihre mangelhafte Mitarbeit und über ihren Leistungsrückgang
- Im Verlauf der vergangenen acht Wochen hat Gina 7,3 kg Gewicht verloren. Ihr derzeitiges Gewicht beträgt 46,3 kg, ihre Größe 1,66 m.
- Ginas Mutter äußert sich besorgt über Ginas „schlechte Eßgewohnheiten." Gina selbst macht sich keine Sorgen über ihren Gewichtsverlust, klagt aber über Ver-stimmung, Gereiztheit und Nervosität.
- Außerdem hat sie Schlafstörungen. Sie gibt an, sie habe einen Riesenappetit und mache keine Diät.

Aufgrund dieser Daten zeichnen sich folgende allgemeine Probleme ab:
1. Ernährungsproblem
2. Schlafproblem
3. Veränderungen der schulischen Leistungen und des Temperamentes

Bis jetzt läßt sich noch nichts Genaues über die Veränderungen sagen. Die ersten Datenzusammenfassung reicht aber aus, um die Pflegeperson zu einer umfassenden Einschätzung vor dem Hintergrund der Verhaltensmuster „Ernährung und Stoffwechsel", „Schlaf und Ruhe" sowie „Kognition und Perzeption" zu verlassen. Erst wenn zusätzliche Daten gesammelt und analysiert sind, ist es möglich, dem Problem dieser Klientin eine spezielle Bezeichnung (Pflegediagnose) zuzuordnen oder einen Pflegeplan aufzustellen.

Wir wollen uns nun etwas näher mit einem dieser Problembereiche beschäftigen: dem Ernährungsproblem. Ein Teil der zusätzlichen Daten, die die Pflegeperson sammelt, gibt Aufschluß über die speziellen Eßgewohnheiten, die der Mutter Sorgen machen, über Menge und Art der Nährstoffe, die Gina zu sich nimmt und über Ginas Kenntnisse in Bezug auf die Ernährung.

Die Pflegeperson kann auch untersuchen, ob sich bei dieser Klientin andere Zeichen und Symptome einer Stoffwechselstörung feststellen lassen, die in dieser Altersgruppe auftreten. Leidet sie z. B. an Polyurie oder starkem Durst? Hat sie einen erhöhten Pulsschlag oder Exophthalmie? Dies macht eine erneute Untersuchung aller funktionellen Verhaltensmuster erforderlich, damit die Daten identifiziert und neu zusammengefaßt werden können. Es ist zwar nicht die Aufgabe der Pflegeperson, Stoffwechselstörungen wie z. B. Diabetes oder Hyperthyreose zu diagnostizieren, doch sollte sie aufgrund ihrer Kenntnis der Pathophysiologie und des Krankheitsprozesses Daten sammeln, die damit in Verbindung stehen. Diese Daten können dann von Medizinern für die medizinische Diagnose und von der Pflegeperson für die Identifizierung interdisziplinärer Probleme genutzt werden. Die Reaktionen der Klientin auf neu diagnostizierte Erkrankungen können ebenfalls zur Identifizierung von Pflegediagnosen führen.

In diesem Fall ergaben die weitere Einschätzung in dem Bereich des Verhaltensmusters „Ernährung und Stoffwechsel" und die Überprüfung der Ernährung, daß Gina im Verhältnis zu ihrem Alter, Gewicht und ihrer körperlichen Bewegung mehr Kalorien zu sich nahm, als man erwarten würde. Sie aß eine große Menge hochkalorischer Snacks mit geringem Nährwert und war nicht in der Lage, andere nahrhafte Nahrungsmittel zu benennen. Außerdem wurden bei ihr Zeichen einer erhöhten Stoffwechselrate festgestellt (erhöhte Herzfrequenz, Unruhe, gerötete Haut, Gewichtsverlust trotz hoher Kalorienzufuhr). Aufgrund dieser Daten und angesichts des Ernährungsstatus dieser Klientin kommen zwei sehr verschiedene diagnostische Hypothesen in Betracht. Die erste lautet:

PD: Überernährung

beeinflußt durch (b/d)
- Mangelnde Kenntnis niederkalorischer Nahrungsmittel mit hohem Nährwert

angezeigt durch (a/d)
- Angaben der Klientin über exzessive Zufuhr hochkalorischer Snacks und ihr Unvermögen, andere Nährstoffe zu benennen

---

Die zweite diagnostische Hypothese, die in Frage kommt, lautet:

PD: Mangelernährung

beeinflußt durch (b/d)
- Erhöhten Kalorienbedarf sekundär b/d eine erhöhte Stoffwechselrate

---

An dieser Stelle des diagnostischen Prozesses hat die Pflegeperson den Schritt von einem allgemeinen Problem zu der Aufstellung zweier spezifischer diagnostischer Hypothesen vollzogen. Als nächstes wird jede Hypothese überprüft und dann die zutreffendere ausgewählt.

Mit zunehmende Erfahrung wird es leichter, diagnostische Hypothesen zu generieren. Eine erfahrene Pflegeperson verfügt über eine große Erfahrung. Aufgrund dessen weiß sie, daß in der Vergangenheit bei ähnlichen Befunden bestimmte Pflegediagnosen zugeordnet wurden. Die Pflegeperson lernt, Assessmentdaten zu erkennen, die bestimmte Pflegediagnosen stützen. Dies führt bei dem erfahrenen Pflegepraktiker zu einer Integration von klinischem Wissen, Erfahrung und diagnostischem Können.

Lernenden oder Berufsanfängern fehlt diese breite Erfahrungsgrundlage, die ihnen in der Pflegediagnostik weiterhilft. Sie werden häufig mit völlig neuen Problemen und Diagnosen konfrontiert, die außerhalb ihres Erfahrungsbereichs liegen. Wie können sich nun Lernende/Berufsanfänger die diagnostischen Fähigkeiten aneignen, die sie in der Praxis benötigen? Es gibt eine ganze Reihe von Instrumenten, die sich Anfänger bei der Generierung diagnostischer Hypothesen zunutze machen können. Zu diesen Instrumenten gehört eine Auflistung von Pflegediagnosen, die mit den Problemen eines jeden Funktionellen Verhaltensmusters in Zusammenhang stehen (siehe Anhang, S. 329). Mit Hilfe einer solchen Liste lassen sich Überlegungen zu möglichen Pflegediagnosen strukturieren, was der Pflegeperson wegen ihrer noch unvollständigen Kenntnisse oder mangelnden Erfahrung nicht möglich ist. Da ist ein umfassendes Nachschlagewerk, in der jede Pflegediagnose einschließlich Definition und Kennzeichen aufgeführt ist, ein wichtiges Instrument. Mit solchen Nachschlagewerken ist es möglich, signifikante Einschätzungsbefunde mit den entsprechenden Pflegediagnosen zu verknüpfen; darüber hinaus sind sie von unschätzbarem Wert, wenn es um die Aneignung diagnostischer Fähigkeiten geht. Zusammenarbeit und Beratung mit Pflegeexperten sind ebenfalls unendlich hilfreich für die Verbesserung des diagnostischen Denkvermögens. Für Berufsanfänger ist es unabdingbar, daß sie diese Ressourcen nutzen und Denkprozesse bewußt einsetzen, damit die gesammelten Daten für sie einen Sinn ergeben und damit sie die diagnostischen Erklärungen generieren können, die möglich sind.

3.11 Die Überprüfung der diagnostischen Hypothesen

Nachdem die Pflegeperson eine Reihe von in Frage kommenden Pflegediagnosen (diagnostische Hypothesen) generiert hat, muß sie entscheiden, welche der Pflegediagnosen das Problem des Klienten am besten erfaßt. Dies geschieht durch eine Überprüfung der Hypothesen. Die **Überprüfung der Hypothesen** ist ein Prozeß, in dem jede diagnostische Hypothese einer Bewertung unterzogen wird. Durch eine solche Bewertung ist es möglich, nicht akkurate Pflegediagnosen auszuschließen und eine akkurate auszuwählen.

Es ist nicht immer leicht, die am meisten zutreffende Pflegediagnose auszuwählen. Die Pflegediagnosetitel, das sind die offiziellen „Namen" der Pflegediagnosen, enthalten keinerlei Informationen über die Bedeutung der Diagnosen. Es ist schwierig, ohne zusätzliche Informationen über die Bedeutung oder Definition der Pflegediagnosetitel zwischen ähnlichen Diagnosen zu unterscheiden. Zum Beispiel ist sowohl Furcht als auch Angst eine Pflegediagnose. Beide Pflegediagnosen weisen zwar gemeinsame Züge auf, sind aber nicht gleichbedeutend. Die Pflegeperson muß sich also mit den Definitionen der einzelnen Pflegediagnosen vertraut machen, um sie korrekt auf die spezielle Situation eines Klienten anwenden zu können.

Neben der Definition sind auch die Kennzeichen der Pflegediagnose ausschlaggebend für die Auswahl einer Pflegediagnose. Während des Prozesses der Hypothesenüberprüfung muß die Pflegeperson entscheiden, welche der aufgestellten Pflegediagnosen die größte Übereinstimmung mit den durch die Einschätzung ermittelten Kennzeichen aufweist. Die Kenntnis der Kennzeichen aller in Betracht kommender Pflegediagnosen hilft herauszufinden, in welchen Bereichen noch gezielt zusätzliche Assessmentdaten zu sammeln sind. Diese Daten werden sodann mit den Kennzeichen einer jeden diagnostischen Hypothese verglichen, damit festgestellt werden kann, wie zutreffend die einzelnen diagnostischen Alternativen sind.

In dem oben angeführten Beispiel kamen für die 17jährige Gina zwei diagnoserelevante Hypothesen in Betracht. Die erste lautete:

PD: Überernährung

beeinflußt durch (b/d)
- Mangelnde Kenntnis niederkalorischer Nahrungsmittel mit hohem Nährwert

---

Es gibt es zwei Kennzeichen, die diese Pflegediagnose stützen: die Angaben der Klientin über die Aufnahme minderwertiger Nahrung sowie ihre unzureichende Kenntnis gesünderer Ernährungsalternativen. Das entscheidende Kennzeichen für die Diagnose: Überernährung ist jedoch der Befund, daß die Klientin übergewichtig oder korpulent ist. Ein weiteres Kennzeichen besagt, daß die Klientin Kalorien zu sich nimmt, die über dem Nährstoffbedarf liegen. Dies ist gerade bei dieser Klientin eindeutig falsch, die während der zurückliegenden acht Wochen an Gewicht verloren hat. Die Definition dieser Pflegediagnose trifft nicht auf sie zu, obwohl sie tatsächlich Snacks im Übermaß zu sich nimmt und ihre Kalorienzufuhr beträchtlich ist. Durch den Prozeß der Hypotheseüberprüfung kann diese Pflegediagnose ausgeschlossen werden.

Die zweite diagnostische Hypothese in diesem Fall lautete:

PD: Mangelernährung

beeinflußt durch (b/d)
- Erhöhten Kalorienbedarf infolge einer erhöhten Stoffwechselrate

---

Mehrere Kennzeichen stützen diese Diagnose: der Gewichtsverlust, das Gewicht, das im Verhältnis zur Körpergröße unter dem Idealgewicht liegt und andere Zeichen einer erhöhten Stoffwechselrate wie Unruhe, Gereiztheit und eine erhöhte Pulsfrequenz. Widersprüchliche Kennzeichen, die diese Diagnose ausschließen, gibt es nicht. Der Prozeß der Hypothesenüberprüfung bestätigt somit, daß es sich um eine akkurate Pflegediagnose handelt. Außer dieser Pflegediagnose wurde die medizinische Diagnose „Hyperthyreose" durch den Arzt gestellt. Die ärztliche Behandlung der Hyperthyreose wird Bestandteil der fortlaufenden Betreuung Ginas sein. Bei der pflegerischen Betreuung wird es in erster Linie darum gehen, Gina dabei zu unterstützen, ihren erhöhten Kalorienbedarf durch geeignete Nährstoffe zu decken und einen weiteren Gewichtsverlust zu verhindern.

3.12 Die Auswahl einer akkuraten Pflegediagnose

Der diagnostische Prozeß ist beendet, wenn auf der Grundlage der Daten eines Klienten die am meisten zutreffende Pflegediagnose ausgewählt wurde. In dem obigen Beispiel kamen zwei Pflegediagnosen in Frage: ausschlaggebend für die Auswahl der am meisten zutreffenden Pflegediagnose war ein Vergleich der vorliegenden Assessmentdaten mit der Definition und den Kennzeichen einer jeden Pflegediagnose. In der klinischen Praxis ist die Entscheidungsfindung nicht selten weitaus komplizierter. Es kommt vor, daß die Pflegeperson eine ganze Reihe von möglichen Pflegediagnosen auseinanderhalten muß von denen ein Teil mit einigen der vorhandenen Kennzeichen übereinstimmt. Wir wollen uns in diesem Zusammenhang mit dem folgenden Fall beschäftigen:

Herr Andrews ist 38 Jahre alt, verheiratet und hat vier Kinder. Sein Vater starb vor kurzem an Chorea Huntington (erblich bedingte, oft tödlich verlaufende degenerative Nervenstörung). Sein Großvater starb ebenfalls an dieser Krankheit. Herr Andrews gibt an, er überlege, ob er sich einem genetischen Test unterziehen soll, um herauszufinden, ob auch er diese furchtbare Krankheit bekommen wird. Er ist sich nicht sicher, ob er diese Information wirklich will. Er sagt, daß er schon gerne wüßte, ob er das für Chorea Huntington verantwortliche Gen nicht hat. Insbesondere möchte er gerne wissen, ob seine Kinder gefährdet sind oder nicht. (Wenn Herr Andrews das entsprechende Gen hat, dann wird er diese Krankheit bekommen; jedes seiner Kinder hat eine 50 %ige Wahrscheinlichkeit, ebenfalls daran zu erkranken. Hat er das Gen nicht, tragen weder seine Kinder noch er ein Risiko. Chorea Huntington kommt meist im mittleren Lebensalter zum Ausbruch). Andererseits möchte er lieber nicht wissen, ob er das Gen für diese Krankheit tatsächlich in sich trägt. Er ist sich nicht sicher, wie er mit dem Wissen, daß er wahrscheinlich an dieser Krankheit sterben wird, umgehen würde. Zum gegenwärtigen Zeitpunkt ist er gesund und hat keine Symptome. Er sagt: „Mag sein, daß es mir bei der Planung helfen würde, wenn ich wirklich wüßte, ich hätte ein kurzes Leben." Er gibt zu, Angst zu haben, daß er so sterben wird wie sein Vater und sein Großvater. Er ist nicht in der Lage, eine Entscheidung zu treffen.

Als die für Herrn Andrews zuständige Pflegeperson ziehen sie folgende diagnostische Alternativen in Betracht:

1. Furcht b/d die Möglichkeit an Chorea Huntington zu sterben
2. Angst b/d die Möglichkeit, Chorea Huntington zu haben
3. Entscheidungskonflikt b/d die Vor- und Nachteile für den Klienten und seine Kinder, die mit dem Wissen um die Ergebnisse der genetischen Untersuchung auf Chorea Huntington verbunden sind

Die Daten, die in dieser Situation vorliegen, stützen mehr als nur eine dieser Pflegediagnosen. Die Pflegeperson hat zu entscheiden, welche Pflegediagnosen die Probleme des Klienten am besten erfassen und für die Planung der pflegerischen Betreuung am brauchbarsten sind. Betrachten wir jede Pflegediagnose einzeln: Herr Andrews fürchtet zweifellos, diese Krankheit zu bekommen. Er hat diese Furcht verbal geäußert. Die Definition von Furcht lautet „Gefühl des Schreckens, bezogen auf eine identifizierbare Quelle, die als eine Bedrohung oder Gefahr für das Selbst wahrgenommen wird.“[3] Das Vermögen des Klienten, die Quelle oder das Objekt der Furcht zu identifizieren, ist ein Kennzeichen dieser Pflegediagnose. Das Verhalten des Klienten stimmt sowohl mit der Definition als auch mit den Kennzeichen der Pflegediagnose Furcht überein; folglich kommt diese Pflegediagnose durchaus in Frage. Angst kann dagegen als Pflegediagnose ausgeschlossen werden. Es gibt einen klaren Anhaltspunkt für die Sorgen dieses Klienten, der nicht mit der Definition der Pflegediagnose Angst übereinstimmt („Ein unbestimmtes, unsicheres Gefühl, dessen Ursache dem Individuum oft unklar oder unbekannt ist“[3]). Herr Andrews hat Schwierigkeiten, sich zu entscheiden, ob er einen genetischen Test machen lassen soll oder nicht. Diese Entscheidung ist von großer Wichtigkeit für ihn; er geht ein Risiko ein, wie auch immer er sich entscheidet. Die Pflegediagnose Entscheidungskonflikt ist definiert als „Der Zustand der Ungewißheit über den Verlauf eines Ereignisses, wenn die Entscheidung zwischen konkurrierenden Handlungsmöglichkeiten Risiken, Verlust oder eine Herausforderung an die persönliche Lebensperspektive (Werte) einschließt.“[3] Die Reaktionen von Herrn Andrews stimmen mit dieser Definition überein.

In diesem Stadium des diagnostischen Prozesses muß die Pflegeperson die Entscheidung treffen, welche Diagnose am meisten zutrifft. Furcht ist zwar ein Problem bei diesem Klienten, doch bittet er zu diesem Zeitpunkt nicht um Unterstützung beim Umgang mit seiner Furcht. Er weiß, daß er eventuell etwas zu befürchten hat, da die Möglichkeit, daß er die Krankheit von seinem Vater geerbt hat, bei 50 % liegt. Er könnte die Krankheit in sich tragen, doch muß es nicht so sein. Der Punkt, der Herrn Andrews am meisten Schwierigkeiten bereitet, ist sein Wunsch, eine Entscheidung in bezug auf den genetischen Test zu treffen, und in diesem Punkt vereinen sich widersprüchliche Bedürfnisse und Wünsche. Er hat seine Unsicherheit hinsichtlich der Wahlmöglichkeiten und der Nachteile einer Entscheidung für oder gegen den Test geäußert. Er überprüft, wieviel ihm das Wissen bedeutet, daß er diese Krankheit nicht in sich trägt oder daß er sie bekommen wird. Diese Befunde sind die Kennzeichen der Pflegediagnose Entscheidungskonflikt, die durch ein Zusammenfassung von Kennzeichen zweifelsfrei gestützt wird. Entscheidungskonflikt ist die Pflegediagnose, die zu diesem Zeitpunkt am meisten auf den Klienten zutrifft und auch in klinischer Hinsicht am brauchbarsten ist. Durch ein Gespräch mit dem Klienten kann die Richtigkeit dieser Pflegediagnose überprüft werden. Im Anschluß daran legt die Pflegeperson zusammen mit dem Klienten die erwarteten Ergebnisse fest. Bei diesem Klienten könnte ein erwartetes Ergebnis beispielsweise so aussehen, daß er bis zu seinem nächsten Besuch eine Entscheidung hinsichtlich des genetischen Tests getroffen hat. Sodann werden pflegerische Interventionen geplant, um den Klienten bei der Zielerreichung zu unterstützen (z. B. kann man den Klienten mit einem Helfer aus der Gruppe für Chorea-Huntington-Betroffene in Kontakt bringen; die Vor- und Nachteile der Früherkennung von Chorea Huntington besprechen; ein Gespräch mit einem Genetiker über die Testgenauigkeit vorschlagen; ein Gespräch mit einem Berater in religiösen Fragen vorschlagen). Der Evaluationsprozeß wird zeigen, ob es dem Klienten gelungen ist, eine Entscheidung über den genetischen Tests herbeizuführen.

Der Prozeß der Formulierung einer Pflegediagnose beinhaltet die Entwicklung verschiedener diagnostischer Hypothesen. Die potentiellen Pflegediagnosen werden von den Daten abgeleitet, die während der Einschätzung gesammelt und strukturiert werden. Diagnostische Hypothesen sind Prognosen bezogen auf Pflegediagnosetitel, die das Problem des Klienten am zutreffendsten beschreiben. Jede der vorgeschlagenen Pflegediagnosen wird durch einen Vergleich ihrer Definition und ihrer Kennzeichen mit den Assessmentdaten bestätigt oder ausgeschlossen. Die am meisten zutreffende Pflegediagnose wird ausgewählt und als Grundlage für die Planung der Pflege verwendet.

3.13   Die Minimierung von Diagnosefehlern

Die Fertigkeiten, die man benötigt, um eine akkurate Pflegediagnose zu formulieren, kann man erlernen. Wie beim Erlernen einer jeden Fertigkeit muß sich der Lernende jedoch auf Frustrationen und Ärger gefaßt machen, bis er einigermaßen kompetent ist. Er kann davon ausgehen, daß er viele Fehler bei der Formulierung einer Pflegediagnose machen wird, doch Beharrlichkeit zahlt sich aus!

Lunney hält für den Neuling in der Pflegediagnostik einen Trost bereit, wenn sie feststellt, daß die Akkuratesse einer Pflegediagnose nicht als dichotomische (zweigeteilte) Variable verstanden werden darf.[4] Anders ausgedrückt, eine Pflegediagnose ist weder vollständig „richtig", noch gänzlich „falsch." Akkuratesse muß vielmehr als ein Phänomen aufgefaßt werden, das in unterschiedlich starker Ausprägung auftritt. Tabelle 3-6 zeigt eine von Lunney entwickelte Sieben-Punkte-Skala mit speziellen Kriterien für jeden einzelnen Punkt.[4] Je mehr Wissen, Erfahrung, Praxis und Supervision der Lernende hat, desto höhere Werte kann er auf dieser Skala erreichen. Je zutreffender die Pflegediagnosen einer Pflegeperson sind, desto größer wird ihre Zufriedenheit mit diesem Aspekt ihrer beruflichen Praxis sein.

Wert	Kriterien
+5	Die Diagnose stimmt mit allen Kennzeichen überein, wird von relevanten Kennzeichen gestützt und ist eindeutig
+4	Die Diagnose stimmt mit den meisten oder mit allen Kennzeichen überein und wird von relevanten Kennzeichen gestützt, spiegelt jedoch eines oder mehrere der relevanten Kennzeichen nicht wider
+3	Die Diagnose stimmt mit vielen der Kennzeichen überein, spiegelt jedoch nicht die Besonderheit der anwesenden Kennzeichen
+2	Die Diagnose ist durch einige Kennzeichen indiziert, doch gibt es nur eine unzureichende Anzahl von Kennzeichen, die für die Diagnose relevant sind, und/oder die Diagnose hat gegenüber anderen Diagnosen eine geringere Priorität
+1	Die Diagnose wird nur durch ein/einige Kennzeichen gestützt
0	Die Diagnose ist durch keines der Kennzeichen indiziert; es wird trotz ausreichender Anzahl von Kennzeichen, die auf eine Diagnose hindeuten, keine Diagnose gestellt; die Diagnose läßt sich nicht einschätzen
−1	Die Diagnose ist durch mehr als ein Kennzeichen indiziert, sollte jedoch aufgrund der Anwesenheit von mindestens zwei nicht übereinstimmenden Kennzeichen ausgeschlossen werden

Tab. 3-6
Ordnungsskala zur Bewertung der verschiedenen Übereinstimmungsgrade* – bzw. der Akkuratesse einer Pflegediagnose

Aus: Lunney M: Accuracy of nursing diagnoses: concept development, Nursing Diagnosis 1:16, 1990.
* Die höheren positiven Zahlen bezeichnen einen höheren Übereinstimmungsgrad – bzw. einen höheren Grad der Akkuratesse.

Zwar ist die Zufriedenheit der Pflegeperson ein wichtiger Grund, akkurate Pflegediagnosen zu formulieren, doch spielen die Klienten dabei eine weitaus wichtigere Rolle. Zunächst einmal kann es passieren, daß eine Pflegediagnose gestellt wird, wenn gar keine Veranlassung dazu besteht. Die unnötigen Interventionen, die anschließend durchgeführt werden, können den Klienten verwirren, das Vertrauen in die Pflegeperson verringern und in der Tat Schäden verursachen. Es kann aber auch sein, daß keine Pflegediagnose identifiziert wird, wenn es wirklich angezeigt wäre. In diesem Fall wird keine Behandlung durchgeführt mit dem Ergebnis, daß die Behandlung stark verzögert wird und der Klient Schäden erleidet. Ebenso kann eine nicht akkurate schriftlich formulierte Pflegediagnose zu Verzögerungen bei der Einleitung geeigneter Behandlungsmaßnahmen führen und Schäden verursachen.

Es ist für den Lernenden von Vorteil, wenn er die Quellen von Diagnosefehlern kennt. Durch die Kenntnis der Fehlerquellen wird die Pflegeperson auf Bereiche aufmerksam, deren besondere Beachtung die Sicherheit erhöht. Gordon unterscheidet bei ihrer Betrachtung der Quellen von Diagnosefehlern vier Kategorien: Sammeln, Interpretieren, Zusammenfassen und Benennen.[2] In Tabelle 3-7 sind die Quellen von Diagnosefehlern in einer Übersicht zusammengefaßt.

Tab. 3-7
Quellen von Diagnose-
fehlern

Sammeln (collecting)
- Zu wenige Daten
- Zu viele Daten
- Mangelnde Kenntnisse/Fertigkeiten
- Verzicht auf die Generierung mehrerer Hypothesen

Interpretieren (interpreting)
- Unzutreffende Interpretation der Kennzeichen
- Nichtbeachtung widersprüchlicher Kennzeichen
- Verwendung einer unzureichenden Anzahl von Kennzeichen
- Verwendung unzuverlässiger oder untauglicher Daten
- Nichtbeachtung kultureller Einflüsse oder des Entwicklungsstadiums

Zusammenfassen (clustering)
- Unzureichende Zusammenfassung der Kennzeichen
- Voreilige oder verfrühte Schlußfolgerung
- Falsche Zusammenfassung von Kennezeichen

Benennen (labeling)
- Auswahl des falschen Diagnosetitels
- Diagnostizierter Zustand ist ein interdisziplinäres Problem
- Verzicht auf Bestätigung der Pflegediagnose durch den Patienten
- Verzicht auf Anleitung bei der Diagnosefindung

3.14   Fehler bei der Datensammlung

3.14.1   Zu wenig Daten

Werden nicht genügend Daten gesammelt, dann übersieht die Pflegeperson möglicherweise, daß ein Problem besteht. Wenn die Pflegeperson es unterläßt, die Ernährungsanamnese vollständig aufzuzeichnen, dann ist sie eventuell nicht in der Lage, ein Problem aus dem Verhaltensmuster „Ernährung und Stoffwechsel", wie z. B. *Überernährung*, zu erkennen.

Um diese Fehlerquelle auszuschalten, muß die Pflegeperson den Klienten in allen Funktionellen Verhaltensmustern einschätzen. Zeichnet sich ein Problem in einem bestimmten Verhaltensmuster ab, ist ein gezieltes Assessment vor dem Hintergrund des entsprechenden Verhaltensmusters und damit zusammenhängender Verhaltensmuster angezeigt.

3.14.2 Zu viele Daten

Es besteht die Möglichkeit, daß die Pflegeperson zu viele Informationen sammelt oder zur Verfügung hat. Ist diese Informationsfülle nicht strukturiert, dann gibt es Schwierigkeiten bei dem Versuch, das Problem des Klienten zu erkennen. Häufig ist es so, daß bei der Verarbeitung einer Vielzahl von Daten ein Großteil der Informationen irrelevant ist. Zu viele irrelevante Daten verwirren die Pflegeperson und lähmen die Entscheidungsfindung. Angenommen ein Klient wird zum drittenmal innerhalb von zwei Wochen ins Krankenhaus eingeliefert. Der Pflegeperson stehen dann folgende Informationen zur Verfügung: frühere Krankenhausunterlagen, der Bericht der Gemeindeschwester, der Bericht des sozialen Dienstes, der Bericht der Ambulanz, Röntgenbilder und Laborwerte von der Aufnahme, die Krankengeschichte sowie die Ergebnisse der ärztlichen Untersuchung. Stellen Sie sich vor, daß zu allen diesen Information noch die Angaben des Klienten und seiner Tochter kommen, und Sie haben eine Situation vor sich, vor der man kapitulieren kann.

Die Pflegeperson kann einiges tun, um Diagnosefehler, die durch zu viele Daten entstehen, zu vermeiden. Zunächst einmal muß sie entscheiden, welches die beste Informationsquelle ist, um die dringlichsten Bedürfnisse des Klienten befriedigen zu können. Die Pflegeperson könnte beschließen, eine vollständige Pflegeanamnese durchzuführen (noch mehr Daten!), um die Reaktionen des Klienten auf seinen Gesundheitszustand festzustellen. Ist die Situation dringlicher, kann sie auf die Anamnese und Untersuchungsergebnisse des Arztes sowie auf den Bericht der Ambulanz zurückgreifen. Nachdem ein erster Plan aufgestellt wurde, kann die Pflegeperson entscheiden, welche Informationen für die weitere Pflegeplanung brauchbar sind.

3.14.3 Mangelnde Kenntnisse/Fertigkeiten

Unzureichende Kenntnisse und Fertigkeiten bei der Durchführung der notwendigen Einschätzungen können verhindern, daß die Pflegeperson die entscheidenden Zeichen und Symptome einer Pflegediagnose erkennt. So können Defizite im Bereich der Kommunikation zu Schwierigkeiten führen, wenn es darum geht, von einem Klienten subjektive Informationen zur Bestätigung der Pflegediagnose *Hoffnungslosigkeit* zu erhalten. Oder mangelnde Kenntnisse bei der Interpretation der arteriellen Blutgaswerte könnten bewirken, daß die Pflegediagnose *Erschwerte Beatmungsentwöhnung* nicht erkannt wird.

Es liegt auf der Hand, daß der Mangel an Kenntnissen und Fertigkeiten als Quelle für Diagnosefehler durch Erweiterung und Vertiefung der klinischen Wissensgrundlagen ausgeschaltet werden kann. Kognitive und psychomotorische Fertigkeiten werden allerdings erst im Laufe der Zeit durch methodisches Lernen und Üben erlernt. Wenn eine Pflegeperson mangelnde Kenntnisse und Fertigkeiten bei sich erkennt, dann ist es unbedingt erforderlich, daß sie eine Pflegeperson mit mehr Erfahrung zu Rate zieht, damit ein möglicherweise schwerwiegender Fehler vermieden wird. Die Pflegeperson kann von einem solchen Austausch profitieren und sich gleichzeitig davon überzeugen, daß Kenntnisse und Fertigkeiten durch Erfahrung und Lernen zunehmen.

3.14.4   Verzicht auf die Generierung mehrerer Hypothesen

Der Verzicht auf die Generierung mehrerer Hypothesen ist nicht nur eine potentielle Fehlerquelle bei der Interpretation der Daten, sondern auch bei der Sammlung. Unterläßt es die Pflegeperson, mehrere Hypothesen zu generieren, dann werden wichtige Assessmentdaten, die potentielle Pflegediagnosen bestätigen oder ausschließen könnten, nicht gesammelt. Die erfahrene Pflegeperson überlegt sich gewöhnlich schon bei der Datensammlung verschiedene diagnostische Hypothesen. Diese Hypothesen veranlassen sie schon bei der Befragung und Einschätzung nach einem bestimmten Schema vorzugehen, um festzustellen, ob Hauptkennzeichen anwesend sind.

Eine Pflegeperson könnte zum Beispiel angesichts der Klage eines Klienten über mangelnde Energie schnell die Pflegediagnose *Erschöpfung* stellen. Da sie nur eine Hypothese generiert hat, wurden für andere, potentiell relevante Pflegediagnosen, wie z. B. *Aktivitätsintoleranz* oder *Schlafstörung,* nicht genug Daten gesammelt. Bei Berücksichtigung anderer diagnostischer Hypothesen wären weitere Einschätzungen vorgenommen worden, z. B. wären die physiologischen Reaktionen auf Bewegung sowie die Vorgeschichte des Schlafmusters festgestellt worden. Aufgrund dieser Einschätzungen hätte man die am meisten zutreffende Diagnose ohne weiteres erkennen können.

3.15   Fehler bei der Interpretation der Daten

3.15.1   Ungenaue Interpretation der Kennzeichen

Nachdem die Daten gesammelt wurden, werden sie zum Zweck der Interpretation noch einmal überprüft. Bei diesem Schritt des diagnostischen Prozesses kommen zwei Arten von Fehlern vor. Zum einen können Fehler durch Nachlässigkeit entstehen, weil die Pflegeperson nicht erkennt, daß es sich bei einem bestimmten Kennzeichen um ein Haupt- und Nebenkennzeichen einer bestimmten Pflegediagnose handelt. Zum anderen können Zuordnungsfehler auftreten, weil die Pflegeperson eine bestimmte Pflegediagnose einem Kennzeichen zuordnet, das für diese Pflegediagnose nicht relevant ist. Dieser Fehlertyp tritt am häufigsten bei Pflegepersonen auf, die klinisch unerfahren oder Neulinge in der Pflegediagnostik sind. Im allgemeinen gehen beide Fehlerarten zurück, je mehr Erfahrungen und Kenntnisse eine Pflegeperson in der Pflegediagnostik sammelt. Darüber hinaus lassen sich derartige

Fehler durch die Benutzung von Nachschlagewerken vermeiden, in denen sämtliche Pflegediagnosen verzeichnet sind (siehe Literaturliste).

3.15.2 Nichtbeachtung widersprüchlicher Kennzeichen

Manchmal erkennt die Pflegeperson, daß ein Kennzeichen oder eine Gruppe von Kennzeichen zu einer bestimmten Pflegediagnose gehört, sie versäumt es aber, widersprüchliche oder nicht übereinstimmende Kennzeichen zu beachten. Bei solchen **widersprüchlichen Kennzeichen** handelt es sich um Informationen, die gegen die Validität einer bestimmten Pflegediagnose sprechen. Nehmen wir einmal an, bei einem Klienten zeigen sich die folgende Zeichen und Symptome:

Gewichtszunahme von 6,8 kg während der zurückliegenden drei Wochen, periphere Ödeme und straff gespannte, glänzende Haut an den unteren Extremitäten. Die Pflegeperson stellt die Diagnose *Überernährung* weil das Gewicht des Klienten aufgrund der Gewichtszunahme 14 % über dem Idealgewicht liegt und somit ein entscheidendes Kennzeichen dieser Pflegediagnose ist. Die Pflegeperson hat die widersprüchlichen Kennzeichen „Ödeme" und „straff gespannte, glänzende Haut", die auf die Pflegediagnose *Flüssigkeitsüberschuß* hindeuten, nicht berücksichtigt. Diese Kennzeichen sprechen gegen die Pflegediagnose *Überernährung*.

3.15.3 Verwendung einer unzureichenden Anzahl von Kennzeichen

Um sicherzustellen, daß eine Pflegediagnose akkurat ist, ist es wichtig, daß sie durch eine ausreichende Anzahl valider Kennzeichen gestützt wird. In bestimmten Fällen aber ist ein einziges Kennzeichen so eng mit einer bestimmten Pflegediagnose verknüpft, daß es für die Auswahl des Pflegediagnosetitels ausreicht. So reicht beispielsweise die ausdrückliche Bitte eines Klienten um Informationen über Gesundheitsförderung aus, um die Pflegediagnose: *Gesundheitsförderung anstrebende Verhaltensweisen* zu stellen. In den meisten Fällen tut man allerdings gut daran, eine Gruppe von Kennzeichen ausfindig zu machen, die eng zu einer bestimmten Pflegediagnose gehören. Dadurch wird gewährleistet, daß die Pflegediagnose akkurat ist. Sind keine ausreichenden Kennzeichen vorhanden, oder hat die Pflegeperson ein ungutes Gefühl bei einer Pflegediagnose, dann führt die Sammlung weiterer Daten zur Lösung des Problems.

Ein ähnlicher Fehler entsteht, wenn die Kennzeichen – statt im Kontext der Gesamtsituation eines Klienten – isoliert betrachtet werden. Weigert sich beispielsweise ein Klient, ein Medikament einzunehmen, dann stellt die Pflegeperson möglicherweise voreilig die Pflegediagnose *Fehlende Kooperationsbereitschaft*. Die Sammlung weiterer Daten würde ihr helfen zu entscheiden, ob *Fehlende Kooperationsbereitschaft* die akkurate Pflegediagnose ist oder nicht. Wenn sich herausstellt, daß das Medikament bei dem Klienten einen starken Durchfall ausgelöst hat, dann ist *Fehlende Kooperationsbereitschaft* keine angemessene Pflegediagnose.

3.15.4 Die Verwendung unzuverlässiger oder untauglicher Daten

Wenn die Daten, die eine Pflegediagnose stützen sollen, unzuverlässig oder untauglich sind, dann kann die Pflegediagnose falsch sein. Unzuverlässige Daten können viele Ursachen haben, z. B. eine Beeinträchtigung der kognitiven Fähigkeiten oder eine Vergiftung des Klienten oder einer falschen Handhabung von Instrumenten. Bei einer Beeinträchtigung der kognitiven Fähigkeiten eines Klienten können die subjektiven Informationen untauglich sein. Der Klient kann eine Harninkontinenz als Problem verleugnen, obwohl sie in Wirklichkeit bereits seit einiger Zeit besteht. Oder das Blutdruckmeßgerät zeigt aufgrund einer falschen Handhabung einen Wert von 140/90 an, obwohl der richtige Wert 80/50 wäre.

Die Pflegeperson sollte stets mißtrauisch gegenüber Unstimmigkeiten in den Angaben eines Klienten sein oder gegenüber Fakten, die von anderen „klugen" Personen stammen. Erwecken die Informationen den Anschein, als seien sie nicht zuverlässig, dann muß sich die Pflegeperson um eine Validierung bemühen, bevor sie solche Daten als Kennzeichen für eine bestimmte Pflegediagnose nutzt.

3.15.5 Nichtbeachtung kultureller Einflüsse oder des Entwicklungsstadiums

Es ist wichtig, daß die Pflegeperson bei der Interpretation von Kennzeichen ein gewisses Fingerspitzengefühl zeigt, wenn es sich um andere Kulturen handelt. Wenn sie sich nicht sicher ist, was ein bestimmtes Kennzeichen zu bedeuten hat, dann ist es wichtig, den Klienten bei der Deutung um Hilfe zu bitten. So sind in einigen Kulturen vollschlanke Frauen begehrt. Die Zuordnung der Pflegediagnose: *Überernährung* könnte bei einer Frau, die diesem Ideal anhängt, ein Diagnosefehler sein.

Ebenso kann sich die Nichtbeachtung des Entwicklungsstadiums eines Klienten auf die Interpretation der Daten auswirken und zu einem Diagnosefehler führen. So gehört es zu den Aufgaben älterer Erwachsener, die Körperlichkeit zu transzendieren statt sich ständig damit auseinanderzusetzen.[19] Dazu gehört, daß ein Mensch den Rückgang seiner Leistungsfähigkeit anerkennt und sich über kleine Schmerzen und Beschwerden erhebt, so daß Glück nicht nur über das körperliche Wohlbefinden definiert wird. Wenn eine Klientin diese Aufgabe bewältigt hat, dann kommt für sie wohl kaum die Pflegediagnose: *Gestörtes Selbstwertgefühl b/d ergraute Haare* in Frage.

3.16 Fehler bei der Zusammenfassung

3.16.1 Unzureichende Zusammenfassung von Kennzeichen

Wenn eine Datensammlung zu unergiebig ist, um eine bestimmte Pflegediagnose zu rechtfertigen, dann sollte die Pflegeperson der Versuchung widerstehen zu „mogeln", um diese Pflegediagnose dennoch zuordnen zu können. Statt dessen kann sie eine Verdachts-Pflegediagnose stellen. Führt die Zusammenfassung zu unangemessenen oder unklaren Ergebnissen, dann kann eine Pflegediagnose erst dann zugeordnet werden, wenn sich die Situation des Klienten verändert hat oder wenn zusätzliche Daten gesammelt werden können.

3.16.2 Voreilige oder verfrühte Schlußfolgerungen

Es kommt vor, daß eine diagnostische Beurteilung zu früh erfolgt, so daß ihre Richtigkeit in Frage gestellt wird. Möglicherweise hat sich die Pflegeperson für eine Pflegediagnose entschieden, bevor die Pflegeanamnese abgeschlossen war, die entsprechenden Laborwerte zur Verfügung standen oder die Familie des Klienten befragt werden konnte. Trotz korrekter Zusammenfassung der Kennzeichen ist die Pflegeperson möglicherweise zu schnell vorgegangen und hat voreilig falsche Schlußfolgerungen gezogen, weil sie nicht alle zusammengehörenden Daten beachtet oder gesammelt hat.

3.16.3 Falsche Zusammenfassung von Kennzeichen

Auch die falsche Zusammenfassung von Kennzeichen führt zu Diagnosefehlern. Im allgemeinen läßt sich ein solcher Fehler auf unzureichende Kenntnisse und fehlende Erfahrung im Umgang mit zusammenhängenden Kennzeichen zurückführen. Die Pflegeperson kann diesem Problem abhelfen, wenn sie ein aktuelles Buch über Pflegediagnosen griffbereit hält, in dem sie schnell nachschlagen kann. Nach Gordon „liegt es an der fehlenden Standardisierung der diagnostischen Kategorien, die bei der Formulierung von Pflegediagnosen benutzt werden, wenn dieser Fehlertyp auftritt."[2] Da die Verwendung von Pflegediagnosen auf breiter Front relativ neu ist, ist die Pflegeperson gut beraten, bei der Formulierung von Pflegediagnosen auf anerkannte Zeichen, Symptome und Kategoriedefinitionen zurückzugreifen.

3.17 Fehler bei der Benennung

3.17.1 Auswahl des falschen Diagnosetitels

Dieser Fehler liegt ganz offensichtlich bei der Pflegeperson – eine falsche Pflegediagnose wurde ausgewählt. Ein Schritt im Prozeß der diagnostischen Beurteilung wurde ausgelassen oder unkorrekt durchgeführt, und dies führte zur Auswahl einer falschen Pflegediagnose. Häufig sind mangelnde Kenntnisse der Pflegeperson oder eine unzureichende Sammlung von Kennzeichen oder Daten die Ursache für einen solchen Fehler. Da die pflegerischen Interventionen, die anschließend durchgeführt werden, an dem Pflegediagnosetitel ausgerichtet werden, birgt dieser Fehler eine Gefahr in sich. Wenn nämlich die Pflegediagnose falsch ist, dann sind die Interventionen ebenfalls falsch und somit potentiell schädlich für den Patienten. Des weiteren bleiben aufgrund der falschen Diagnosestellung die richtigen Pflegediagnosen und die darauf abgestimmten Interventionen bei der Planung unberücksichtigt. Eine Möglichkeit, diesen Fehler auszuschalten, besteht darin, jeden Schritt des diagnostischen Denkprozesses sorgfältig und überlegt durchzuführen und sich zu vergewissern, daß Kennzeichen in ausreichender Zahl zur Verfügung stehen. Eine unerfahrene Pflegeperson tut gut daran, wenn sie durch eine erfahrene Kollegin überprüfen läßt, ob ihre Pflegediagnose richtig ist.

3.17.2 Die Pflegediagnose wurde nicht durch den Klienten validiert

Diagnostisches Denken und die Auswahl von Pflegediagnosen erfordern den Einsatz komplexer Denkprozesse. Aufgrund dieser Komplexität schließt die Pflegeperson den Klienten oft von ihren Überlegungen im Zusammenhang mit diesen Prozessen aus. Unterläßt sie es jedoch, mit dem Klienten über die Pflegediagnose zu sprechen, dann können schwerwiegende Fehler die Folge sein. Die Pflegeperson kann dem Klienten erklären, welches sie für das oder die behandlungsbedürftige(n) Hauptproblem(e) hält. Die Validierung durch den Klienten trägt nicht nur dazu bei, daß eine korrekte Pflegediagnose gestellt wird, sondern sie macht den Klienten zu einem Mitglied des Teams, das für seine Pflege zuständig ist.

3.17.3 Der diagnostische Zustand ist ein interdisziplinäres Problem

Interdisziplinäre Probleme, die als *potentielle Komplikationen* formuliert werden, wurden an früherer Stelle erörtert. Es kommt oft vor, daß die Pflegeperson Schwierigkeiten hat, zwischen interdisziplinären Problemen und Pflegediagnosen zu unterscheiden. Würde eine Pflegeperson sich aufgrund einer bestimmten Ansammlung von Kennzeichen (ungenaue Deutung der Umgebung, Desorientierung, metastasierender Hirntumor und Abnahme der motorischen Funktionen) wohl für die Potentielle Komplikation (PK): *Erhöhter intrakranieller Druck* oder eher für die Pflegediagnose (PD): *Veränderte Denkprozesse* entscheiden? In diesem Fall fällt die Primär-behandlung ganz klar in den Bereich der Medizin, obwohl beide Disziplinen wichtige Interventionen anzubieten haben. Die Pflegeperson sollte dies als ein interdisziplinäres Problem erkennen und folglich formulieren *PK: Erhöhter intrakranieller Druck.*

3.17.4   Verzicht auf kollegiale Beratung

Bei einer Pflegeperson, die kaum Erfahrung mit dem diagnostischen Denkprozeß hat, ist der Verzicht auf die erforderliche Anleitung eine häufige Fehlerquelle. Die Pflegelehrerinnen/-lehrer und erfahrene Praktiker sind Ressourcen, die Lernende in Anspruch nehmen können. Eine erfahrene Pflegeperson kann bei jedem Schritt des Prozesses um Rat gefragt werden. Es wäre darüber hinaus sinnvoll, eine ausgewählte Pflegediagnose durch eine erfahrene Person überprüfen zu lassen. Selbst wenn bei den einzelnen Schritten des Prozesses auf Beratung verzichtet wurde, ist es der unerfahrenen Pflegeperson sehr zu empfehlen, eine erfahrene Kollegin um Überprüfung der Pflegediagnose zu bitten. In Anbetracht der Konsequenzen, die mit einer falschen Pflegediagnose verbunden sind, wäre es klug, sich vor Einleitung der entsprechenden Interventionen beraten zu lassen.

3.18   Zusammenfassung

In diesem Kapitel wurde die Entwicklung des diagnostischen Prozesses vor dem Hintergrund der Datenverarbeitungstheorie erörtert. Die verschiedenen Schritte, die das Modell des diagnostischen Prozesses umfaßt, wurden vorgestellt und Beispiele diskutiert.

Die Bedeutung akkurater Pflegediagnosen wurde besonders hervorgehoben, und bildet in der Tat auch den Schwerpunkt des Buches. Abschließend wurden potentielle Quellen für Diagnosefehler dargestellt.

Auch wenn es den Anschein hat, als sei der diagnostische Prozeß immens komplex, sollte sich eine Pflegeperson aus Furcht vor Ungenauigkeiten oder Diagnosefehlern nicht davon abhalten lassen, Pflegediagnosen zu stellen. Mit wachsender Erfahrung und zunehmenden Kenntnissen wird sicher ein höheres Maß an Genauigkeit, Übereinstimmung und Akkuratesse erreicht.

Teil II
Fallbeispiele

4 Einstieg

In diesem Kapitel werden zur Einführung verschiedene Fallbeispiele vorgestellt. Dadurch sollen Sie zum einem mit dem Prozeß des diagnostischen Denkens vertraut gemacht werden, zum anderen sollen Sie lernen, sich auf das diagnostische Arbeiten zu konzentrieren.

Durch die kritischen Denkstrategien, die Sie bei diesen Fällen einsetzen müssen, werden Sie lernen, wie man subjektive von objektiven Daten unterscheidet, wie man Kennzeichen nach den Funktionellen Verhaltensmustern zusammenfaßt und wie man dann auf der Grundlage der allgemeinen Probleme eine Zusammenfassung der Daten aus verschiedenen Verhaltensmustern vornimmt. Nachdem Sie dieses Prinzip bei einigen Fällen angewendet haben, erhalten Sie Gelegenheit, das Differenzieren, Strukturieren und Zusammenfassen an etwas komplexeren Fällen zu üben.

Anhand dieser Fälle zum Einstieg werden Sie außerdem lernen, wie diagnostische Hypothesen generiert werden, und Sie werden Gelegenheit haben, sich in verschiedenen Strategien zur Vermeidung weitverbreiteter Diagnosefehler zu üben. Im Vordergrund steht jedoch die Auswahl der am meisten zutreffenden Pflegediagnose.

Durch aktive Mitarbeit an diesen Fällen werden Sie:
- Ihr kritisches Denkvermögen entwickeln
- Vorher eingeführte Informationen anwenden können

- Ein gesteigertes Bewußtsein für die Bedeutung der Datensammlung besitzen
- Ihr diagnostisches Denkvermögen entwickeln
- In der Lage sein, akkurate diagnostische Aussage zu formulieren

4.1   Fallbeispiel 1

Angela Garcia ist eine 46 Jahre alte Spanierin, die als Röntgenassistentin in einem stark frequentierten Krankenhaus am Ort arbeitet. Sie stellt sich in der orthopädischen Klinik wegen zunehmend stärker werdender Schmerzen im rechten Knie vor. Die Schmerzen begannen vor vier Monaten, als das Knie bei einem Sturz überdehnt wurde. Frau Garcia berichtet, daß die Schmerzen bei Aktivitäten, die mit einer Belastung verbunden sind, wie Laufen, Stehen und Tennisspielen stärker werden. Aufgrund dessen hat sie ihre körperlichen Aktivitäten eingeschränkt. Sie berichtet weiter über schmerzhafte Muskelspasmen im rechten Bein, die seit kurzem bei Bewegung und in Ruhe auftreten. Diese Schmerzen und Muskelspasmen unterbrechen den Schlaf und erschweren ihr das Arbeiten. Sie hat die Beschwerden zu Hause mit Paracetamol und Dehnübungen behandelt, jedoch keine Erleichterung verspürt.

Bei der körperlichen Untersuchung bemerken Sie, daß die Klientin beim Gehen auffällig hinkt, das rechte Knie nicht normal streckt und eine Abneigung gegen Berührungen und Manipulationen am Knie hat. Das Knie ist leicht geschwollen und fühlt sich warm an. Bei der röntgenologischen Untersuchung des Knies verzerrt Frau Garcia vor Schmerzen das Gesicht, als sie in eine kniende Position gebracht wird.

Die medizinische Diagnose lautet bei Frau Garcia „Patellare Tendinitis", die mit einem nichtsteroidalen, entzündungshemmenden Medikament behandelt wird. Sie als zuständige Pflegeperson wollen Ihre pflegerische Betreuung auf die am meisten zutreffende Pflegediagnose stützen. Um den Prozeß der Auswahl einer Pflegediagnose in die Wege zu leiten, fassen Sie zunächst die wichtigen Assessmentdaten gemäß den funktionellen Verhaltensmustern zusammen:

Verhaltensmuster: Wahrnehmung und Umgang mit der eigenen Gesundheit
1. Verletzung des Knies vor vier Monaten
2. Ständig zunehmende Schmerzen
3. Medizinische Diagnose: Patellare Tendinitis
4. Behandlung mit einem nichtsteroidalen, entzündungshemmenden Medikament
5. Die von der Klientin durchgeführte Behandlung mit Paracetamol und Dehnübungen brachte keine Erleichterung

Verhaltensmuster: Aktivität und Bewegung
1. Einschränkung der körperlichen Aktivitäten aufgrund von Schmerzen
2. Muskelspasmen bei Bewegung und in Ruhe
3. Das Arbeiten wird durch die Schmerzen erschwert

4. Die Klientin hinkt
5. Keine normale Streckung des rechten Knies möglich
6. Schwellung und Überwärmung des rechten Knies
7. Abneigung gegen Manipulationen am Knie

Verhaltensmuster: Kognition und Perzeption
1. Schmerzen bei Aktivitäten, die mit Belastung verbunden sind
2. Schmerzhafte Muskelspasmen
3. Verzerrt das Gesicht vor Schmerzen während der röntgenologischen Untersuchung

Verhaltensmuster: Schlaf und Ruhe
1. Schlaf wird durch Schmerzen/Muskelspasmen gestört

Die entsprechend den Funktionellen Verhaltensmustern zusammengefaßte Daten lassen sich leichter überprüfen, wenn es darum geht, die allgemeinen Problembereiche festzustellen. Einen Hinweis auf allgemeine Probleme erhält man durch ein oder mehrere wichtige Kennzeichen oder dadurch, daß ein bestimmtes funktionelles Verhaltensmuster vollständig gestört ist. Allgemeine Probleme bei Frau Garcia sind:
1. Schmerzen
2. Gestörter Schlaf
3. Einschränkungen bei der Bewältigung normaler Aktivitäten

Die allgemeinen Probleme der Klientin sind hilfreich beim nächsten Bündelungsschritt – der Gruppierung zusammenhängender Daten aus verschiedenen Funktionellen Verhaltensmustern. Um die Daten nach diesem Prinzip neu zusammenfassen zu können, sucht die Pflegeperson in allen Funktionellen Verhaltensmustern nach Kennzeichen, die mit den allgemeinen Problemen „Schmerzen, gestörter Schlaf, Einschränkungen bei der Bewältigung normaler Aktivitäten" in Verbindung stehen. Durch die Zusammenfassung der Kennzeichen nach diesem Prinzip wird der Zusammenhang zwischen den einzelnen Daten klar. Die Zusammenfassung von Daten aus verschiedenen funktionellen Verhaltensmustern klärt die Überlegungen zu den diagnostischen Hypothesen besser als einzelne bzw. nur nach den Funktionellen Verhaltensmustern zusammengefaßte Kennzeichen.

Sie werden feststellen, daß einige Kennzeichen in mehr als einem Zusammenfassung enthalten sind. Dies ist deshalb so, weil Kennzeichen oft zu mehr als nur einer Datengruppe in logischer Verbindung stehen. So gibt es beispielsweise in diesem Fall eine Verbindung zwischen den Schmerzen der Klientin und ihrem gestörten Schlaf. Des weiteren besteht ein logischer Zusammenhang zwischen ihren Schmerzen und den Einschränkungen der körperlichen Aktivität. Aus diesem Grunde ist das Kennzeichen „Schmerz" in beiden Datenzusammenfassungen enthalten.

Für Frau Garcia ergeben sich die folgenden Datenzusammenfassungen:

Zusammenfassung 1 (Allgemeines Problem: Schmerzen)
1. Schmerzen im rechten Knie
2. Schmerzen werden stärker bei Aktivitäten, die mit Belastung verbunden sind
3. Muskelspasmen
4. Medizinische Diagnose: Tendinitis

Zusammenfassung 2 (Allgemeines Problem: gestörter Schlaf)
1. Schmerzen im rechten Knie
2. Muskelspasmen
3. Schlafunterbrechung

Zusammenfassung 3 (Allgemeines Problem: Einschränkungen bei der Bewältigung normaler Aktivitäten)
1. Schmerzen im rechten Knie
2. Einschränkungen der körperlichen Aktivität
3. Verminderte Streckung und eingeschränkte aktive Beweglichkeit des Gelenks

Auf der Grundlage der Zusammenfassung der Daten und der bei dieser Klientin festgestellten allgemeinen Probleme lassen sich die folgenden diagnostischen Hypothesen formulieren:
1. *Schmerzen*
2. *Chronische Schmerzen*
3. *Schlafstörung*
4. *Beeinträchtigte körperliche Mobilität*

Aufgaben

1. Notieren Sie die Definitionen und Kennzeichen jeder oben aufgeführten diagnostischen Hypothesen.

Schmerzen

Definition: _____

_____

_____

Kennzeichen: _____

_____

_____

Chronische Schmerzen

Definition: _____

_____

_____

Kennzeichen: _____

_____

_____

Schlafstörung

Definition: _____

_____

_____

Kennzeichen: _____

_____

_____

Beeinträchtigte körperliche Mobilität

Definition: _____

_____

_____

Kennzeichen: _____

_____

_____

2. Läßt sich aufgrund dieser Informationen eine der Pflegediagnosen ausschließen? Falls Sie die Frage bejahen, geben Sie eine Begründung an.
3. Welche Hypothese trifft auf diese Klientin am meisten zu? Begründen Sie Ihre Entscheidung.
4. Formulieren Sie eine vollständige pflegediagnostische Aussage für die von Ihnen ausgewählte Pflegediagnose.

Die Erörterung dieses Fallbeispiels beginnt im Teil III auf S. 139

4.2   **Fallbeispiel 2**

Diana Jeffers ist eine 32jährige Afro-Amerikanerin, die sich zur alljährlichen Untersuchung in der Frauenklinik vorstellt. Die letzte Untersuchung und der Pap-Test liegen 12 Monate zurück; sie gibt an, niemals die jährliche Untersuchung zu versäumen. Sie ist verheiratet, unterrichtet an einer Schule und hat keine Kinder; ihren derzeitigen Gesundheitszustand bezeichnet sie als „gut".

Die Vorgeschichte von Diana Jeffers beinhaltet eine Infektion des Harntraktes, die 18 Monate zurückliegt; sie ist zur Zeit symptomfrei und es ist auch keine weitere Infektion aufgetreten. Sie gibt an, keinerlei Verhütungsmittel zu benutzen, da sie und ihr Mann in naher Zukunft auf Nachwuchs hoffen. Die letzte Menstruation liegt 38 Tage zurück. Frühere Schwangerschaften gibt es nicht.

Die Klientin berichtet in einer Vorgeschichte über das Vorkommen von Brustkrebs in ihrer Familie: die Krebsart trat bei ihrer Mutter, bei ihrer Tante väterlicherseits und bei ihrer älteren Schwester auf. Sie gibt zwar an, daß sie ihre Brust jeden Monat selbst untersucht, doch ist sie nicht sicher, daß sie in der Lage ist, einen Knoten zu entdecken. Sie bittet um Informationen über die Verhütung von Brustkrebs und über Möglichkeiten der Überprüfung, insbesondere über Ernährung und Selbstuntersuchung. Sie möchte außerdem wissen, wann sie die erste Mammographie machen lassen sollte.

Die körperliche Untersuchung ergibt folgenden Befund: Größe: 1,65 m; Gewicht: 56,7 kg; die Vitalzeichen liegen im normalen Bereich; die Brüste sind weich und unempfindlich, es sind keine tastbaren Knoten oder Absonderungen aus der Brustwarze festzustellen.

Um den Prozeß der Pflegediagnose in die Wege zu leiten, werden die wichtigen Assessmentdaten zuerst nach den Funktionellen Verhaltensmustern zusammengefaßt:

Verhaltensmuster: Wahrnehmung und Umgang mit der eigenen Gesundheit
1. Vorgeschichte über Brustkrebs in der Familie
2. Klientin führt die Selbstuntersuchung der Brust einmal im Monat durch
3. Läßt Brust und Unterleib einmal im Jahr untersuchen
4. Bittet um Informationen über die Feststellung und Verhütung von Brustkrebs
5. Bezeichnet ihren derzeitige Gesundheitszustand als „gut"

Verhaltensmuster: Ernährung und Stoffwechsel
1. Größe und Gewicht liegen im Normalbereich

Verhaltensmuster: Ausscheidung
1. Vorausgegangene Infektion des Harntraktes; derzeit symptomfrei

Verhaltensmuster: Aktivität und Bewegung
1. Vitalzeichen liegen im Normalbereich

Verhaltensmuster: Sexualität und Reproduktion
1. Verwendet keine Verhütungsmittel
2. Möchte schwanger werden
3. Letzte Menstruation liegt 38 Tage zurück
4. Brust ist unempfindlich, keine Knoten oder Absonderungen feststellbar

In den für diese Fallstudie wichtigen Daten sind nicht sämtliche Assessmentdaten enthalten. So wurden Alter, Familienstand und Beruf der Patientin nicht berücksichtigt, da sie in dieser Situation nicht als relevante diagnostische Kennzeichen gelten. Welche Daten als signifikant zu betrachten sind entscheidet die Pflegeperson durch ihre klinische Beurteilung; diese Entscheidung fällt je nach Fall und Erfahrung des einzelnen Praktikers verschieden aus. Eine erfahrenere Pflegeperson ist möglicherweise in der Lage, erste Entscheidungen hinsichtlich der Wichtigkeit von Kennzeichen schon zu Beginn der Datensammlung zu treffen. Berufsanfänger können dies im allgemeinen in diesem frühen Stadium des Diagnoseprozesses noch nicht, und es ist durchaus möglich, daß sie erst nach der Zusammenfassung der Daten erkennen können, welche Kennzeichen wichtig sind. Beides ist in Ordnung; verwenden Sie die Methode, die am besten Ihrem Erfahrungsstand und Ihrem diagnostischem Stil entspricht.

Aus den Daten, die Sie gemäß den Funktionellen Verhaltensmustern strukturiert haben, lassen sich die folgenden allgemeinen Problembereiche erkennen:
1. Vorgeschichte über Brustkrebs in der Familie/Bedürfnis nach Informationen über die Feststellung und Verhütung von Brustkrebs
2. Mögliche Schwangerschaft
3. Vorausgegangene Infektion des Harntraktes

Nach Identifizierung der allgemeinen Probleme läßt sich durch die erneute Zusammenfassung der Daten aus verschiedenen Verhaltensmustern der diagnostische Schwerpunkt weiter eingrenzen. Die Daten können wie folgt zusammengefaßt werden:

Zusammenfassung 1 (Allgemeines Problem: Vorgeschichte über Brustkrebs in der Familie/Bedürfnis nach Informationen über die Feststellung und Verhütung von Brustkrebs)
1. Vorgeschichte über Brustkrebs in der Familie
2. Die Klientin führt eine Selbstuntersuchung der Brust einmal im Monat durch
3. Läßt Brust und Unterleib regelmäßig untersuchen
4. Derzeit sind die Brüste unempfindlich, keine Knoten oder Absonderungen feststellbar
5. Klientin bittet um Informationen über die Selbstuntersuchung der Brust, über Ernährung und Mammographie

Zusammenfassung 2 (Allgemeines Problem: Vorausgegangene Infektion des Harntraktes)

1. Eine Infektion des Harntraktes liegt 18 Monate zurück
2. Derzeit gibt es keine Symptome für eine Infektion des Harntraktes

Zusammenfassung 3 (Allgemeines Problem: Mögliche Schwangerschaft)

1. Letzte Menstruation liegt 38 Tage zurück
2. Keine Verwendung von Verhütungsmitteln
3. Möchte schwanger werden

Auf der Grundlage dieser Datenzusammenfassung können für diese Klientin die folgenden diagnostischen Hypothesen aufgestellt werden:

1. *Gesundheitsförderung anstrebende Verhaltensweisen: Verhütung und Feststellung von Brustkrebs*
2. *Furcht (vor Brustkrebs)*
3. *Infektionsgefahr des Harntraktes*

Die Schwangerschaft wird bei den diagnostischen Hypothesen nicht berücksichtigt, obwohl eine entsprechende Datenzusammenfassung existiert. Die letzte Menstruation liegt 38 Tage zurück, die Klientin ist sexuell aktiv und verwendet keine Verhütungsmittel, so daß eine Schwangerschaft durchaus möglich ist. Schwangerschaft ist keine Pflegediagnose. Die Reaktionen einer einzelnen Klientin auf eine Schwangerschaft können zwar dazu führen, daß bestimmte Pflegediagnosen[1] gestellt werden, jedoch gibt es in dieser Fallstudie keine Daten, die für eine Schwangerschaft sprechen oder die sich für eine Bewertung der Reaktionen dieser Klientin auf eine Schwangerschaft eignen. Die Möglichkeit einer Schwangerschaft stellt ein signifikantes interdisziplinäres Problem dar, das sowohl von der Pflegeperson als auch von dem Leistungsanbieter der Erstversorgung bei der Auswertung der Brustuntersuchung (wegen der mit einer Schwangerschaft einhergehenden Veränderungen der Brust) und bei den Empfehlungen bezüglich einer Mammographie zu berücksichtigen ist.

Aufgaben

1. Notieren Sie Definitionen und Kennzeichen der oben aufgeführten diagnostischen Hypothesen.

Gesundheitsförderung anstrebende Verhaltensweisen

Definition: _____

_____

_____

Kennzeichen: _____

_____

_____

Furcht

Definition: _____

_____

_____

Kennzeichen: _____

_____

_____

Infektionsgefahr

Definition: _____

_____

_____

Risikofaktoren: _____

_____

_____

2. Läßt sich aufgrund dieser Informationen eine der Pflegediagnose ausschließen? Falls Sie die Frage bejahen, geben Sie eine Begründung an.
3. Welche Hypothese trifft auf diese Klientin am meisten zu? Begründen Sie Ihre Entscheidung.
4. Formulieren Sie eine vollständige pflegediagnostische Aussage für die von Ihnen ausgewählte Pflegediagnose.

Die Erörterung dieses Fallbeispiels beginnt im Teil III auf S. 141

4.3   **Fallbeispiel 3**

Michael Martinez ist ein 24 Jahre alter Marineinfanterist, der während seines Urlaubs in einen Autounfall verwickelt wurde. Er schlug mit dem Gesicht auf das Armaturenbrett auf und zog sich einen Unterkieferbruch zu. Durch einen chirurgischen Eingriff, wurden die Kiefer verdrahtet. Infolge dieses Eingriffs kann der Klient den Mund nicht öffnen und muß sich auf flüssige Ernährung beschränken. Diese eingeschränkte Ernährung wird über 4 bis 5 Wochen notwendig sein, bis die Fraktur verheilt ist.

Sie sind für die Pflege von Michael verantwortlich und wollen diese auf die am meisten zutreffende Pflegediagnose stützen. Sie beginnen den diagnostischen Prozeß mit einer Überprüfung der Assessmentdaten und strukturieren die wichtigen Daten nach den entsprechenden Verhaltensmustern:

Verhaltensmuster: Wahrnehmung und Umgang mit der eigenen Gesundheit
1. Autounfall während des Urlaubs
2. Kieferverdrahtung

Verhaltensmuster: Ernährung und Stoffwechsel
1. Kieferverdrahtung
2. Klient ist für 4 bis 5 Wochen auf flüssige Ernährung angewiesen
3. Kann den Mund nicht öffnen

Verhaltensmuster: Aktivität und Bewegung
1. Kann den Mund nicht öffnen

Nachdem die Daten den Funktionellen Verhaltensmustern entsprechend zusammengefaßt wurden, sollten sie nochmals überprüft werden, damit festgestellt werden kann, auf welche allgemeinen Probleme diese Kennzeichen hindeuten. Bei diesem Klienten stehen drei allgemeine Probleme im Vordergrund:
1. Möglichkeit der Aspiration
2. Unzureichende Ernährung
3. Unangemessene Atmung

Nun können Sie mit dem nächsten Schritt der Zusammenfassung beginnen. Sehen Sie sich alle Kennzeichen an und stellen Sie sich die Frage: Welche Kennzeichen weisen eine logische Verbindung zu den identifizierten Problembereichen auf? Wenn die Daten nach diesem Prinzip zusammengefaßt werden, läßt sich die Beziehung zwischen den einzelnen Daten leichter klären. Die Zusammenfassung von Daten aus verschiedenen Funktionellen Verhaltensmustern klärt die Überlegungen zu den diagnostischen Hypothesen besser als einzelne bzw. nur nach den Funktionellen Verhaltensmustern zusammengefaßte Kennzeichen. Sie können jetzt die Kennzeichen entsprechend den von Ihnen identifizierten allgemeinen Problembereichen neu zusammen fassen.

Zusammenfassung 1 (Allgemeines Problem: Möglichkeit der Aspiration)
1. Kieferverdrahtung
2. Kann den Mund nicht öffnen

Zusammenfassung 2 (Allgemeines Problem: Unzureichende Ernährung)
1. Ist für vier bis fünf Wochen auf flüssige Ernährung angewiesen
2. Kann den Mund nicht öffnen

Zusammenfassung 3 (Allgemeines Problem: Unangemessene Atmung)
1. Kieferverdrahtung
2. Kann den Mund nicht öffnen

Die einzelnen Hypothesen, die in Betracht zu ziehen sind:

1. *Aspirationsgefahr*
2. *Mangelernährung*
3. *Gefahr einer ungenügenden Selbstreinigungsfunktion der Atemwege*

Aufgaben

1. Notieren Sie Definitionen und Kennzeichen jeder oben aufgeführten diagnostischen Hypothesen

Aspirationsgefahr

Definition: _____

_____

_____

Risikofaktoren: _____

_____

_____

Mangelernährung

Definition: _____

_____

_____

Kennzeichen: _____

_____

_____

Gefahr einer ungenügenden Selbstreinigungsfunktion der Atemwege

Definition: _____

_____

_____

Risikofaktoren: _____

_____

_____

2. Läßt sich aufgrund dieser Informationen eine der Pflegediagnosen ausschließen? Falls Sie die Frage bejahen, geben Sie eine Begründung an.
3. Warum halten Sie die verbleibende(n) Pflegediagnose(n) für akkurat?
4. Formulieren Sie eine vollständige pflegediagnostische Aussage für die verbleibende(n) Pflegediagnose(n).

Die Erörterung dieses Fallbeispiels beginnt im Teil III auf S. 143

4.4   Fallbeispiel 4

Michael Lovato ist ein 55jähriger Spanier, der sich in der medizinischen Abteilung seiner Firma zur Untersuchung vorstellt, die zweimal im Jahr stattfindet. Sein Allgemeinzustand scheint gut zu sein, doch liegt sein derzeitiges Gewicht für seine Größe und Körperbau um 25 % über dem Idealgewicht. Die Messung der Hautfalte über dem Trizeps ergibt 21 mm (normal 12,5 mm), der Cholesterinspiegel beträgt 245 mg/dl (normal < 200 mg/dl). Die innerhalb der letzten 24 Stunden zugeführte Nahrung hat einen hohen Fettanteil und enthält wenig Obst und Gemüse. Der Klient berichtet, daß bei seinem Lebensstil und in seinem Beruf eine sitzende Lebensweise vorherrschend ist und daß er keine regelmäßige körperliche Bewegung hat. Als die Pflegeperson auf die Themen Gewicht und Bewegungsmangel zu sprechen kommt, steht er einer Diskussion über die Möglichkeit einer Gewichtsreduzierung und verstärkter körperlicher Bewegung nicht ablehnend gegenüber.

Aufgaben

1. Listen Sie die wesentlichen Einschätzungsbefunde auf.

Subjektive: _____

_____

_____

Objektive: _____

_____

_____

2. Strukturieren Sie die wesentlichen Assessmentdaten entsprechend den Funktionellen Verhaltensmustern.
3. Schreiben Sie mit Ihren eigenen Worten auf, welches Ihrer Ansicht nach die allgemeinen Problembereiche bei diesem Klienten sind.
4. Fassen Sie die Daten gemäß den unter Punkt 3 identifizierten allgemeinen Problembereichen zusammen.
5. Stellen Sie auf der Grundlage der Datenzusammenfassung wenigstens zwei diagnostische Hypothesen auf und verwenden Sie dabei anerkannte Pflegediagnosetitel.
6. Überprüfen Sie jede diagnostische Hypothese, indem Sie die entsprechenden Definition und entsprechenden Kennzeichen aufschreiben und vergleichen.
7. Wählen Sie die akkuratere Pflegediagnose aus. Begründen Sie Ihre Wahl.
8. Formulieren Sie eine vollständige pflegediagnostische Aussage für die von Ihnen ausgewählte Pflegediagnose.

Die Erörterung dieses Fallbeispiels beginnt im Teil III auf S. 144

4.5 Fallbeispiel 5

Der 18jährige John Chen, Student im ersten Semester, ist chinesischer Abstammung. Er kommt ins Gesundheitszentrum für Studenten, um seine Beschwerden – ungeformte wäßrige Stühle – behandeln zu lassen. Beim Gespräch über die Vorgeschichte gibt John an, er habe manchmal Probleme mit Diarrhoe und man habe ihm immer gesagt, dies sei auf seine Milchzuckerunverträglichkeit zurückzuführen. Dieses medizinische Problem wurde soeben durch den Arzt des Gesundheitszentrums bestätigt.

John berichtet, seine Diarrhoe habe sich während der letzten 6 Monate, seit Beginn des Semesters, verschlimmert. Er gibt an, er habe derzeit vier- bis sechsmal am Tag große, ungeformte Stühle, die von schweren Unterleibskrämpfen begleitet werden. Diese Stühle haben einen fauligen Geruch und gehen mit starker Flatulenz einher.

Er sagt, dieses Problem sei peinlich für ihn, insbesondere deshalb, weil er im Studentenwohnheim in einem Gemeinschaftsraum schläft.

John gibt an, er trinke nie Milch und habe die traditionelle chinesische Nahrung mit wenig Milchprodukten zu sich genommen, als er noch zu Hause lebte. Er meint, daß er jetzt, wo er seine Mahlzeiten in der Kantine des Studentenwohnheims einnimmt, nicht mehr so gut kontrollieren kann, wie hoch der Anteil an Milchprodukten in seiner Ernährung ist. Die Überprüfung des Speiseplans der letzten 3 Tage zeigt einen hohen Anteil an Milchprodukten: Käse, Yoghurt und Milchspeisen.

Die Untersuchung ergibt folgende Befunde: Vitalzeichen und spezifisches Gewicht des Urins liegen im Normalbereich; Größe und Gewicht sind unter dem Durchschnitt; die Schleimhäute sind rosig und feucht; der Hautturgor ist normal; die kapillare Wiederauffüllungszeit beträgt weniger als 3 Sekunden; weicher Unterleib mit hyperaktiven Darmgeräuschen.

Aufgaben

1. Listen Sie die wesentlichen Einschätzungsbefunde auf.

Subjektive: _____

_____

_____

Objektive: _____

_____

_____

2. Fassen Sie die wesentlichen Assessmentdaten nach den Funktionellen Verhaltensmustern zusammen.
3. Schreiben Sie mit Ihren eigenen Worten auf, welches Ihrer Ansicht nach die allgemeinen Problembereiche bei diesem Fall sind.
4. Fassen Sie die Daten für jedes unter Punkt 3 identifizierte Problem zusammen.
5. Stellen Sie auf der Grundlage der unter Punkt 4 zusammengefaßten Daten wenigsten zwei diagnostische Hypothesen auf und verwenden Sie dabei anerkannte Pflegediagnosetitel.
6. Überprüfen Sie jede diagnostische Hypothese, indem Sie die entsprechende Definition und entsprechenden Kennzeichen einer jeden Pflegediagnose aufschreiben und vergleichen.
7. Wählen Sie die akkurateste Pflegediagnose aus. Begründen Sie Ihre Wahl.

8. Formulieren Sie eine vollständige pflegediagnostische Aussage für die von Ihnen ausgewählte Pflegediagnose.

Die Erörterung dieses Fallbeispiels beginnt im Teil III auf S. 148

4.6 Fallbeispiel 6

Sarah Russel ist eine 84jährige Kaukasierin, die mit der Diagnose „Brustkrebs" in Ihre Pflegeeinheit eingeliefert wird. Bei ihr soll am Vormittag laut OP-Plan eine totale Mastektomie vorgenommen werden. Der chirurgische Eingriff wurde ihr erklärt, die Einverständniserklärung ist unterschrieben.

Aus den Aufnahmedaten geht hervor, daß Sarah Russel an einer leichten Minderung des Hörvermögens und infolge eines Kataraktes auch an einer Sehschwäche leidet. Sie gibt an, daß sie jede Nacht wach wird, um Wasser zu lassen. Bei der Untersuchung bemerken Sie in beiden Augen trübe graue Katarakte. Sie beobachten, daß die Klientin Schwierigkeiten hat, zu lesen und sich im Zimmer zurechtzufinden, daß ihr Gang langsam und gleichmäßig ist, und daß sie beim Gehen keine Gehhilfe benutzt.

Sie haben ihr gerade ein Sedativum verabreicht, damit sie einschlafen kann. Die Seitengitter am Bett sind hochgezogen und der Alarmknopf ist in Reichweite.

Aufgaben

1. Listen Sie die wesentlichen Einschätzungsbefunde auf.

Subjektive: _____

_____

_____

Objektive: _____

_____

_____

2. Fassen Sie die wesentlichen Assessmentdaten entsprechend den Funktionellen Verhaltensmustern zusammen.
3. Schreiben Sie mit Ihren eigenen Worten auf, welches Ihrer Ansicht nach die allgemeinen Problembereiche bei diesem Fallbeispiel sind.
4. Fassen Sie die Daten für jedes unter Punkt 3 identifizierte allgemeine Problem zusammen.

5. Stellen Sie auf der Grundlage der unter Punkt 4 zusammengefaßten Daten wenigstens zwei diagnostische Hypothesen auf und verwenden Sie dabei anerkannte Pflegediagnosetitel.

6. Überprüfen Sie jede diagnostische Hypothese, indem Sie die entsprechende Definitionen und entsprechenden Kennzeichen aufschreiben und vergleichen.

7. Wählen Sie die akkurateste Pflegediagnose aus. Begründen Sie Ihre Wahl.

8. Formulieren Sie eine vollständige pflegediagnostische Aussage für die von Ihnen ausgewählte Pflegediagnose.

Die Erörterung dieses Fallbeispiels beginnt im Teil III auf S. 152

4.7   Fallbeispiel 7

James Scofield ist ein 52jähriger Handelsvertreter, der bei einem Jagdausflug versehentlich durch einen Gewehrschuß am Oberschenkel verletzt wurde. Dem postoperativen Bericht zufolge handelt es sich um eine traumatische Fraktur des rechten Oberschenkelknochens sowie um großflächige Verletzungen des Gewebes und der Muskeln des Oberschenkels. Es wurde eine offene Reposition und eine interne Fixierung des Oberschenkelknochens durchgeführt.

Die postoperativen ärztlichen Anweisungen lauten: alle 6 Stunden intravenöse Verabreichung von Antibiotika; patientenkontrollierte Verabreichung von Analgetika; alle 4 Stunden Messung der Vitalzeichen über einen Zeitraum von 24 Stunden; intravenöse Flüssigkeitszufuhr von 125 ml/Stunden über einen Zeitraum von 24 Stunden und anschließende Ernährung je nach Verträglichkeit.

Bei der Verlegung des Patienten in Ihre Pflegeeinheit machen Sie folgende Beobachtungen: Der Patient ist wach, jedoch schläfrig; er hat einen großen sperrigen Verband am rechten Oberschenkel; die kapillare Wiederauffüllzeit beträgt 3 Sekunden bei den Zehen am rechten Fuß; er kann Berührungen der Zehen am rechten Fuß spüren; die Zehen am rechten Fuß sind kalt; er kann die Zehen bewegen.

Aufgaben

1. Listen Sie die wesentlichen Einschätzungsbefunde auf.

Subjektive: _____

_____

_____

Objektive: _____

_____

_____

2. Fassen Sie die wesentlichen Assessmentdaten entsprechend den funktionellen Verhaltensmustern zusammen.
3. Schreiben Sie mit Ihren eigenen Worten auf, welches Ihrer Ansicht nach die allgemeinen Problembereiche bei diesem Fall sind.
4. Fassen Sie die Daten für jedes unter Punkt 3 identifizierte allgemeine Problem zusammen.
5. Stellen Sie auf der Grundlage der unter Punkt 4 zusammengefaßten Daten wenigstens zwei diagnostische Hypothesen auf und verwenden Sie dabei anerkannte Pflegediagnosetitel.
6. Überprüfen Sie jede diagnostische Hypothese, indem Sie die entsprechende Definitionen und entsprechenden Kennzeichen aufschreiben und vergleichen.
7. Wählen Sie die akkurateste Pflegediagnose aus. Begründen Sie ihre Wahl.
8. Formulieren Sie eine vollständige pflegediagnostische Aussage für die von Ihnen ausgewählte Pflegediagnose.

Die Erörterung dieses Fallbeispiels beginnt im Teil III auf S. 155

4.8 Fallbeispiel 8

Joan Stevens, eine 20jährige Studentin, kommt ins Gesundheitszentrum für Studenten, um sich ein Diaphragma einsetzen zu lassen. Während der Befragung merkt sie an, sie habe ein ziemlich peinliches Problem, über das sie gerne sprechen möchte. Auf weitere Befragung teilt sie Ihnen mit, daß sie nur alle 3 bis 4 Tage Stuhlgang hat, wobei sie stark pressen muß. Durch weiteres Nachfragen erfahren Sie, daß sie sich nicht regelmäßig ernährt: Die Mahlzeiten aus einem Fast-Food-Restaurant werden im Vorbeigehen gegessen. Sie geht fünfmal in der Woche ca. 5 km zur Universität und zurück. Sie beschränkt ihre Flüssigkeitszufuhr absichtlich wegen ihres vollen Stundenplans, der keine regelmäßige Toilettenbenutzung zuläßt. Sie verwendet kein Klistier und keine Abführmittel, weil ihre Mutter sie immer vor der Abhängigkeit von solchen Mitteln gewarnt hat.

Ihre Untersuchung ergibt, daß es sich um eine wohlgenährte, gut aussehende junge Frau in einem offensichtlich gutem Gesundheitszustand handelt. Der Blutdruck beträgt 118/75 mm Hg, die Pulsfrequenz liegt bei 82/min., die Atemfrequenz bei 18 Zügen/min. Die Untersuchung ist ohne Befund, abgesehen von einer Empfindlichkeit des Unterleibs bei tiefer Palpation. Im linken unteren Quadranten des Unterleibs ist eine große Masse tastbar.

Aufgaben

1. Listen Sie die wesentlichen Einschätzungsbefunde auf.

Subjektive: _____

_____

_____

Objektive: _____

_____

_____

2. Strukturieren Sie die wesentlichen Assessmentdaten entsprechend den Funktionellen Verhaltensmustern.
3. Schreiben Sie mit Ihren eigenen Worten auf, welches Ihrer Ansicht nach die allgemeinen Problembereiche bei diesem Fall sind.
4. Fassen Sie die Daten für jeden der unter Punkt 3 identifizierten allgemeinen Problembereiche zusammen.
5. Stellen Sie auf der Grundlage der zusammengefaßten Daten wenigstens zwei diagnostische Hypothesen auf und verwenden Sie dabei anerkannte Pflegediagnosetitel.
6. Überprüfen Sie jede diagnostische Hypothese, indem Sie die entsprechende Definitionen und entsprechenden Kennzeichen aufschreiben und vergleichen.
7. Wählen Sie die akkurateste Pflegediagnose aus. Begründen Sie Ihre Wahl.
8. Formulieren Sie eine vollständige pflegediagnostische Aussage für die von Ihnen ausgewählte Pflegediagnose.

Die Erörterung dieses Fallbeispiels beginnt im Teil III auf S. 158

4.9   **Fallbeispiel 9**

John Anthony ist ein Mann von 61 Jahren. In der Vorgeschichte findet sich eine chronische Bronchitis. Er hat eine „80-Päckchen-pro-Jahr-Raucheranamnese" (2 Schachteln Zigaretten pro Tag über einen Zeitraum von 40 Jahren). Er stellt sich in der Klinik vor, weil ihm reichlich zähes Sekret Beschwerden verursacht und weil er das Gefühl hat, daß er an seinem eigenen Sputum erstickt. Er sagt „Abgesehen von diesen Atemproblemen bin ich gesund."

John Anthony gibt an, er leide an krampfartigen Hustenanfällen, er hat jedoch das Gefühl, als würde seine Kehle selbst durch Husten nicht frei. Die Untersuchung ergibt eine Atemfrequenz von 28 Zügen pro Min., die Atmung ist leicht; bei der Auskultation werden beidseitig pfeifende Geräusche festgestellt, er versucht häufig abzuhusten und er hustet zähen gelben Schleim aus. Der Patient berichtet, daß er nachmittags oft müde ist und jeden Tag nach dem Mittagessen ein Schläfchen hält. Er ist unabhängig bei allen Aktivitäten des täglichen Lebens und spielt dreimal pro Woche Golf. Seine Ernährung ist ausgewogen und enthält wenig Fett. Er gibt an, daß er tagsüber sechs Tassen Tee oder Kaffee und abends ein alkoholisches Mixgetränk zu sich nimmt.

Aufgaben

1. Listen Sie die wesentlichen Einschätzungsbefunde auf.

Subjektive: _____

_____

_____

Objektive: _____

_____

_____

2. Fassen Sie die wesentlichen Assessmentdaten entsprechend den Funktionellen Verhaltensmustern zusammen.
3. Schreiben Sie mit Ihren eigenen Worten auf, welches Ihrer Ansicht nach die allgemeinen Problembereiche bei diesem Fall sind.
4. Fassen Sie die Daten für jedes der unter Punkt 3 identifizierten allgemeinen Probleme zusammen.
5. Stellen Sie auf der Grundlage der unter Punkt 4 zusammengefaßten Daten wenigstens zwei diagnostische Hypothesen auf und verwenden Sie dabei anerkannte Pflegediagnosetitel.
6. Überprüfen Sie jede diagnostische Hypothese, indem Sie die entsprechende Definition und entsprechenden Kennzeichen aufschreiben und vergleichen.
7. Wählen Sie die akkurateste Pflegediagnose aus. Begründen Sie Ihre Wahl.
8. Formulieren Sie eine vollständige pflegediagnostische Aussage für die von Ihnen ausgewählte Pflegediagnose.

Die Erörterung dieses Fallbeispiels beginnt im Teil III auf S. 162

4.10 Fallbeispiel 10

Georgia Wells, 71 Jahre alt, verwitwet, zog sich bei einem Sturz in ihrem Garten eine Fraktur der linken Hüfte zu. Sie hat 7 Kinder und 14 Enkel. Sie lebt in einer ländlichen Gegend bei einem ihrer Söhne in einem Wohnwagen. Sie liegt seit 3 Tagen im Krankenhaus; vor 2 Tagen wurde bei ihr operativ eine Hemiarthroplastik der linken Hüfte vorgenommen. Die Patientin ist sehr mitteilsam und kooperativ. Sie hält sich an die Anweisungen bezüglich der Lagerung ihrer Hüfte, z. B. benutzt sie das Abduktorkissen (Lagerungskissen) und vermeidet eine Adduktion sowie eine Rotation oder Flexion der Hüfte von mehr als 45 Grad.

Georgia Wells gibt ihr normales Gewicht mit 95 kg, ihre Größe mit 1,70 m an. Sie liegt nicht gern lange im Bett und klagt über brennende Schmerzen oberhalb des Steißbeins. Die Haut im Bereich des Kreuzbeins ist rot, und die Rötung geht auch 20 Minuten nach der Umlagerung nicht zurück. Sie wird vom Pflegepersonal dreimal täglich vom Bett in einen Stuhl gesetzt, wobei sowohl ein Lagerungskissen zwischen den Beinen als auch ein Stecklaken zum Hochheben verwendet wird.

Der Dokumentation zufolge bekommt sie normale Kost und ißt 70 % aller Speisen auf. Sie hat häufig kleine Mengen Urin ausgeschieden; die Gesamtmenge betrug in den letzten 24 Stunden 900 ml.

Frau Wells ist wegen des Unfalls nicht verzweifelt, äußert jedoch den Wunsch, wieder ihrer gewohnten Beschäftigung nachgehen zu können. Sie äußert Bedenken wegen der Bitte des Pflegeteams, sie möge sich überlegen, ob sie für 3 Wochen zur Therapie in eine Spezialpflegeeinrichtung bzw. ein Rehabilitationszentrum gehen möchte, anstatt direkt nach Hause. Sie sagt, sie wisse, daß sie sich noch nicht selbst versorgen kann, aber sie ist sich nicht sicher, ob sie es sich finanziell leisten kann, für so lange Zeit in ein Rehabilitationszentrum zu gehen.

Aufgaben

1. Listen Sie die wesentlichen Einschätzungsbefunde auf.

Subjektive: _____

_____

_____

Objektive: _____

_____

_____

2. Fassen Sie die wesentlichen Assessmentdaten entsprechend den Funktionellen Verhaltensmustern zusammen.

3. Schreiben Sie mit Ihren eigenen Worten auf, welches Ihrer Ansicht nach die allgemeinen Problembereiche bei diesem Fall sind.

4. Fassen Sie die Daten für jeden der unter Punkt 3 identifizierten allgemeinen Problembereiche zusammen.

5. Stellen Sie auf der Grundlage der unter Punkt 4 zusammengefaßten Daten wenigstens zwei diagnostische Hypothesen auf und verwenden Sie dabei anerkannte Pflegediagnosetitel.

6. Überprüfen Sie jede diagnostische Hypothese, indem Sie die entsprechenden Definitionen und Kennzeichen aufschreiben und vergleichen.

7. Wählen Sie die Pflegediagnose mit höchster Priorität aus. Begründen Sie Ihre Wahl.

8. Formulieren Sie eine vollständige pflegediagnostische Aussage für die von Ihnen ausgewählte Pflegediagnose.

Die Erörterung dieses Fallbeispiels beginnt im Teil III auf S. 166

4.11   Fallbeispiel 11

Herr Tafoya, ein 26jähriger Spanier, ist Arbeiter und geht einer Teilzeitbeschäftigung nach; er führt saisonbedingt Landschaftsarbeiten aus. Vor zwei Tagen erlitt er am linken Arm und an der linken Hand Verbrennungen zweiten und dritten Grades sowie Verbrennungen zweiten Grades im Gesicht, am Hals und am rechten Arm, als er Abfälle mit Benzin anzünden wollte. Er gibt die Schmerzstärke auf einer Skala von 1 bis 10 Punkten mit 7 an. Der Arzt hat eine intravenöse Gabe von 2 mg Morphinsulfat pro Stunde je nach Intensität der Schmerzen angeordnet; die letzte Gabe wurde vor 3 Stunden verabreicht. Der Patient beklagt sich, weil ihm vom dem Medikament übel wird. Er bekommt normale Kost sowie eine hochkalorische und stark proteinhaltige Zusatznahrung, doch beträgt die beobachtete Nahrungsaufnahme bei jeder Mahlzeit weniger als 30 %. Der Patient trinkt die Zusatznahrung nicht. Eine Überprüfung der Nahrungsmittel, die er über einen Zeitraum von 24 Stunden zu sich genommen hat, ergibt, daß er Brot und Süßigkeiten, aber keine Milch, kein Fleisch oder Käse mag. Der Patient berichtet, er sei schon immer dünn gewesen; derzeit beträgt sein Gewicht 61,3 kg, seine Größe 1,75 m. In den letzten 24 Stunden hat er 1,4 kg an Gewicht verloren. Die Laborwerte zeigen einen Serumalbuminspiegel von 2,5 g/dl an (normal sind 3,5 bis 5,0 g/dl).

Aufgaben

1. Listen Sie die wesentlichen Einschätzungsbefunde auf.

Subjektive: _____

_____

_____

Objektive:

_____

_____

2. Fassen Sie die wesentlichen Assessmentdaten entsprechend den Funktionellen Verhaltensmustern zusammen.
3. Schreiben Sie mit eigenen Worten auf, welches Ihrer Ansicht nach die allgemeinen Problembereiche bei diesem Fall sind.
4. Fassen Sie die Daten für jeden der unter Punkt 3 identifizierten allgemeinen Problembereiche zusammen.
5. Stellen Sie auf der Grundlage der unter Punkt 4 zusammengefaßten Daten wenigstens zwei diagnostische Hypothesen auf und verwenden Sie dabei anerkannte Pflegediagnosetitel.
6. Überprüfen Sie jede diagnostische Hypothese, indem Sie die entsprechende Definition und entsprechenden Kennzeichen aufschreiben und vergleichen.
7. Wählen Sie die Pflegediagnose mit höchster Priorität aus. Begründen Sie Ihre Wahl.
8. Formulieren Sie eine vollständige pflegediagnostische Aussage für die von Ihnen ausgewählte Pflegediagnose.

Die Erörterung dieses Fallbeispiels beginnt im Teil III auf S. 169

5 Vertiefung

Die in Kapitel 5 vorgestellten Fallbeispiele sind weitaus komplexer als die in Kapitel 4. Die hier dargestellten Fälle dienen folgenden Zielen:

- ▪ Sie lernen Pflegediagnosen für Situationen zu formulieren, deren Komplexität stetig zunimmt
- ▪ Sie lernen die Dimensionen des situativen Kontextes mit einzubeziehen
- ▪ Sie üben, wie man Pflegediagnosen mit hoher Priorität erkennt

Auf diesem Niveau sind die Daten, mit denen Sie arbeiten werden, bereits entsprechend den Funktionellen Verhaltensmustern zusammengefaßt. Sie üben signifikante Kennzeichen (prognostische Kennzeichen) zu erkennen und die Daten nach den allgemeinen Problembereichen neu zusammenzufassen. Obwohl bei der Einschätzung gewöhnlich alle Funktionellen Verhaltensmuster berücksichtigt werden, haben wir uns bei den einzelnen Fallbeispielen nur auf die Funktionellen Verhaltensmuster beschränkt, die signifikante Daten beinhalten. Die Komplexität wird durch die Anwesenheit widersprüchlicher und nicht übereinstimmender Kennzeichen gesteigert. Wir hoffen, daß Sie durch die Übung an diesen Fällen Ihre Fähigkeit verbessern werden, Daten, die für Pflegediagnosen relevant sind, auf eine effektive Art und Weise zu sammeln.

Die Darstellung der Fallbeispiele in diesem Kapitel ändert sich leicht von Fall zu Fall, damit verschiedene diagnostische Schwierigkeiten thematisiert werden können. Sie werden bei jeder Fallstudie aufgefordert, die allgemeinen Problembereiche zu identifizieren. Wenn Sie Ihre Antworten mit den vorgeschlagenen Lösungen vergleichen, werden Sie möglicherweise Abweichungen feststellen. Wir gehen jedoch davon aus, daß es Ihnen durch ständiges Üben gelingen wird, die allgemeinen Problembereichen immer genauer zu bestimmen. Die Analyse dieser Unterschiede dürfte außerdem hervorragendes Diskussionsmaterial für Ihren Unterricht liefern.

Da die Fallstudien auf diesem Niveau sich mit immer komplexeren Situationen beschäftigen, gibt es immer mehr als eine akkurate Pflegediagnose. Sind zwei oder mehrere akkurate Pflegediagnosen vorhanden, läßt sich oft eine Pflegediagnose mit höherer Priorität bestimmten. Mit einer Pflegediagnose höherer Priorität sollte man sich immer zuerst beschäftigen, selbst wenn es noch andere Pflegediagnosen gibt, die ebenfalls akkurat sind. In bestimmten Situationen gibt es auch zwei oder mehrere Pflegediagnosen mit gleicher Priorität. Auf solche Situationen werden wir immer dann eingehen, wenn sie sich ergeben sollten. Durch die Diskussion der einzelnen Pflegediagnosen wird der diagnostische Denkprozeß geklärt und die Identifizierung von Pflegediagnosen höherer Priorität erleichtert.

5.1   Fallbeispiel 12

Bill Jones, 57 Jahre alt, hatte wegen eines Kehlkopfkarzinoms eine Radikaloperation im Halsbereich mit Laryngektomie. Es ist sein dritter postoperativer Tag auf der chirurgischen Intensivstation nach dem Eingriff. Er verlangt häufig, daß die reichlich vorhandenen Sekrete über den Mund und das Tracheostoma abgesaugt werden.

Das Pflegepersonal hat sich durch entsprechende Interventionen auf die *beeinträchtigte verbale Kommunikation* des Klienten eingestellt: die Klingel ist griffbereit, Papier und Bleistift sind als alternatives Kommunikationsmittel bereitgelegt und die an ihn gerichteten Fragen erfordern lediglich ein Nicken mit dem Kopf für „ja" oder „nein".

Nach Funktionellen Verhaltensmustern zusammengefaßte Assessmentdaten

Verhaltensmuster: Wahrnehmung und Umgang mit der eigenen Gesundheit
1. Raucheranamnese: 30 Päckchen pro Jahr
2. Trainierte vor der Einlieferung zweimal wöchentlich

Verhaltensmuster: Ernährung und Stoffwechsel
1. Größe: 1,75 m; Gewicht: 86 kg
2. Intravenöse Verabreichung von 125 ml einer 5 %igen Glukoselösung
3. Sondenernährung, 3000 Kalorien pro Tag, Dauerinfusion über eine Naso-gastrale-Sonde
4. Fragt, wann er normale Kost zu sich nehmen darf
5. Teilt mit, daß er wegen des Trachealtubus nicht schlucken kann

Verhaltensmuster: Aktivität und Bewegung
1. Häufiges Husten aufgrund reichlicher Sekretion

Verhaltensmuster: Schlaf und Ruhe
1. Kann nicht schlafen wegen des häufiges Absaugens und wegen des üblichen Geräuschpegels auf der Intensivstation
2. Gibt an, er sei sehr müde

Verhaltensmuster: Kognition und Perzeption
1. Berichtet über Schmerzen im Mund
2. Verabreichung von 1 mg Morphinsulfat per patientenkontrollierter Analgesie

Verhaltensmuster: Selbstwahrnehmung und Selbstkonzept
1. Äußert Abscheu wegen seines Aussehens
2. Weint beim Besuch seiner Frau; schreibt auf, es täte ihm leid, daß er einen so schrecklichen Anblick bietet

Verhaltensmuster: Rollen und Beziehungen
1. Unterstützung durch die Ehefrau
2. Häufige Besuche der Kinder
3. Keine Besuche von Freunden

Aufgaben

1. Welche allgemeinen Problembereiche lassen sich bei diesem Klienten feststellen?
2. Fassen Sie die Daten entsprechend der unter Punkt 1 identifizierten Problembereiche neu zusammen.
3. Benötigen Sie für einen der allgemeinen Problembereiche noch weitere Daten, bevor Sie eine Pflegediagnose stellen?
4. Listen Sie die diagnostischen Hypothesen auf.
5. Überprüfen Sie die Definitionen und Kennzeichen einer jeden diagnostischen Hypothese. Bestimmen Sie dann, welche Hypothesen falsch sind und wählen Sie die akkuraten Pflegediagnosen aus.
6. Welches ist die Pflegediagnose mit der höchsten Priorität?
7. Formulieren Sie die Pflegediagnose mit der höchsten Priorität als vollständige Pflegediagnose.

Die Erörterung dieses Fallbeispiels beginnt im Teil III auf S. 173

5.2   Fallbeispiel 13

Frau Crane, 60 Jahre alt, unterzog sich vor 4 Tagen einer multiplen Bypass-Operation der Koronararterien. Vor ihrer Notoperation wußte sie nicht, daß sie an einer Erkrankung der Koronararterien litt. Sie hatte nach der Operation gewisse Schwierigkeiten mit der Atmung, doch war sie während der letzten 2 Tage extubiert. Sie wurde von der Intensivstation auf die kardiologische Überwachungsstation verlegt.

Sie betreuen Frau Crane während der Nachtschicht. Bei der ersten Einschätzung um 8.00 Uhr war sich wach und sie bleibt wach bis Mitternacht. Für die Klientin wurden folgende Daten zusammengetragen:

Nach funktionellen Verhaltensmustern zusammengefaßte Assessmentdaten

Verhaltensmuster: Wahrnehmung und Umgang mit der eigenen Gesundheit
1. Glaubte bis zu ihrer Einlieferung, „Magenprobleme" zu haben; sie behandelt sich selbst mit Antazida
2. Wurde mit starken Schmerzen in der Brust, Kurzatmigkeit und Diaphorese eingeliefert; das Angiogramm ergab eine 75 %ige Okklusion verschiedener Koronararterien
3. Die Bypaß-Operation wurde am Tag der Einlieferung (vor 4 Tagen) durchgeführt
4. Vorgeschichte über Brustkrebs vor 10 Jahren
5. Raucheranamnese: 20 Schachteln/Jahr

Verhaltensmuster: Ernährung und Stoffwechsel
1. Das Gewicht liegt 22 % über dem Idealgewicht
2. Die Ernährung war vor der Operation hochkalorisch und sehr fetthaltig
3. Nimmt derzeit kleine Mahlzeiten mit wenig Fett zu sich

Verhaltensmuster: Aktivität und Bewegung
1. Abneigung gegen Bewegung; geht nur mit gutem Zureden zum Stuhl und ins Bad
2. Klagt, sie sei zu müde, sich selbst zu versorgen oder herumzugehen
3. Die Vitalzeichen liegen im normalen Bereich
4. Atemgeräusche sind gleichmäßig und klar
5. Vor dem Eingriff bevorzugte sie eine sitzende Lebensweise; sie gibt an, ihre einzige Bewegung bestehe darin, das Haus sauber zu halten

Verhaltensmuster: Schlaf und Ruhe
1. Ist nachts meistens wach; schläft gegen Mitternacht ein, wird aber zur Messung der Vitalzeichen geweckt
2. Gibt an, sie fühle sich erschöpft und schläfrig
3. Schläft nach Verabreichung des Schmerzmittels für kurze Zeit ein
4. Gibt an, bei „all dem Lärm und der Aktivität um mich herum" nicht schlafen zu können
5. Schläft bei der Unterhaltung mit der Familie ein

6. Gibt an, sie sei für ein Treffen mit der Ernährungsberaterin zu müde, um in Vorbereitung auf ihre Entlassung Ernährungsfragen mit ihr zu besprechen oder um einen Kurs für Klienten zu besuchen, die an einer Erkrankung der Koronararterien leiden
7. Sagt, „Ich habe Angst, schlafen zu gehen"

Verhaltensmuster: Kognition und Perzeption
1. Verlangt wegen der durch die Inzision verursachte Schmerzen alle 6 bis 8 Stunden nach einem Schmerzmittel
2. Gibt an, daß die Schmerzen durch das Schmerzmittel gelindert werden
3. Ist gelegentlich leicht verwirrt, wenn sie den Tag oder die Zeit angeben soll

Verhaltensmuster: Selbstwahrnehmung und Selbstkonzept
1. Sie sagt „Ich rauche schon seit 20 Jahren und werde es wohl nicht aufgeben können"

Verhaltensmuster: Rollen und Beziehungen
1. Ehemann und Kinder sind den größten Teil des Tages zu Besuch; sie gehen gegen 21.00 Uhr
2. Ehemann und Kinder erkundigen sich häufig nach dem Gesundheitszustand der Klientin und wollen wissen, was sie tun können, damit sie wieder gesund wird
3. Die älteste Tochter und ihr Mann werden ihr nach ihrer Entlassung zu Hause helfen

Aufgaben

1. Welche allgemeinen Problembereiche können Sie bei dieser Klientin identifizieren?
2. Fassen Sie die Daten entsprechend der unter Punkt 1 identifizierten allgemeinen Problembereiche neu zusammen.
3. Stellen Sie anhand der neu zusammengefaßten Daten wenigstens drei diagnostische Hypothesen auf.
4. Überprüfen Sie die Definitionen und Kennzeichen einer jeden diagnostischen Hypothese. Möchten Sie noch weitere Assessmentdaten sammeln, bevor Sie entscheiden, welche Hypothese(n) Sie ausschließen wollen und welche nicht?
5. Formulieren Sie alle akkuraten Pflegediagnosen als vollständige Pflegediagnosen.
6. Welches ist die Pflegediagnose mit der höchsten Priorität? Warum?

Die Erörterung dieses Fallbeispiels beginnt im Teil III auf S. 179

5.3   Fallbeispiel 14

Jimmy Lyle, ein 32jähriger Indianer, erlitt bei einem Unfall mit einem Kraftfahrzeug mehrere Knochenbrüche. Er wurde vor drei Tagen operiert und wird weiter stationär behandelt.

Arbeitsbuch Pflegediagnosen

Nach den Funktionellen Verhaltensmustern zusammengefaßte Assessment-daten

Verhaltensmuster: Wahrnehmung und Umgang mit der eigenen Gesundheit
1. Unfall vor drei Tagen
2. Bruch des Schien- und Wadenbeins an beiden Beinen
3. Offene Reposition, interne Fixierung beider Beine vor drei Tagen; Gipsverband an beiden Beinen
4. Verneint Tabak- oder Drogengenuß; gibt an, gelegentlich Bier zu trinken
5. Vorgeschichte über juvenile rheumatoide Arthritis

Verhaltensmuster: Ernährung und Stoffwechsel
1. Hat seit dem Unfall keinen Appetit
2. Ißt 25 % seiner Mahlzeiten
3. Kann mit Hilfe eines Spezialbestecks allein essen
4. Größe: 1,65 m; Gewicht: 61 kg

Verhaltensmuster: Ausscheidung
1. Urinausscheidung alle 3 bis 4 Stunden; Urin ist klar und gelb
2. Hatte heute zum erstenmal seit 3 Tagen Stuhlgang

Verhaltensmuster: Aktivität und Bewegung
1. Beträchtliche Deformierungen durch vergrößerte Gelenke an den Fingern, Händen, Ellbogen, Knien und Füßen
2. Ging vor dem Unfall an zwei Stöcken
3. Hat eine Physiotherapie begonnen, um zu lernen, wie man mit Krücken geht
4. Bedingt durch die Arthritis verminderte Kraft in den Armen
5. Die Vitalzeichen liegen im normalen Bereich

Verhaltensmuster: Schlaf und Ruhe
1. Fühlt sich meistens gut ausgeruht

Verhaltensmuster: Kognition und Perzeption
1. Klagt über Schmerzen in den Beinen; bittet selten um Medikamente
2. Gibt an, er habe durch die Arthritis gelernt, mit chronischen Schmerzen zu leben
3. Hält seine Beine seitlich schützend fest
4. Spricht Englisch und Navajo

Verhaltensmuster: Rollen und Beziehungen
1. Verheiratet, acht Kinder (zwischen 2 und 12 Jahren)
2. Familie kommt zu Besuch und fragt, wie man ihm zu Hause helfen kann
3. Kann aufgrund der Arthritis nicht außer Haus arbeiten
4. Hat als selbständiger Schmuckhersteller ein minimales Einkommen

Aufgaben

1. Welche allgemeinen Problembereiche lassen sich bei diesem Klienten aufgrund der Daten feststellen?
2. Fassen sie die zusammenhängenden Daten gemäß den unter Punkt 1 identifizierten allgemeinen Problembereichen neu zusammen.
3. Benötigen Sie für einen der allgemeinen Problembereiche noch weitere Daten, bevor Sie eine Pflegediagnose stellen?
4. Listen Sie die diagnostischen Hypothesen auf.
5. Überprüfen Sie die Definitionen und Kennzeichen der diagnostischen Hypothesen, bevor Sie die akkuraten Pflegediagnose auswählen. Müssen Sie aufgrund der Überprüfung eine oder mehrere diagnostische Hypothese(n) ausschließen?
6. Welches sind die Pflegediagnosen mit höchster Priorität? Formulieren Sie diese als vollständige Pflegediagnosen.

Die Erörterung dieses Fallbeispiels beginnt im Teil III auf S. 185

5.4   Fallbeispiel 15

Bei Helen Jameson, 52 Jahre alt, wurde die Diagnose „Chronisch lymphozytäre Leukämie" gestellt. Sie kommt seit 3 Monaten zur Chemotherapie ins „Zentrum für die Behandlung von Krebserkrankungen".

Nach Funktionellen Verhaltensmustern zusammengefaßte Assessmentdaten

Verhaltensmuster: Wahrnehmung und Umgang mit der eigenen Gesundheit
1. Hielt sich für gesund bis die Leukämie diagnostiziert wurde
2. Gesundheitszustand wird regelmäßig überwacht
3. Hat dreimal im Abstand von 6 Wochen eine fünftägige Chemotherapie bekommen

Verhaltensmuster: Ernährung und Stoffwechsel
1. Ißt seit der Diagnose nicht gut
2. Größe: 1,68 m; Gewicht: 64 kg
3. 4,5 kg Gewichtsverlust vor der Diagnose
4. Berichtet über Episoden von Übelkeit und Erbrechen nach der Chemotherapie
5. Haarausfall infolge der Chemotherapie

Verhaltensmuster: Ausscheidung
1. Urinausscheidung fünf- bis sechsmal pro Tag; keine Veränderung seit der Diagnose
2. Stuhlgang gewöhnlich einmal pro Tag; keine Veränderung seit der Diagnose

Verhaltensmuster: Aktivität und Bewegung

1. War vollzeitbeschäftigt und machte jeden zweiten Tag Aerobic
2. Hat seit dem Krankenhausaufenthalt wegen Ermüdung noch nicht wieder gearbeitet
3. Fühlt sich sehr müde und konnte sich deshalb auch nicht sportlich betätigen
4. Führt Selbstversorgung durch

Verhaltensmuster: Schlaf und Ruhe

1. Schläft 6 bis 8 Stunden in der Nacht
2. Schläft ein- bis dreimal tagsüber kurz ein

Verhaltensmuster: Kognition und Perzeption

1. Verneint jeglichen Schmerz
2. Seh- und Hörvermögen sind unverändert
3. Berichtet, sie könne nicht klar denken und sich nicht konzentrieren

Verhaltensmuster: Selbstwahrnehmung und Selbstkonzept

1. Hielt sich vor dem Verlust ihrer Haare für attraktiv
2. Sagt, sie möchte sich jetzt, da sie ihre Haare verloren hat, nicht mehr ansehen
3. Äußert sich besorgt, daß ihr Ehemann sie nicht mehr lieben wird
4. Weint, wenn sie über ihr Aussehen spricht

Verhaltensmuster: Rollen und Beziehungen

1. Ehemann verhält sich seiner Frau gegenüber sehr liebevoll und unterstützend
2. Er ermutigt seine Frau, sich wie gewöhnlich zurechtzumachen und ruhig ein Kopftuch zu tragen, wenn sie dies gern möchte

Aufgaben

1. Welche allgemeinen Problembereiche können Sie bei dieser Klientin feststellen?
2. Fassen Sie die zusammenhängenden Daten gemäß dem unter Punkt 1 identifizierten allgemeinen Problembereichen neu zusammen. Welche zusätzlichen Daten benötigen Sie noch für die Zusammenfassung, bevor Sie eine Pflegediagnose generieren können?
3. Bilden Sie anhand der zusammengefaßten Daten wenigstens drei diagnostische Hypothesen.
4. Überprüfen Sie die Definitionen und Kennzeichen einer jeden diagnostischen Hypothese.
5. Formulieren Sie alle akkuraten Pflegediagnosen als vollständige Aussagen.
6. Welches ist die Pflegediagnose mit höchster Priorität? Warum?

Die Erörterung dieses Fallbeispiels beginnt im Teil III auf S. 190

5.5 Fallbeispiel 16

Frau Schwartz, 79 Jahre alt, kommt wegen Harntröpfeln in die Klinik für Erkrankungen des Urogenitaltraktes.

Nach Funktionellen Verhaltensmustern zusammengefaßte Assessmentdaten

Verhaltensmuster: Wahrnehmung und Umgang mit der eigenen Gesundheit
1. Hält sich selbst für gesund
2. Das Ergebnis des innerhalb der letzten 6 Monate durchgeführten Pap-Tests ist negativ

Verhaltensmuster: Ernährung und Stoffwechsel
1. Schränkt die Flüssigkeitszufuhr ein, um dadurch das Tröpfeln zu unterbinden
2. Trockene Haut, in Falten abhebbar
3. Trockene Schleimhäute
4. Perineum rot und gereizt

Verhaltensmuster: Ausscheidung
1. Verliert kleine Mengen von konzentriertem Urin beim Hochheben der Enkelkinder, Husten oder Lachen
2. Trägt eine Vorlage zum Schutz der Kleidung
3. Körper und Kleidung riechen leicht nach Urin

Verhaltensmuster: Aktivität und Bewegung
1. Schränkt Aktivitäten ein, die mit Heben oder Pressen verbunden sind

Verhaltensmuster: Schlaf und Ruhe
1. Steht zwei- bis dreimal in der Nacht auf, um Wasser zu lassen
2. Wacht ausgeruht auf

Verhaltensmuster: Kognition und Perzeption
1. Klagt beim Wasserlassen über Brennen im Bereich des Perineums

Verhaltensmuster: Selbstwahrnehmung und Selbstkonzept
1. Fühlt sich „wie ein Baby", wenn sie Urin verliert
2. Geht nicht gern aus dem Haus, weil sie fürchtet, der Uringeruch könnte Anstoß erregen

Verhaltensmuster: Rollen und Beziehungen
1. Hat zwei Töchter und fünf Enkelkinder
2. Ihr Ehemann ist 55 Jahre alt

Verhaltensmuster: Sexualität und Reproduktion
1. Menopause mit 50 Jahren
2. Keine Substitutionstherapie mit Hormonen

Aufgaben

1. Welche allgemeinen Problembereiche lassen sich bei dieser Klientin aufgrund der vorliegenden Daten feststellen?
2. Fassen Sie die zusammenhängenden Daten gemäß den unter Punkt 1 identifizierten allgemeinen Problembereichen neu zusammen.
3. Listen Sie die diagnostischen Hypothesen auf.
4. Gibt es nach Überprüfung der zusammengefaßten Daten und der diagnostischen Hypothesen noch irgendwelche Fragen, die sie gerne stellen möchten, oder Einschätzungen, die Sie gerne vornehmen würden?
5. Können Sie aufgrund der Definitionen und Kennzeichen eine oder mehrere diagnostische Hypothese(n) ausschließen? Wenn ja, warum?
6. Welche der verbleibenden Hypothesen sind korrekt?
7. Formulieren Sie die Pflegediagnose mit höchster Priorität als vollständige Pflegediagnose.

Die Erörterung dieses Fallbeispiels beginnt im Teil III auf S. 195

5.6   Fallbeispiel 17

Mark Stevens, 56 Jahre alt, verwitwet, leidet seit langem an einem insulinpflichtigen Diabetes mellitus. Er wurde vor zwei Tagen über die Notaufnahme mit einer diabetischen Ketoazidose eingewiesen. Sein Zustand ist gegenwärtig stabil und er wurde vor kurzem auf die Allgemeinstation verlegt. Für diesen Klienten wurden folgende Daten zusammengestellt.

Nach Funktionellen Verhaltensmustern zusammengefaßte Assessmentdaten

Verhaltensmuster: Wahrnehmung und Umgang mit der eigenen Gesundheit
1. Leidet seit dem 15. Lebensjahr an einem insulinpflichtigen Diabetes mellitus
2. Wurde während der letzten zwei Monate zweimal wegen einer diabetischer Ketoazidose eingeliefert, zuletzt vor zwei Tagen; vorher war die Krankheit gut unter Kontrolle, es gab keine Einweisungen wegen einer diabetischen Ketoazidose oder chronischer, krankheitsbedingter Komplikationen
3. Seine verstorbene Frau hat ihm immer bei der Überprüfung des Blutzuckerspiegels und bei der Verabreichung des Insulins geholfen
4. Gibt an, das größte Problem sei, daß er manchmal vergißt, seinen Blutzuckerspiegel zu kontrollieren und sein Insulin zu spritzen
5. Gibt an, daß er nicht gerne im Krankenhaus ist und versuchen will, seinen Diabetes sorgfältiger zu kontrollieren

Verhaltensmuster: Ernährung und Stoffwechsel

1. Nimmt mehr als die Hälfte seiner Mahlzeiten außer Haus ein (im Restaurant oder bei seinen Kindern)
2. Gibt an, daß früher seine Frau immer gekocht hätte
3. Kann die grundlegenden Ernährungsprinzipien der DGE „Deutschen Gesellschaft für Ernährung" wiedergeben
4. Gibt an, daß er nicht lange überlegt, bevor er etwas ißt
5. Gewicht liegt im normalen Bereich

Verhaltensmuster: Ausscheidung

1. Keinerlei Angaben über Ausscheidungsschwierigkeiten

Verhaltensmuster: Aktivität und Bewegung

1. Ging früher jeden Tag mit seiner Frau 2 km spazieren
2. Ging früher mit seiner Frau zweimal im Monat zum Bowling
3. Seit dem Tod seiner Frau geht er nicht mehr spazieren, nicht mehr zum Bowling und hat auch keine körperliche Bewegung mehr

Verhaltensmuster: Kognition und Perzeption

1. Gibt an, über den Tod seiner Frau zornig und traurig zu sein
2. Berichtet, er fühle sich häufig „benommen" und habe in den letzten zwei Monaten Schwierigkeiten gehabt, selbst einfache Entscheidungen zu treffen
3. Er ist wach und orientiert
4. Kann grundlegende Prinzipien des Umgangs mit Diabetes und der damit verbundenen Pflege wiedergeben

Verhaltensmuster: Selbstwahrnehmung und Selbstkonzept

1. Bezeichnet sich selbst als „traurigen und einsamen alten Mann"

Verhaltensmuster: Rollen und Beziehungen

1. War 30 Jahre verheiratet
2. Die Ehefrau starb vor zwei Monaten bei einem Autounfall
3. Der Klient berichtet über ein gutes Verhältnis zu seinen beiden Kindern, die in der Stadt leben und ihn regelmäßig besuchen
4. Hat 5 Enkelkinder
5. Berichtet, daß seine Freunde ihn jede Woche anrufen, um mit ihm Bowling zu spielen, aber „er hat im Moment einfach noch keine Lust dazu"

Verhaltensmuster: Bewältigungsverhalten (Coping) und Streßtoleranz

1. Löste Probleme früher immer, indem er mit seiner Frau darüber sprach
2. Hat die Neigung zu essen, wenn er traurig oder ängstlich ist

Verhaltensmuster: Werte und Überzeugungen

1. Geht nach wie vor einmal in der Woche in die Kirche

Aufgaben

1. Welche allgemeinen Problembereiche können Sie bei diesem Klienten identifizieren?
2. Fassen sie die zusammenhängenden Daten gemäß den unter Punkt 1 identifizierten allgemeinen Problemenbereichen neu zusammen.
3. Leiten Sie von den neu zusammengefaßten Daten wenigstens zwei diagnostische Hypothesen ab. Beinhalten die Datenzusammenfassungen Anhaltspunkte für interdisziplinäre Probleme?
4. Überprüfen Sie die Definitionen und Kennzeichen für jede diagnostische Hypothese. Möchten Sie noch weitere Assessmentdaten sammeln, bevor Sie entscheiden, welche Hypothese(n) sie ausschließen wollen und welche nicht?
5. Welche Pflegediagnose trifft hier am meisten zu? Begründen Sie Ihre Wahl.
6. Formulieren Sie die von Ihnen ausgewählte Pflegediagnose als vollständige Pflegediagnose.

Die Erörterung dieses Fallbeispiels beginnt im Teil III auf S. 198

5.7   Fallbeispiel 18

Frau Harper, 84 Jahre alt, leidet infolge einer Degeneration der Makula lutea an einer Verringerung des Sehvermögens.

Nach Funktionellen Verhaltensmustern zusammengefaßte Assessmentdaten

Verhaltensmuster: Wahrnehmung und Umgang mit der eigenen Gesundheit
1. Hält sich, abgesehen von der Sehschwäche, für gesund

Verhaltensmuster: Ernährung und Stoffwechsel
1. Hat aufgrund der Sehschwäche zunehmend größere Schwierigkeiten bei der Zubereitung der Mahlzeiten
2. Hat Angst, zum Laden zu gehen, um Lebensmittel einzukaufen
3. Arme und Beine weisen viele Blutergüsse auf, „weil sie ständig irgendwo aneckt"

Verhaltensmuster: Ausscheidung
1. Gelegentliche Inkontinenz, weil sie Schwierigkeiten hat, sich in einer fremden Umgebung zu bewegen und eine Toilette ausfindig zu machen

Verhaltensmuster: Aktivität und Bewegung
1. Schränkt ihre Aktivitäten immer mehr ein aus Angst vor einem Sturz

Verhaltensmuster: Kognition und Perzeption
1. Die Sehschärfe beträgt mit Brille 20/200 (nach SNELLEN-Tafel)

2. Kein scharfes Sehen
3. Größe Angst vor einem Sturz

Verhaltensmuster: Selbstwahrnehmung und Selbstkonzept
1. Gibt an, sie „fühle sich alt und nutzlos"
2. Fürchtet, der Familie zur Last zu fallen

Verhaltensmuster: Rollen und Beziehungen
1. Bleibt fast immer zu Hause; reagiert gereizt, wenn die Familie sie zu einem Ausflug ermutigt

Aufgaben

1. Welche allgemeinen Problembereiche lassen sich aufgrund der vorliegenden Daten bei dieser Klientin feststellen?
2. Fassen Sie die zusammenhängenden Daten gemäß den unter Punkt 1 identifizierten allgemeinen Problembereichen neu zusammen.
3. Listen Sie die diagnostischen Hypothesen auf.
4. Gibt es noch irgendwelche Fragen, die Sie gerne stellen möchten oder Einschätzungen, die Sie gerne vornehmen würden?
5. Können Sie aufgrund der Definitionen und Kennzeichen eine oder mehrere diagnostische Hypothese(n) ausschließen? Wenn ja, warum?
6. Welche der verbleibenden Hypothesen sind akkurat?
7. Formulieren Sie die Pflegediagnose mit höchster Priorität als vollständige Pflegediagnose. Begründen Sie Ihre Wahl.

Die Erörterung dieses Fallbeispiels beginnt im Teil III auf S. 203

5.8 Fallbeispiel 19

Sie machen heute einen Hausbesuch bei der 75jährigen Lola Sanders, die gestern aus dem Krankenhaus entlassen wurde. Die medizinische Diagnose lautet „Herzinsuffizienz". Außerdem wird sie wegen leichter Depressionen behandelt.

Nach Funktionellen Verhaltensmustern zusammengefaßte Assessmentdaten

Verhaltensmuster: Wahrnehmung und Umgang mit der eigenen Gesundheit
1. Geht selten zum Arzt
2. War in den letzten beiden Monaten wegen einer Herzinsuffizienz in ärztlicher Behandlung
3. Kennt weder den Namen noch die Wirkungsweise der beiden Tabletten, die Sie täglich einnimmt
4. Wenn sie symptomfrei ist, nimmt sie ihr Lasix nicht täglich ein

Verhaltensmuster: Ernährung und Stoffwechsel

1. Bereitet ihre Mahlzeiten dreimal am Tag selbst zu
2. Nimmt Nahrungsmittel aus allen Nahrungsmittelgruppen in den Mengen zu sich, die durch die Richtlinien für die Nahrungsmittelpyramide vorgegebenen sind
3. Nimmt nicht gerne Flüssigkeiten zu sich, weil sie „dann ständig ins Bad muß"

Verhaltensmuster: Ausscheidung

1. Berichtet, sie habe das Gefühl, den ganzen Tag im Bad zu verbringen und ihre Blase sei immer voll
2. Scheidet häufig geringe Mengen Urin aus, gelegentliches Tröpfeln
3. Blase ist palpabel

Verhaltensmuster: Aktivität und Bewegung

1. Ging dreimal pro Woche morgens in ein Seniorenzentrum zum Gruppentanzen
2. Bekam bei Anstrengung Atemnot bei und hörte mit dem Tanzen auf
3. Hat im Liegen Schwierigkeiten beim Atmen

Verhaltensmuster: Schlaf und Ruhe

1. Ruht sich tagsüber häufig aus
2. Schläft wegen der Atemschwierigkeiten im Liegen nicht gut
3. Benötigt in Rückenlage zwei Kissen, um leichter atmen zu können

Verhaltensmuster: Selbstwahrnehmung und Selbstkonzept

1. Ist sehr deprimiert, daß sie „in einem solchen Zustand ist"
2. Sagt „Ich habe nie geglaubt, daß ich mit dem Tanzen aufhören muß"
3. Sagt „Wenn es nicht besser wird, will ich nicht mehr weitermachen"
4. Die Familie berichtet, daß sie meistens sehr aufgeregt erscheint
5. Nimmt zur Behandlung der Depression täglich 100 mg Saroten ein

Verhaltensmuster: Rollen und Beziehungen

1. Seit 8 Jahren verwitwet
2. Die Schwestern wohnen nebenan und helfen bei der Betreuung
3. Der Sohn schaut regelmäßig nach ihr

Verhaltensmuster: Bewältigungsverhalten (Coping) und Streßtoleranz

1. Betet oft, um sich über schwierige Zeiten hinwegzuhelfen
2. Gibt zu, sie wisse nicht, was sie jetzt bei ihrer Herzinsuffizienz tun soll

Aufgaben

1. Welches sind die allgemeinen Problembereiche bei dieser Klientin?
2. Fassen Sie die zusammenhängenden Daten gemäß den allgemeinen Problembereichen neu zusammen.
3. Listen Sie die diagnostischen Hypothesen auf.

4. Überprüfen Sie die Definitionen und Kennzeichen einer jeden diagnostischen Hypothese. Möchten Sie noch weitere Assessmentdaten sammeln, bevor Sie entscheiden, welche Hypothese(n) Sie ausschließen wollen und welche nicht?
5. Formulieren Sie die von Ihnen ausgewählten Pflegediagnosen als vollständige Pflegediagnosen.
6. Welches ist die Pflegediagnose mit höchster Priorität?

Die Erörterung dieses Fallbeispiels beginnt im Teil III auf S. 208

5.9 **Fallbeispiel 20**

Maureen Doyle, eine 29jährige Kaukasierin, ist verheiratet und hat einen Sohn von 3 Monaten sowie eine 3jährige Tochter. Sie hatte gestern eine abdominelle Cholezystektomie. Folgende Daten wurden für diese Klientin zusammengestellt:

Nach Funktionellen Verhaltensmustern zusammengefaßte Assessmentdaten

Verhaltensmuster: Wahrnehmung und Umgang mit der eigenen Gesundheit
1. Hatte vorher keine gesundheitlichen Probleme
2. Klagte zwei Tage vor dem Eingriff über starke epigastrische Schmerzen, die in die rechte Seite ausstrahlten; eine Sonographie des Abdomens ergab eine Cholelithiasis
3. Die Klientin ist angemessen versichert

Verhaltensmuster: Ernährung und Stoffwechsel
1. Nimmt nur geringe Mengen Wasser zu sich
2. Intravenöse Flüssigkeitszufuhr von 125 ml pro Stunden
3. Temperatur liegt im Normalbereich
4. Haut weich, elastisch; Schleimhäute feucht

Verhaltensmuster: Ausscheidung
1. Keine Darmgeräusche
2. Keine Flatulenz
3. Abdomen leicht aufgetrieben
4. Klagt über Übelkeit
5. Urinausscheidung ist ausreichend

Verhaltensmuster: Aktivität und Bewegung
1. Geht nicht gern herum wegen Inzisionsschmerzen
2. Atemfrequenz beträgt 26 Züge pro Min.; flache Atmung
3. Atemgeräusche klar, doch beidseitig reduziert
4. Weigert sich, wegen der Schmerzen tief zu atmen oder den Triflow zu benutzen
5. Pulsfrequenz liegt im Normalbereich

Verhaltensmuster: Kognition und Perzeption

1. Sagt „Ich habe Angst, tief zu atmen – es tut bestimmt weh"
2. Gibt an, unter Übelkeit, Empfindlichkeit des Abdomens und Inzisionsschmerzen zu leiden
3. Klagt über Beschwerden in den Brüsten; konnte seit dem Eingriff ihren drei Monate alten Sohn nicht mehr stillen
4. Patientenkontrollierte Verabreichung von Morphiumsulfat

Verhaltensmuster: Selbstwahrnehmung und Selbstkonzept

1. Sagt „Ich sollte zu Hause bei meinen Kindern sein und nicht krank hier im Bett liegen"
2. Sagt „Ich habe Angst, daß mein Baby mich vergißt"

Verhaltensmuster: Rollen und Beziehungen

1. Verheiratet, zwei Kinder (3 Monate und 3 Jahre alt)
2. Hausfrau; arbeitet nicht außer Haus
3. Innerhalb ihrer Kirche Mitglied in einer Gruppe junger Mütter
4. Sagt „Ich habe mich von keinem der Kinder seit ihrer Geburt getrennt"
5. Sagt „Das wichtigste, was ich tun kann, ist eine gute Mutter sein"
6. Die Kinder werden während ihres Krankenhausaufenthaltes von ihrem Ehemann und von ihrer Mutter betreut

Verhaltensmuster: Sexualität und Reproduktion

1. Drei Monate nach der Geburt
2. Stillt; konnte das Baby seit dem Eingriff nicht mehr stillen

Verhaltensmuster: Bewältigungsverhalten (Coping) und Streßtoleranz

1. Weint seit der Einlieferung immer wieder; gibt als Grund an, daß sie nicht von ihren Kindern getrennt sein möchte
2. Macht sich Sorgen, weil ihre Mutter ihre beiden Kinder betreut; sagt „Das ist meine Aufgabe"
3. Macht sich Sorgen, ihre Kinder könnten denken, daß „ich sie verlassen habe"

Aufgaben

1. Welche allgemeinen Problembereiche können Sie bei dieser Klientin feststellen?
2. Fassen Sie die Daten anhand der unter Punkt 1 identifizierten allgemeinen Problembereiche neu zusammen. Möchten Sie noch weitere Assessmentdaten sammeln?
3. Bestimmen Sie auf der Grundlage der neu zusammengefaßte Daten wenigstens drei diagnostische Hypothesen und ein interdisziplinäres Problem.
4. Überprüfen Sie die Definitionen und Kennzeichen einer jeden diagnostischen Hypothese. Können Sie eine oder mehrere Pflegediagnosen bestätigen bzw. ausschließen? Wenn ja, warum?

5. Formulieren Sie alle akkuraten Pflegediagnosen als vollständige Pflegediagnosen.
6. Welches sind die Pflegediagnosen mit höchster Priorität? Warum?

Die Erörterung dieses Fallbeispiels beginnt im Teil III auf S. 214

5.10 Fallbeispiel 21

Bei John Sinclair, 64 Jahre alt, wurden eine chronisch obstruktive Lungenerkrankung, eine Herzinsuffizienz und ein Cor pulmonale diagnostiziert. Sie machen einen Hausbesuch und sammeln dabei folgende Informationen.

Nach Funktionellen Verhaltensmustern zusammengefaßte Assessmentdaten

Verhaltensmuster: Wahrnehmung und Umgang mit der eigenen Gesundheit
1. Schätzt seinen Gesundheitszustand als schlecht ein
2. Kann wegen Geldmangel den Sauerstoff nicht auffüllen lassen
3. Leidet an einer chronisch obstruktiven Lungenerkrankung, einer Herzinsuffizienz und einem Cor pulmonale

Verhaltensmuster: Ernährung und Stoffwechsel
1. Gewichtsverlust von 3,1 kg in den letzten 10 Tagen
2. Periphere Ödeme (2+)
3. Vergrößerte Leber
4. Ernährung stark salzhaltig
5. Hat die Anweisung, auf salzarme Ernährung und geringe Flüssigkeitszufuhr zu achten
6. Nimmt jeden Morgen ein Diuretikum ein

Verhaltensmuster: Aktivität und Bewegung
1. Klagt über Dyspnoe und Husten
2. Verordnung von niedrig dosiertem Sauerstoff für den nächtlichen Gebrauch
3. Gut gefüllter, klopfender Puls
4. Hämatokritwert: 59 % (normal sind 40 % bis 54 % bei Männern); Hämaglobinwert: 21 g/dl (normal sind 13,5 bis 15,8 g/dl bei Männern)

Verhaltensmuster: Rollen und Beziehungen
1. Arbeitslos
2. Bezieht seit zwei Jahren eine Erwerbsunfähigkeitsrente

Aufgaben

1. Welche allgemeinen Problembereiche lassen sich aufgrund der vorliegenden Daten bei diesem Klienten feststellen?

2. Fassen Sie die zusammenhängenden Daten anhand der unter Punkt 1 identifizierten allgemeinen Problembereiche neu zusammen.
3. Listen Sie die diagnostischen Hypothesen auf.
4. Möchten Sie noch weitere Fragen stellen oder zusätzliche Einschätzungen vornehmen, um die diagnostischen Hypothese widerlegen bzw. bestätigen zu können?
5. Können Sie aufgrund der Definitionen und Kennzeichen eine oder mehrere diagnostische Hypothese(n) ausschließen? Wenn ja, warum?
6. Welche der verbleibenden Pflegediagnosen sind akkurat?
7. Formulieren Sie die Pflegediagnose mit höchster Priorität als vollständige Pflegediagnose.

Die Erörterung dieses Fallbeispiels beginnt im Teil III auf S. 219

5.11   Fallbeispiel 22

Arlene Hilton, 34 Jahre alt, wurde nach ambulanter Herzkatheterisierung vor 4 Tagen mit der medizinischen Diagnose „Thrombophlebitis der linken Femoralarterie" ins Krankenhaus eingeliefert.

Nach Funktionellen Verhaltensmustern zusammengefaßte Assessmentdaten

Verhaltensmuster: Wahrnehmung und Umgang mit der eigenen Gesundheit
1. Klientin hielt sich für gesund, bevor die „Mitralstenose" diagnostiziert wurde
2. Vorgeschichte über rheumatisches Fieber
3. Fühlte sich während der letzten 4 Monate zunehmend schwächer

Verhaltensmuster: Ernährung und Stoffwechsel
1. Verlor in der letzten Woche 1,8 kg an Gewicht
2. Haut und Schleimhäute sind trocken
3. Klagt über Durst

Verhaltensmuster: Ausscheidung
1. Scheidet große Mengen von wäßrigem Urin aus

Verhaltensmuster: Aktivität und Bewegung
1. Blutdruck in Ruhe 94/58 mm Hg
2. Blutdruck nach Belastung 98/72 mm Hg

Aufgaben

1. Bestimmen Sie auf der Grundlage der vorliegenden Daten die allgemeinen Problembereiche bei dieser Klientin.
2. Fassen Sie die zusammenhängenden Daten anhand der unter Punkt 1 identifizierten allgemeinen Problembereiche neu zusammen.

3. Listen Sie die diagnostischen Hypothesen auf.
4. Können Sie aufgrund der Definitionen und Kennzeichen eine oder mehrere diagnostische Hypothese(n) ausschließen? Wenn ja, warum?
5. Gibt es bei dieser Klientin interdisziplinäre Probleme?
6. Formulieren Sie die Pflegediagnosen mit höchster Priorität als vollständige Pflegediagnosen.

Die Erörterung dieses Fallbeispiels beginnt im Teil III auf S. 223

5.12 Fallbeispiel 23

Herr Thomas, 46 Jahre alt, kommt wegen Erschöpfung, Anorexie und Insomnie (Schlaflosigkeit) in die Klinik. Er ist von Beruf Lehrer und pflegt in seiner Freizeit seine Frau, die unheilbar an einem Ovarialkarzinom erkrankt ist. Bei der Untersuchung entschuldigt er sich häufig, weil er gähnen muß. Folgende Daten wurden für diesen Klienten gesammelt:

Nach Funktionellen Verhaltensmustern zusammengefaßte Assessmentdaten

Verhaltensmuster: Wahrnehmung und Umgang mit der eigenen Gesundheit
1. Klient empfindet seinen Gesundheitszustand als „ganz in Ordnung"

Verhaltensmuster: Ernährung und Stoffwechsel
1. Gibt an, keinen Hunger mehr zu haben, seitdem sich der Zustand seiner Frau vor drei Monaten verschlechtert hat
2. Sein Frühstück besteht aus Kaffee und Toast, zu Mittag ißt er nichts; er nimmt „eine kleine" Mahlzeit zu sich an den Tagen, an denen es seiner Frau einigermaßen gut geht, und ißt nichts, „wenn es seiner Frau schlecht geht"; er nimmt über den Tag verteilt verschiedene Kleinigkeiten zu sich
3. 3,6 kg Gewichtsverlust in den letzten drei Monaten; das derzeitige Gewicht liegt 9 % unter dem Idealgewicht
4. Trinkt 6 bis 8 Gläser Wasser pro Tag
5. Schleimhäute sind feucht und rosig
6. Die Haut weist keine Hämatome, Ausschläge oder Verletzungen auf
7. Kein Bericht über ungewöhnlich starken Haarausfall
8. Dunkle Ringe unter den Augen

Verhaltensmuster: Aktivität und Bewegung
1. Joggte früher jeden Tag; hat in den 3 Monaten, in denen sich der Zustand seiner Frau verschlechtert hat, nicht mehr gejoggt
2. Trainiert zu Hause täglich 30 Minuten mit Gewichten
3. Geht kaum noch aus, seitdem seine Frau wegen ihrer Krankheit nirgendwo mehr hingehen kann

4. Gibt an, er fühle sich erschöpft
5. Uneingeschränkte Beweglichkeit und normaler Muskeltonus

Verhaltensmuster: Schlaf und Ruhe
1. Schläft jede Nacht ungefähr 4 Stunden
2. Einschlafschwierigkeiten; liegt 1 bis 2 Stunden im Bett, bevor er einschläft
3. Gibt an, daß seine Gedanken „sich immer im Kreis bewegen" und er an den bevorstehenden Tod seiner Frau denkt, was ihn wachhält
4. Kann tagsüber nicht Schlafen; sagt „Ich kann mich einfach nicht genug entspannen; jedesmal wenn ich mich hinlege, fange ich an zu weinen"

Verhaltensmuster: Kognition und Perzeption
1. Klare Ausdrucksweise
2. Hat vor, einen ambulanten Hospizpflegedienst in Anspruch zu nehmen, wenn sich der Zustand seiner Frau verschlimmert
3. Äußert Zorn über den Zustand seiner Frau

Verhaltensmuster: Selbstwahrnehmung und Selbstkonzept
1. Gibt an, er habe ein gutes Gefühl, weil er seine Frau zu Hause versorgen und den größten Teil ihrer Pflege übernehmen kann; hat das Gefühl, ein guter Ehemann zu sein

Verhaltensmuster: Rollen und Beziehungen
1. Gibt an, seine Frau sei seine beste Freundin seitdem sie beide 16 Jahre alt waren
2. Berichtet, er habe seiner Frau immer alles erzählt, habe aber jetzt Angst, mit ihr über seine Gefühle, seine Trauer und Ängste zu sprechen
3. Die Familie seiner Frau verhält sich unterstützend und hilft bei ihrer Pflege

Verhaltensmuster: Sexualität und Reproduktion
1. Keine sexuellen Aktivitäten; gibt an, seine Frau sei zu krank und er habe ohnehin kein Interesse; sagt: „Ich habe an Wichtigeres zu denken"

Verhaltensmuster: Bewältigungsverhalten (Coping) und Streßtoleranz
1. Spricht mit seinem Bruder, wenn er richtig zornig oder traurig ist
2. Äußert, er sei sich darüber im klaren, daß sein Leben nach dem Tod seiner Frau nie wieder so sein wird wie früher
3. Sagt: „Ich habe keine Vorstellung, wie ich damit fertig werden soll"

Verhaltensmuster: Werte und Überzeugungen
1. Geht gelegentlich in die Kirche; findet dabei Trost
2. Glaubt, daß Gott ihm helfen wird, weiter zu leben
3. Die Mitglieder der Kirchengemeinde sind eine Stütze für ihn

Aufgaben

1. Welche allgemeinen Problembereiche können Sie bei diesem Klienten feststellen?
2. Fassen Sie die Daten anhand der unter Punkt 1 identifizierten allgemeinen Problembereiche neu zusammen.
3. Stellen Sie auf der Grundlage der neu zusammengefaßten Daten wenigstens drei diagnostische Hypothesen auf.
4. Überprüfen Sie die Definitionen und Kennzeichen einer jeden diagnostischen Hypothese. Können Sie eine oder mehrere Hypothese(n) bestätigen bzw. ausschliessen? Wenn ja, warum?
5. Listen Sie alle akkuraten Pflegediagnosen auf.
6. Welches ist die Pflegediagnose mit höchster Priorität? Warum?
7. Formulieren Sie die Pflegediagnose mit höchster Priorität als vollständige Pflegediagnose.

Die Erörterung dieses Fallbeispiels beginnt im Teil III auf S. 227

5.13   Fallbeispiel 24

Jane Lucero, 51 Jahre alt, ist allein für die Pflege Ihrer 83jährigen Mutter zuständig, die seit 8 Jahren an der Alzheimerschen Krankheit leidet. Bei einem Routinebesuch in der geriatrischen Klinik haben Sie die Gelegenheit, mit Jane Lucero über ihre Betreuerrolle zu sprechen. Im Verlauf des Gesprächs sammeln Sie folgende Informationen über sie.

Nach Funktionellen Verhaltensmustern zusammengefaßte Assessmentdaten

Verhaltensmuster: Wahrnehmung und Umgang mit der eigenen Gesundheit
1. Hat seit 6 Jahren keinen Pap-Test mehr machen lassen
2. Hat nie eine Mammographie machen lassen
3. Hat keine chronischen Krankheiten

Verhaltensmuster: Ernährung und Stoffwechsel
1. Ernährung sehr stärke- und zuckerhaltig
2. Gewicht liegt 22 % über dem Idealgewicht

Verhaltensmuster: Aktivität und Bewegung
1. Klagt über ein Gefühl überwältigender Müdigkeit
2. Keine regelmäßige sportliche Betätigung
3. Keine Klagen über Dyspnoe bei Anstrengung
4. Die Durchführung der notwendigen täglichen Arbeiten fällt ihr zunehmend schwerer

Verhaltensmuster: Kognition und Perzeption

1. Klagt über anhaltende, dumpfe Kopfschmerzen
2. Ist manchmal nicht fähig, sich zu konzentrieren

Verhaltensmuster: Rollen und Beziehungen

1. Hörte vor 6 Jahren auf zu arbeiten, um sich voll der Pflege ihrer Mutter widmen zu können
2. Hat keinerlei Entlastung bei der Pflege
3. Hat weder die Zeit noch die Energie, soziale Kontakte zu pflegen

Aufgaben

1. Bestimmen Sie aufgrund der vorliegenden Daten die allgemeinen Problembereiche bei dieser Klientin.
2. Fassen Sie die Daten anhand der unter Punkt 1 identifizierten allgemeinen Problembereiche neu zusammen.
3. Listen Sie die diagnostischen Hypothesen auf.
4. Möchten Sie noch weitere Fragen stellen oder zusätzliche Einschätzungen vornehmen, um eine diagnostische Hypothese widerlegen oder bestätigen zu können?
5. Können Sie aufgrund der Definitionen und Kennzeichen eine oder mehrere diagnostische Hypothese(n) ausschließen? Wenn ja, warum?
6. Welche der verbleibenden Hypothesen sind akkurat?
7. Formulieren Sie die Pflegediagnose mit höchster Priorität.

Die Erörterung dieses Fallbeispiels beginnt im Teil III auf S. 231

6 Erweiterte diagnostische Kompetenz

Komplexe Fälle

In den Kapiteln 25-27 werden komplexere Fragen im Zusammenhang mit den Pflege-diagnosen thematisiert; insbesondere geht es dabei um folgende Punkte:
- Persönliche Voreingenommenheit bei der Datenanalyse
- Überprüfung des Übereinstimmungsgrades von Pflegediagnosen
- Grenzen persönlichen Wissens
- Die Familie als Klient
- Unmittelbar erkennbare und weniger leicht zu erfassenden Daten

Bei diesen Fallstudien stehen Sie als Diagnostiker im Mittelpunkt des Interesses. Mit Hilfe der Aufgaben, die Sie durchführen sollen, werden Sie an die Untersuchung komplexerer Fragestellungen herangeführt.

In den dargestellten Fallbeispielen werden kompliziertere biophysikalische und psy-chosoziale Probleme angesprochen. Die Fallbeispiele sind so konzipiert, daß Sie neue Informationen in Ihre Überlegungen einbeziehen und Ihre Antworten anhand ent-sprechender Quellen belegen müssen.

6.1   **Fallbeispiel 25**

Roger Winter, 33 Jahre alt, leidet an der Hodgkin Krankheit, Stadium III (B). Er wurde kürzlich aus dem Krankenhaus entlassen, nachdem durch Katheterisierung der rechten Herzvorkammer ein Zugang zur Zentralvene für die Chemotherapie gelegt wurde, die er bekommt. Das Krankenhauspersonal hat ihn über Katheterpflege, Wechsel der Verschlußkappe, Heparinflush und Verbandwechel instruiert. Der Klient stellt sich in der onkologischen Klinik vor, und Sie sollen überprüfen, ob er in der Lage ist, die Katheterpflege für den Zentralzugang durchzuführen und ihm die zweite Dosis seiner Chemotherapie verabreichen. Die Ehefrau des Klienten ist bei seinem Besuch anwesend. Folgende Daten wurden ermittelt:

Nach funktionellen Verhaltensmustern zusammengefaßte Einschätzungsdaten

Verhaltensmuster: Wahrnehmung und Umgang mit der eigenen Gesundheit
1. Berichtet, er habe sich aufgrund folgender Symptome in den letzten 6 Monaten nicht mehr wohl gefühlt: Müdigkeit, Gewichtsverlust und Fieber, was ihn veranlaßt hat, sich behandeln zu lassen.
2. Diagnose: Morbus Hodgkin, Stadium III (B)
3. Befall der mediastinalen Lymphknoten und der Milz
4. Ordnungsgemäß krankenversichert und aus medizinischen Gründen beurlaubt

Verhaltensmuster: Ernährung und Stoffwechsel
1. Größe: 1,78 m; Gewicht vor der Krankheit: 81,7 kg
2. Gewichtsverlust von 9 kg in den 6 Monaten vor der Diagnose; weitere Gewichtsabnahme von 1,8 kg seit der ersten Verabreichung der Chemotherapie
3. 2 Tage Übelkeit und Erbrechen nach der ersten Verabreichung der Chemotherapie; seitdem ist auch der Appetit geringer
4. Berichtet über Schwierigkeiten beim Schlucken

Verhaltensmuster: Ausscheidung
1. Keinerlei Veränderungen

Verhaltensmuster: Aktivität und Bewegung
1. Berichtet über Kurzatmigkeit bei Bewegung und in Ruhe
2. Litt über mehrere Monate unter unproduktivem Husten
3. Hämoglobinspiegel: 10 g/dl; Hämatokritspiegel: 30 %
4. Bewältigt die allernötigsten Anforderungen des täglichen Lebens, konnte aber mehrere Wochen wegen Müdigkeit, Schwäche und Kurzatmigkeit seiner beruflichen Tätigkeit nicht nachgehen
5. Puls- und Atemfrequenz liegen im Normalbereiche; nehmen bei Bewegung zu

Verhaltensmuster: Schlaf und Ruhe

1. Gibt an, sehr müde zu sein, obwohl er „die ganze Zeit über" schläft
2. Keine Schwierigheiten, einzuschlafen oder tagsüber zu schlafen

Verhaltensmuster: Kognition und Perzeption

1. Bringt ein grundlegendes Verständnis seiner Krankheit, Behandlung und Prognose zum Ausdruck
2. Gibt an, er habe große Hoffnung, daß die Behandlung erfolgreich sein wird und er damit rechnet, wieder ganz gesund zu werden

Verhaltensmuster: Selbstwahrnehmung und Selbstkonzept

1. Sagt „Ich bin stärker als diese Krankheit"
2. Ist bekümmert, daß er seinen Teil zum Haushalt und zu den familiären Verpflichtungen nicht besteuert; sagt „Ich glaube, daß ich in der letzten Zeit kein guter Ehemann bzw. Vater gewesen bin; ich wünschte, meine Frau würde mich mehr selbst machen lassen, anstatt mich so zu verhätscheln"

Verhaltensmuster: Rolle und Beziehung

1. Seit 8 Jahren verheiratet, 1 Kind
2. Hat Unterstützung durch seine Frau, sein Kind, seinen Bruder, seine Mutter und einige Freunde von seiner Arbeitsstelle
3. Architekt, derzeit aus medizinischen Gründen beurlaubt
4. Seine Frau geht einer Vollzeitbeschäftigung als Buchhalterin nach

Verhaltensmuster: Sexualität und Reproduktion

1. Hätte gerne mehr Kinder
2. Abnahme der Libido und der sexuellen Aktivität infolge von Müdigkeit, Schwäche, Kurzatmigkeit und Übelkeit
3. Gibt an, die Veränderung der sexuellen Aktivität, die Sorgen um seine Zeugungsfähigkeit nach der Chemotherapie und die Notwendigkeit, während der Behandlung Verhütungsmittel benutzen zu müssen seien „das Schlimmste an der ganzen Sache"

Verhaltensmuster: Bewältigungsverhalten (Coping) und Streßtoleranz

1. Macht Visualisierungsübungen als Zusatztherapie
2. Ist der Ansicht, daß Gespräche mit Freunden und der Familie ihm helfen, mit seiner Krankheit fertig zu werden
3. Glaubt, daß die Rückkehr an seinen Arbeitsplatz ihm bei der Bewältigung helfen wird und ist bestrebt, bald wieder zu arbeiten
4. Gibt an, er habe sich noch nicht an die Pflege des Zentralzugangs gewöhnt und möchte, daß seine Frau dies auch lernt
5. Gibt an, seine Frau mache sich mehr Sorgen um seine Krankheit als er und sei seit der Diagnose wegen jeder Kleinigkeit besorgt und beunruhigt

Verhaltensmuster: Werte und Überzeugungen

1. Geht nicht in die Kirche und gehört keiner Religion an
2. Glaubt, er müsse selbst aktiv dazu beitragen, daß er gesund wird
3. Möchte gerne alternative Heilverfahren ausprobieren, aber seine Frau sagt, diese Methoden seien albern und einer Verschwendung von Zeit und Energie

Aufgaben

Teil I

1. Durch welche Faktoren wird die Situation des Klienten komplexer?

2. Schauen Sie sich den Kontext an, in dem die Begegnung mit dem Klienten stattfindet (Setting, Zweck der Begegnung usw.). Hat die Pflegeperson die richtigen Assessmentdaten gesammelt? Gibt es Daten, die Sie noch sammeln würden, bevor Sie die Problembereiche identifizieren und die diagnostischen Hypothesen aufstellen?

Schauen Sie sich die Erörterung auf S. 238 an, bevor Sie weitermachen.

Teil II

1. Welche allgemeinen Problembereiche können Sie anhand der anfangs gesammelten und der neu gewonnenen Daten identifizieren? Fassen Sie sämtliche Daten entsprechend diesen allgemeinen Problembereichen zusammen.

2. Generieren Sie für Herrn Winter und seine Familie so viele diagnostische Hypothesen wie Sie können.

3. Überprüfen Sie jede Hypothese. Welche Pflegediagnosen kommen in Frage?

4. Haben Sie persönliche Überzeugungen oder Vorurteile, die Ihre diagnostischen Überlegungen beeinflußt haben könnten?

5. Welche Prioritäten würden Sie setzen? Wählen sie die Pflegediagnosen aus, die für Sie höchste Priorität haben.

6. Formulieren Sie alle von Ihnen ausgewählten Pflegediagnosen mit hoher Priorität als vollständige Pflegediagnosen.

Die Erörterung des zweiten Teils beginnt auf S. 240.

6.2 Fallbeispiel 26 – Teil I

John Martin, 59 Jahre alt, wurde um 23.00 Uhr in die Unterkunft der Heilsarmee gebracht. Sie sind eine Pflegeperson in der Ausbildung, die sich dort im Rahmen des Gemeindepflegeeinsatzes aufhält. Durch die üblichen Aufnahmeformalitäten erhalten Sie allgemeine Informationen über den Gesundheitszustand und die soziale Situation dieses Mannes. Die Einschätzung ergibt folgende Daten.

Nach Funktionellen Verhaltensmustern zusammengefaßte Assessmentdaten

Verhaltensmuster: Wahrnehmung und Umgang mit der eigenen Gesundheit
1. Leidet seit 8 Jahren an nicht-insulinpflichtigem Diabetes mellitus
2. Gibt an, sein Gesundheitszustand sei „ok"
3. Spricht nur ungern über seinen Lebensstil und über seine Gewohnheiten im Zusammenhang mit seiner Gesundheit
4. Nimmt derzeit keine Medikamente gegen den Diabetes ein
5. Trägt Jeans und ein Sweatshirt
6. Schlecht gepflegt und starker Körpergeruch
7. Blutzuckerspiegel: 648 mg/dl
8. Hat bis zur Einlieferung in die Unterkunft unter einer Brücke gelebt

Verhaltensmuster: Ernährung und Stoffwechsel
1. Größe: 1,78; Gewicht: 65,8 kg
2. Haut ausgetrocknet, Lippen trocken
3. Nimmt im hiesigen Obdachlosenasyl eine Mahlzeit am Tag zu sich
4. Blutdruck: 96/64 mm Hg; Temperatur: 36,1°C; Puls: 112 Schläge pro min.; Atemfrequenz: 12 Züge pro min.
5. Nässende, 5 mal 7 cm große Wunde am Knöchel des rechten Fußes
6. Lehnt einen Imbiß ab mit der Begründung er habe keinen Appetit

Verhaltensmuster: Ausscheidung
1. Zweimalige Urinausscheidung während der 30-minütigen Einschätzung
2. Der Urinteststreifen zeigt keine Ketonkörper an

Verhaltensmuster: Aktivität und Bewegung
1. Ist lethargisch und hypoaktiv
2. Kann ohne Hilfe gehen

Verhaltensmuster: Kognition und Perzeption

1. Verzerrt das Gesicht bei Palpation des Abdomens
2. Kann Aufforderungen befolgen
3. Kann die für die Behandlung erforderliche Einverständniserklärung nicht ohne Brille lesen, die er verloren hat

Verhaltensmuster: Selbstwahrnehmung und Selbstkonzept

1. Sehr passiv bei Interaktionen mit dem Personal der Unterkunft
2. Will die Aufforderungen bei der Untersuchung (z. B. „berühren Sie Ihre Nase") nicht befolgen, sagt „Ich kann nicht"
3. Vermeidet Blickkontakt mit dem Befrager
4. Sitzt mit zusammengesunkenen Schultern, die Hände hängen seitlich herab

Verhaltensmuster: Rollen und Beziehungn

1. Auf Fragen nach seiner Familie und seiner Arbeit antwortet er „Sie haben mich alle aufgegeben"

Verhaltensmuster: Bewältigungsverhalten (Coping) und Streßtoleranz

1. Sagt „Ich bin ein Einzelgänger"

Verhaltensmuster: Werte und Überzeugungen

1. Sagt „Gott hat mich schon vor langer Zeit aufgegeben"
2. Entschuldigt sich wiederholt dafür, daß Zeit und Ressourcen für einen „Tippelbruder wie mich" aufgewendet werden

Bei diesem Fall sind weitere Informationen über den Kontext und die Person, die die Pflegediagnose stellt, von besonderer Bedeutung und müssen berücksichtigt werden. Es geht dabei um die folgenden Faktoren:

Kontextuelle Faktoren

1. Die Obdachlosenunterkunft der Heilsarmee ist nicht auf die Behandlung akut kranker Klienten eingerichtet
2. Es sind zwei weitere bezahlte Kräfte anwesend; diese sind jedoch nicht vom Fach und zudem mit anderen Klienten sehr beschäftigt
3. Die Außentemperatur beträgt -5°C
4. Die Klienten bleiben gewöhnlich nur für 1 bis 3 Nächte in der Unterkunft

Faktoren, die die Person betreffen, die die Pflegediagnose stellt

1. Die Pflegeperson ist Pflegeschülerin im letzten Ausbildungsjahr an der nahegelegenen Pflegeschule
2. Sie kann die zuständige Lehrkraft jederzeit telefonisch erreichen
3. Sie findet den Klienten unangenehm
4. Sie ist sehr in Eile, weil drei andere Klienten darauf warten, die Aufnahmeformalitäten hinter sich zu bringen, um dann eine Mahlzeit und ein Bett zu bekommen

Aufgaben

Teil I

Vielleicht können sich viele von Ihnen mit der Pflegeschülerin in dieser Situation identifizieren. Sie kümmert sich um einen schwierigen Klienten mit vielfältigen körperlichen und sozialen Problemen und das in einem nicht gerade idealen Setting. Sie unterdrückt die anfänglich aufsteigende Panik und macht sich schnell daran, die Datenflut zu strukturieren. Sie stellt sich die folgende Frage:

1. Welches sind die allgemeinen Problembereiche bei diesem Klienten?

Da die Studentin sehr viele Problembereiche identifiziert hat und erkennt, daß es sich hier um einen Notfall handeln könnte, weiß sie, daß sie sich mehr auf die medizinischen Aspekte der Situation des Klienten konzentrieren muß. So beschließt sie, zunächst einmal festzustellen, welche allgemeinen Problembereiche Vorrang haben noch bevor sie irgendwelche Vermutungen in bezug auf die Pflegediagnosen anstellt. Sie findet, daß ihre Betreuung lückenhaft ist und nichts Sinnvolles bewirken kann, wenn sie nicht einige der weniger dringlichen Probleme ausblendet.

2. Mit welchem der bereits identifizierten Problembereiche wollen Sie sich zum gegenwärtigen Zeitpunkt beschäftigen?

3. Fassen Sie die entsprechenden Daten gemäß den unter Punkt 1 identifizierten Problembereichen zusammen.

Nachdem die Datenflut nun auf eine handhabbare Menge reduziert und die allerwichtigsten Problembereiche identifiziert wurden, kann die Pflegeperson die in Frage kommenden Pflegediagnosen generieren.

4. Welche Pflegediagnosen kommen für diesen Klienten in Frage?

5. Überprüfen Sie jede Hypothese. Welche Pflegediagnosen sind akkurat?

6. Werden bei der Studentin Vorurteile spürbar, die Einfluß auf ihre diagnostischen Überlegungen nehmen könnten?

Die Erörterung des ersten Teils beginnt auf S. 251.

Fallbeispiel 26 – Teil II

Im Anschluß an die Behandlung in der Unterkunft der Heilsarmee wird Herr Martin für 10 Tage ins Krankenhaus eingewiesen. Bei seiner Aufnahme findet eine Besprechung statt, bei der für diesen wirklich kranken Mann die Pflegediagnosen und Interventionen festgelegt werden. Frau Berger, eine erfahrene Pflegeperson, die seit einigen Jahren in dieser Einheit arbeitet, interessiert sich für diesen Fall und betreut Herrn Martin ständig während seiner stationären Behandlung. Viele der positiven Veränderungen in seinem Leben, besonders diejenigen, die mit seinem Lebensstil zusammenhängen, sind dem Engagement und der Beharrlichkeit dieser Pflegeperson zu verdanken. Während der Zeit im Krankenhaus wird der Diabetes von Herrn Martin unter Kontrolle gebracht. Bei seiner Entlassung liegen folgende Daten vor.

Nach Funktionellen Verhaltensmustern zusammengefaßten Assessment-daten

Verhaltensmuster: Wahrnehmung und Umgang mit der eigenen Gesundheit
1. Hat einige Kleidungsstücke aus der Kleiderkammer des Krankenhauses bekommen, unter anderem einen warmen Wintermantel
2. Sagt „Ich möchte nie wieder so krank sein"
3. Ist umfassend über die Behandlung seines Diabetes unterrichtet worden
4. Macht sich Sorgen darüber, ob er den vorgeschriebenen Behandlungsplan einhalten kann
5. Es wurden 10 mg eines oralen Antidiabetikums pro Tag verordnet
6. Blutzuckerspiegel 130 mg/dl (normal sind 70-120 mg/dl im nüchternen Zustand)
7. Ist sauber und gut gepflegt
8. Wurde in das örtliche Rehabilitationszentrum aufgenommen, wo er Unterkunft und Verpflegung erhält und eine Umschulung machen kann

Verhaltensmuster: Ernährung und Stoffwechsel
1. Gewicht beträgt bei der Entlassung 69,9 kg (Zunahme von 4 kg)
2. Ist auf eine Diät von 2500 Kalorien gesetzt
3. Die Wunde am rechten Fuß heilt gut und zeigt keinerlei Anzeichen einer Entzündung

Verhaltensmuster: Aktivität und Bewegung
1. Kann alle Selbstversorgungsmaßnahmen ohne Hilfe durchführen
2. Kann ohne Probleme gehen

Verhaltensmuster: Kognition und Perzeption
1. Keine Schmerzen im Abdomen
2. Kann mit Hilfe einer gespendeten Brille einwandfrei lesen

Verhaltensmuster: Selbstwahrnehmung und Selbstkonzept
1. Macht viele negative Bemerkungen über sich und seine Situation als Obdachloser
2. Sagt „Ich muß hier raus und den Platz für jemanden räumen, der all diese Aufmerksamkeit verdient"

Verhaltensmuster: Rollen und Beziehungen
1. Keine Besuche während seines Krankenhausaufenthaltes
2. Keine Telefonate

Verhaltensmuster: Bewältigungsverhalten (Coping) und Streßtoleranz
1. Will nicht über sein Leben oder die Umstände sprechen, die zu seiner Obdachlosigkeit geführt haben
2. Seine Bewältigungsstrategien sind offensichtlich Verleugnung und Vermeidung

Verhaltensmuster: Werte und Überzeugungen
1. Will den Krankenhauspfarrer nicht sehen
2. Sagt „Gott hat mich schon vor langer Zeit aufgegeben"

Es findet eine weitere Besprechung statt, bei der ein Entlassungsbericht verfaßt und Informationen für die Pflegeperson zusammengestellt werden, die Herrn Martin in der Gemeinde weiterbetreuen wird. Bei dieser Besprechung geht es vorrangig um die Identifizierung von Pflegediagnosen, die dringend pflegerischer Interventionen bedürfen.

Aufgaben

Teil II

1. Welches sind zum Zeitpunkt der Entlassung die allgemeinen Problembereiche dieses Klienten?

2. Fassen Sie die entsprechenden Daten gemäß den identifizierten Problembereichen zusammen.

Die Besprechung wird von Frau Berger geleitet. Sie schreibt folgende diagnostische Hypothesen an die Tafel und sagte dazu: „Diese Pflegediagnosen werden wir in das Überweisungsformular des Klienten schreiben"

a. *Ineffektive Handhabung des Behandlungsprogramms b/d zu komplexes Behandlungsprogramm a/d geäußerte Bedenken hinsichtlich der Fähigkeit, das vorgeschriebene Behandlungsprogramm durchführen zu können*

b. *Ernährungsmangel Magerkeit b/d Unterernährung*

c. *Gestörtes Selbstwertgefühl b/d Obdachlosigkeit a/d negative Äußerungen über sich selbst*

d. *Veränderte Familienprozesse b/d fehlende Unterstützung durch die Familie a/d keine Besuche von der Familie*

e. *Unwirksames Coping b/d unbekannte Ätiologie, a/d Verleugnungs- und Vermeidungstrategien*

f. *Existentielle Verzweiflung b/d Obdachlosigkeit a/d Weigerung des Klienten, den Krankenhauspfarrer zu sehen; Äußerungen darüber, daß Gott ihn aufgegeben hat*

3. Als Teilnehmer an der Besprechung anläßlich der Entlassung des Klienten bitten Sie darum, daß jede Pflegediagnose einzeln besprochen wird. Sie haben den Klienten häufig betreut und sind der Auffassung, daß einige Pflegediagnosen nicht akkurat sind. Diskutieren Sie die einzelnen, von Frau Berger ausgewählten Pflegediagnosen und überprüfen Sie deren Akkuratesse.

4. Fassen Sie die Fehler zusammen, die Frau Berger bei ihren kritischen Überlegungen gemacht hat.

5. Listen Sie die Pflegediagnosen auf, die Sie in den Entlassungsbericht schreiben würden.

6. Formulieren Sie die Pflegediagnose mit hoher Priorität.

Die Erörterung des zweiten Teils beginnt auf S. 256.

6.3   Fallbeispiel 27

Teil I

Eileen Mitchell, 22 Jahre alt, hatte mit 16 Jahren einen Skiunfall, der infolge einer T1-Vertebralfraktur zu einer Paraplegie führte. Sie machen heute einen Hausbesuch, um ein Druckgeschwür am Sitzbein neu zu verbinden.

Nach Funktionellen Verhaltensmustern zusammengefaßte Assessmentdaten

Verhaltensmuster: Wahrnehmung und Umgang mit der eigenen Gesundheit

1. Skiunfall vor sechs Jahren, der zu einer Paraplegie führte
2. Frau von 22 Jahren
3. Lebt allein in einem Appartement-Komplex, der für behinderte Erwachsene konzipiert ist
4. Verdunkeltes Schlafzimmer, zugezogene Vorhänge, der ganze Raum ist unordentlich und es liegen viele Kleidungs- und Wäschestücke aufgehäuft herum

Verhaltensmuster: Ernährung und Stoffwechsel

1. Druckgeschwür am Sitzbeim, Stadium IV
2. Eine leere Coladose und eine Schachtel Kekse liegen neben dem Bett

Verhaltensmuster: Ausscheidung

1. Ureterostomie
2. Der Urinbeutel ist gefüllt; ein volles Urinal steht neben dem Bett
3. Die Farbe des Urins ist hellgelb
4. Stuhlinkontinenz; Abgang großer Mengen von weichem, ungeformtem Stuhl
5. Hält die Kontinenz gewöhnlich aufrecht, indem sie auf ihre Ernährung achtet und einen festen Zeitplan für die Darmentleerung einhält

Verhaltensmuster: Aktivität und Bewegung

1. Paraplegie; benutzt einen Rollstuhl
2. Hat für sich selbst gesorgt „solange sie denken kann"
3. Liegt auf dem Rücken im Bett, hat Kissen um sich herum verteilt

Verhaltensmuster: Rollen und Beziehungen

1. Arbeitet als Buchhalterin
2. Keine Freunde
3. Die Mutter lebt in der Stadt, kommt jedoch nur hin und wieder vorbei
4. Hat ein Schild an der Tür mit der Aufschrift „Laßt mich in Ruhe!"

Verhaltensmuster: Selbstwahrnehmung und Selbstkonzept

1. Ungepflegt, ungekämmt

Verhaltensmuster: Werte und Überzeugungen

1. Geht „an den meisten Sonntagen" in eine Baptistenkirche

Aufgaben

Teil I

1. Identifizieren Sie die Faktoren an, die den Fall komplex machen.

2. Bestimmen Sie anhand der vorliegenden Daten die allgemeinen Problembereiche.

3. Fassen Sie die zusammenhängenden Daten entsprechend den unter Punkt 2
   identifizierten allgemeinen Problembereichen neu zusammen.

4. Welche Fragen würden Sie an die Klientin richten, um weitere Daten zu erhalten,
   die Sie benötigen, um eine Pflegediagnose stellen zu können?

Lesen Sie die Erörterung auf S. 261, bevor Sie die Fragen zu Teil II beantworten.

Aufgaben

Teil II

1. Wie lauten nach der Analyse sämtlicher Daten die diagnostischen Hypothesen?

2. Überprüfen Sie die diagnostischen Hypothesen und formulieren Sie die Pflegediagnose mit höchster Priorität als vollständige Pflegediagnosen.

3. Wie wirkt sich der Kontext der Interaktion zwischen Klientin und Pflegeperson
   auf Ihre Analyse aus?

Die Erörterung des zweiten Teils beginnt auf S. 265.

Teil III
Diskussion

7 Diskussion der Fallbeispiele

Fallbeispiel 1

1. und 2.

Die Pflegediagnose *Schmerzen* ist definiert als „Berichte über starke Beschwerden oder die Anwesenheit von Indikatoren für starke Beschwerden (Schmerzen)".[3] Zu den Kennzeichen gehören: verbale und/oder nonverbale Äußerungen über Schmerzen; vorsichtiges, schonendes Verhalten; starker Selbstbezug oder eingeengte Sichtweise; Ablenkungsverhalten; schmerzverzerrtes Maskengesicht und vegetative Reaktionen wie z. B. erhöhte Herzfrequenz oder Schwitzen. Bei Frau Garcia sind viele dieser Symptome vorhanden; es handelt sich also um eine wichtige diagnostische Hypothese.

Chronische Schmerzen dauern definitionsgemäß wenigstens 6 Monate an. Da die Klientin die Schmerzen erst seit 4 Monaten hat, kann die Pflegediagnose *chronische Schmerzen* ausgeschlossen werden.

Beeinträchtigte körperliche Mobilität ist die „eingeschränkte Fähigkeit, sich unabhängig in der Umgebung zu bewegen."[3] Die Kennzeichen sind: Unfähigkeit, zielgerichtete Bewegungen durchzuführen (kann sich nicht selbst im Bett drehen, kann nicht aufstehen, kann nicht gehen); eingeschränkte aktive Beweglichkeit der Gelenke sowie verminderte Muskelkraft bzw. Bewegungskontrolle. Frau Garcia hat zwar

Schmerzen bei Bewegung und hat bestimmte Aktivitäten eingeschränkt, doch ist sie immer noch in der Lage, sich ohne Hilfe in der Umgebung zu bewegen. Bei ihr ist weder eine verminderte Bewegungskontrolle noch eine eingeschränkte Beweglichkeit der Gelenke festzustellen. Deshalb ist die Pflegediagnose *Beeinträchtigte körperliche Mobilität* nicht korrekt und muß nicht weiter berücksichtigt werden.

Eine *Schlafstörung* ist „eine Unterbrechung der Schlafzeit und -qualität, die Unbehagen oder die Beeinträchtigungen von erwünschten Lebensaktivitäten verursacht."[3] Die Kennzeichen sind: verbale Klagen über Einschlafstörungen; frühes Erwachen; unterbrochener Schlaf und verbale Klagen darüber, nicht ausgeruht zu sein. Die Klientin klagt zwar über Unterbrechung des Schlafes, doch gibt es keine Anhaltspunkte dafür, daß Müdigkeit ein Problem für sie ist. Ihre Probleme werden durch Schmerzen verursacht und nicht durch Unterbrechung des Schlafes. Die Pflegediagnose *Schlafstörung* hätte in diesem Fall einen geringen Übereinstimmungsgrad.

3.

Die Pflegediagnose *Schmerzen* ist zu diesem Zeitpunkt bei dieser Klientin die am meisten zutreffende Pflegediagnose. Die Zeichen und Symptome sind verbale Äußerungen über Schmerzen, Schwierigkeiten bei Belastung aufgrund der Schmerzen, Schonung des Knies und Verzerren des Gesichts beim Knien. Diese Kennzeichen stützen die Pflegediagnose *Schmerzen* bei Frau Garcia.

4.

Die vollständige Pflegediagnose lautet deshalb:

PD: Schmerzen

beeinflußt durch (b/d)
- ◼ Schwellung des rechten Knies
- ◼ Mit Belastung verbundenen Aktivitäten
- ◼ Erfolglose Selbstbehandlung

angezeigt durch (a/d)
- ◼ Äußerungen über Schmerzen
- ◼ Schwierigkeiten bei Belastung und
- ◼ Erfolglose Behandlung mit Paracetamol und Streckübungen

Die diagnostische Aussage wird durch den Zusatz „sekundär beeinflußt durch (s/b/d) ..." noch klarer. Dieser Zusatz stellt die Verbindung zwischen der Pflegediagnose und dem pathologischen Befund bzw. der medizinischen Diagnose her. Die vollständige Pflegediagnose lautet dann:

PD: Schmerzen

beeinflußt durch (b/d)
- Entzündung
- Mit Belastung verbundenen Aktivitäten
- Erfolglose Selbstbehandlung sekundär beeinflußt durch (s/b/d) eine traumatische Verletzung und Tendinitis

angezeigt durch (a/d)
- Äußerungen über Schmerzen
- Schwierigkeiten bei Belastung
- Überwärmung und Schwellung im rechten Knie
- Erfolglose Behandlung mit Paracetamol und Streckübungen

7.2 Fallbeispiel 2

1. und 2.

Die Definition der Pflegediagnose *Furcht* lautet: „Gefühl der Bedrohung, bezogen auf eine identifizierbare Quelle, die als eine Bedrohung oder Gefahr für das Selbst wahrgenommen wird."[3] Das Kennzeichen ist das Vermögen, die Quelle der Furcht benennen zu können. Es können sich auch Gefühle von Angst oder Schrecken, Vermeidungsverhalten und Fokussierung der Gefahrenquelle sowie physiologische Anzeichen einer Notsituation zeigen, wie z. B. erhöhte Herzfrequenz, erhöhte Atemfrequenz und Schwitzen. Bei Frau Jeffersen sind keine derartigen Verhaltensweisen festzustellen und deshalb trifft die Diagnose *Furcht* nicht zu. Zwar ist die Annahme, daß eine Frau, in deren Familie Brustkrebs bereits aufgetreten ist, die Entwicklung einer solchen Krankheit bei sich befürchtet, durchaus gerechtfertigt, doch gibt es keinerlei Informationen, die diese Annahme stützen. Frau Jefferson sagt nicht, sie habe Angst, Krebs zu bekommen, sondern sie äußert lediglich den Wunsch, über Möglichkeiten der Feststellung und Verhütung informiert zu werden.

Die Pflegediagnose *Infektionsgefahr des Harntrakts* kann ausgeschlossen werden, da sie keinen hohen Übereinstimmungsgrad aufweist. *Infektionsgefahr* ist definiert als „das Vorliegen eines erhöhten Risikos für das Eindringen von pathogenen Mikroorganismen in den menschlichen Körper."[3] Die Kennzeichen sind die Risikofaktoren, die einen Menschen hoch anfällig für Infektionen machen, wie z. B. Hautdefekte, Stase der Körperflüssigkeiten (z. B. Urin), Anämie, Immunsuppression und chronische

Krankheit. Obwohl die Klientin bereits eine Harnwegsinfektion hatte, gibt es keine Daten, die auf ein erhöhtes Infektionsrisiko hindeuten. Es lassen sich keine Risikofaktoren, wie z. B. eine Anomalie oder Prädisposition, ausmachen. Risikodiagnosen sollten nicht unüberlegt gestellt werden, quasi als Pflegediagnosen, die alles abdecken, sondern nur dann, wenn der einzelne Patient ein ganz spezielles Risiko trägt oder eines, das höher ist als bei den meisten anderen Menschen. Das Pflegepersonal wird zwar stets wachsam auf Zeichen und Symptome einer Harnwegsinfektion achten, doch wäre die Pflegediagnose *Infektionsrisiko* bei dieser Klientin nicht angemessen.

Laut NANDA-Definition sind die *Gesundheitsförderung anstrebende Verhaltensweisen* „ein Zustand, bei dem ein gesunder Mensch aktiv nach Wegen sucht, um sein persönliches Gesundheitsverhalten und/oder Umweltbedingungen zu verändern, um einen optimalen Gesundheitszustand zu erreichen."[3] Das entscheidende Kennzeichen ist der geäußerte Wunsch der Klientin, einen verbesserten Gesundheitszustand zu erreichen. Ein weiteres Kennzeichen ist der Ausdruck der Besorgnis über den Einfluß aktueller Umweltbedingungen auf den gegenwärtigen Gesundheitszustand. Wir haben es also hier mit einer wichtigen diagnostischen Hypothese zu tun.

3.

Die Pflegediagnose mit dem höchsten Übereinstimmungsgrad lautet bei dieser Klientin *Gesundheitsförderung anstrebende Verhaltensweisen: Feststellung und Verhütung von Brustkrebs.* Die Besorgnis der Klientin über die Vorgeschichte von Brustkrebs in ihrer Familie sowie ihre Bitte um nähere Informationen über die Selbstuntersuchung der Brust, Mammographien und eine krebsverhütende Ernährungsweise stimmen völlig mit der Definition und den Kennzeichen dieser Pflegediagnose überein. In Anbetracht der Vorgeschichte von Brustkrebs in der Familie der Klientin, ihrer geäußerten Besorgnis darüber und der Tatsache, daß es keine anderen dringlichen Gesundheitsprobleme gibt, stellt dieses gesundheitsbezogene Anliegen der Klientin die Pflegediagnose mit höchster Priorität dar.

4.

Die korrekte Formulierung dieser Wellness-Pflegediagnose als einteilige Aussage lautet:

> **PD: Gesundheitsförderung anstrebende Verhaltensweisen:** Feststellung und Verhütung von Brustkrebs

Eine ätiologische Aussage (bzw. die Angabe der beeinflussenden, ätiologischen Faktoren) wäre überflüssig und ist bei dieser Wellness-Pflegediagnose nicht erforderlich.

7.3 Fallbeispiel 3

1., 2. und 3.

Aspirationsgefahr ist definiert als „das Vorliegen von Risikofakoren für das Eindringen von Sekreten aus Magen, Rachen und Mund oder festen/flüssigen Nahrungsmittel in den tracheobronchialen Raum."[3] Diese Pflegediagnose hat viele Kennzeichen, z. B.: beeinträchtigter Bewußtseinszustand; eingeschränkter Husten- und Würgereflex; bestehende Tracheotomie, liegender endotrachealer Tubus und Kieferverdrahtung. Das relevanteste Kennzeichen ist die Kieferverdrahtung. Aufgrund der Anwesenheit dieses relevanten Kennzeichens ist die Zuordnung dieser Pflegediagnose völlig korrekt.

Eine andere Pflegediagnose, die bei diesem Klienten in Erwägung zu ziehen ist, lautet *Gefahr einer ungenügenden Selbstreinigungsfunktion der Atemwege*. Diese Pflegediagnose ist definiert als „Unfähigkeit zur wirkungsvollen Entfernung von Sekreten und Verlegungen der Atemwege."[3] Relevante Kennzeichen sind: abnormale Atemgeräusche (Rasseln), Veränderungen der Atemfrequenz oder Atemtiefe, Zyanose und Dyspnoe.

Die Pflegediagnose *Gefahr einer ungenügenden Selbstreinigungsfunktion der Atemwege* und die Pflegediagnose *Aspirationsgefahr* haben sehr viel Ähnlichkeit. Obwohl die Definitionen beider Pflegediagnosen der klinischen Situation angemessen sind, legen die Kennzeichen in diesem Fall jedoch die Pflegediagnose *Aspirationsgefahr* nahe. Die genaue Überprüfung der Kennzeichen zeigt nämlich, daß *Aspirationsgefahr* gewöhnlich mit einer mechanisch verursachten Behinderung verbunden ist, wohingegen die Pflegediagnose *Gefahr einer ungenügenden Selbstreinigungsfunktion der Atemwege* im allgemeinen eher dann gestellt wird, wenn die Atemprobleme durch Sekrete ausgelöst werden.
In diesem Fall verhält es sich so, daß beide Pflegediagnosen akkurat sind und zu unterschiedlichen, aber gleichermaßen richtigen pflegerischen Interventionen führen würden. Die Kenntnis der einzelnen Kennzeichen bzw. Risikofaktoren sowie klinische Erfahrung und klinisches Urteilsvermögen lassen die Entscheidung allerdings zugunsten der Pflegediagnose *Aspirationsgefahr* ausfallen.

Die letzte Pflegediagnose, die für diesen Klienten in Betracht kommt, lautet *Mangelernährung*. Sie ist definiert als „eine zur Deckung des Stoffwechselbedarfs unzureichende Nährstoffaufnahme."[3] Relevante Kennzeichen sind: Gewichtsverlust bei angemessener Nährstoffaufnahme, Körpergewicht 20 % unter dem Idealgewicht, Berichte über eine, im Vergleich zum minimalen täglichen Nährstoffbedarf unzureichende Nährstoffaufnahme und Muskelschwäche (Kauen, Schlucken).

Die Pflegediagnose *Mangelernährung* kann zum gegenwärtigen Zeitpunkt ausgeschlossen werden. Es gibt keine Anzeichen, die in der gegebenen klinischen Situation für diese Pflegediagnose sprechen. Da jedoch die Möglichkeit besteht, daß der Klient Schwierigkeiten haben könnte, sein aktuelles Gewicht zu halten und einen Gewichtsverlust zu vermeiden, wäre die Pflegediagnose Gefahr einer *Mangelernährung* durchaus angemessen. Bei einer solchen Pflegediagnose werden nämlich pflegerische Maßnahmen in die Wege geleitet, die dem Problem des Gewichtsverlusts entgegenwirken. Durch eine entsprechende sorgfältige Planung, an der eine Pflegeperson und eine Ernährungsberaterin beteiligt sind, könnte der Patient, was seine Ernährung anbelangt, in einem ausgezeichneten Zustand gehalten werden. Wenn er sich mit der Zeit an die Einschränkung in der Ernährung und beim Essen gewöhnt hat, läßt sich anhand weiterer Assessmentdaten ermitteln, ob diese Pflegediagnose ausgeschlossen oder in eine aktuelle Pflegediagnose umgewandelt werden kann.

Die Pflegediagnose *Aspirationsgefahr* ist von großer Bedeutung; sie wird die Pflegeperson veranlassen, wachsam zu sein, solange die Kiefer des Klienten verdrahtet sind. Auch im Hinblick auf die Folgen, die mit einer Aspiration verbunden sind, ist diese Pflegediagnose höchst bedeutsam.

4.

Die vollständige Pflegediagnose lautet:

PD: Aspirationsgefahr

beeinflußt durch (b/d)
■ Unfähigkeit, den Mund zu öffnen, (s/b/d) eine Kieferverdrahtung

---

(Denken Sie daran, daß in einer Risiko-Pflegediagnose keine Kennzeichen erscheinen, sondern nur die diagnostische Kategorie und die Risikofaktoren.)

7.4   Fallbeispiel 4

1. Die wesentlichen Einschätzungsbefunde

Subjektive:
1. Die Nahrung enthält sehr viel Fett, aber kaum Obst und Gemüse
2. Im Beruf und in der Lebensführung herrscht eine sitzende Lebensweise vor
3. Kein regelmäßiges Trainingsprogramm
4. Klient hat nichts dagegen, über Gewichtsreduzierung und regelmäßige körperliche Bewegung zu sprechen

Objektive:
1. Das Gewicht liegt um 25 % über dem Idealgewicht nach Größe und Körperbau
2. Die Messung der Triceps-Hautfalte ergibt 21 mm
3. Der Serumcholesterinspiegel beträgt 245 mg/dl

2. Zusammenfassung der Assessmentdaten entsprechend den Funktionellen Verhaltensmustern

Verhaltensmuster: Wahrnehmung und Umgang mit der eigenen Gesundheit
1. Klient hat nichts dagegen, über Gewichtsreduzierung und regelmäßige körperliche Bewegung zu sprechen

Verhaltensmuster: Ernährung und Stoffwechsel
1. Die Nahrung enthält sehr viel Fett, aber kaum Obst und Gemüse
2. Das Gewicht liegt 25 % über dem Idealgewicht nach Größe und Körperbau
3. Die Messung der Triceps-Hautfalte ergibt 21 mm
4. Der Serumcholesterinspiegel beträgt 245 mg/dl

Verhaltensmuster: Aktivität und Bewegung
1. Im Beruf und in der Lebensführung herrscht eine sitzende Lebensweise vor
2. Kein regelmäßiges Bewegungstraining

3. Allgemeine Problembereiche

a. Das Körpergewicht liegt über dem Idealgewicht
b. Schlechte Ernährungsgewohnheiten
c. Sitzende Lebensweise

4. Nochmalige Zusammenfassung der Daten

Zusammenfassung eins (allgemeines Problem: Körpergewicht über dem Idealgewicht und schlechte Ernährungsgewohnheiten)
1. Die Nahrung enthält sehr viel Fett, aber kaum Obst und Gemüse
2. Das Gewicht liegt um 25 % über dem Idealgewicht nach Größe und Körperbau
3. Die Messung der Triceps-Hautfalte ergibt 21 mm
4. Der Serumcholesterinspiegel beträgt 245 mg/dl
5. Der Klient hat nichts dagegen, über Gewichtsreduzierung und regelmäßige körperliche Bewegung zu sprechen

Zusammenfassung zwei (allgemeines Problem: Sitzende Lebensweise)
1. Im Beruf und in der Lebensführung herrscht eine sitzende Lebensweise vor
2. Kein regelmäßiges Bewegungstraining
3. Der Klient hat nichts dagegen, über regelmäßige körperliche Bewegung zu sprechen

5. Diagnostische Hypothesen

a. Überernährung
b. Veränderte Gesunderhaltung
c. Aktivitätsintoleranz
d. Gesundheitsförderung anstrebende Verhaltensweisen

6. und 7.

Die akkurateste Pflegediagnose lautet *Überernährung*. Sie steht im Einklang mit der Definition: „Eine im Vergleich zum Stoffwechselbedarf übermäßige Kalorienzufuhr."[3] Die relevanten Kennzeichen sind: Körpergewicht 20 % über dem Idealgewicht nach Größe und Körperbau; Triceps-Hautfalte größer als 15 mm bei Männern, sitzende Lebensweise und gestörtes Eßverhalten (beschrieben oder beobachtet). Zwei der Hauptkennzeichen („entscheidende Kennzeichen"– critical cues) laut NANDA-Taxonomie sind vorhanden und gewährleisten die Richtigkeit der Pflegediagnose.

Veränderte Gesunderhaltung käme ebenfalls als Pflegediagnose in Betracht. Sie wird jedoch von der NANDA wie folgt definiert: „Die Unfähigkeit gesunderhaltende Maßnahmen zu erkennen, die eigene Gesundheit zu erhalten oder Hilfe zur Aufrechterhaltung der Gesundheit aufzusuchen."[3] Für diese Pflegediagnose gibt es eine Vielzahl von Kennzeichen. Zu den Kennzeichen, die in Frage kämen, gehören: erwiesener Mangel an Kenntnissen in bezug auf grundlegende, gesunderhaltende Maßnahmen; erwiesener Mangel an Anpassungsvermögen in bezug auf innere oder äußere Veränderungen; mitgeteilte oder beobachtete Unfähigkeit, Verantwortung für die Befriedigung grundlegender, gesunderhaltender Maßnahmen im Bereich einiger oder aller Funktionellen Verhaltensmuster zu übernehmen; Vorgeschichte über mangelndes Gesundheitsförderung anstrebendes Verhalten. Vor dem Hintergrund dieser Definition und dieser Kennzeichen weist die Pflegediagnose *Veränderte Gesunderhaltung* keinen sehr hohen Übereinstimmungsgrad auf, weil die Kennzeichen dieses Falls und die Kennzeichen der Pflegediagnose nicht deckungsgleich sind.

Ein und dieselbe Pflegediagnose kann unterschiedliche Definitionen und aufweisen, wenn diese aus verschiedenen Quellen stammen. Viele Autoren verwenden die Pflegediagnose *Veränderte Gesunderhaltung*, wenn Risikofaktoren anwesend sind, die auf ein bestimmtes Gesundheitsproblem hindeuten. Die Pflegediagnose *Überernährung* trifft dagegen eher zu, wenn die Definitionen und Kennzeichen der NANDA zugrunde gelegt werden. Bei einer anderen Definition und anderen Kennzeichen könnte die Pflegediagnose mit höchster Priorität *Veränderte Gesunderhaltung* lauten, weil es in einem solchen Fall wichtig wäre, ein Unterrichtsprogramm zur Reduzierung der Risikofaktoren in die Wege zu leiten, die eine Erkrankung der Koronararterien begünstigen, und diese Erkrankung ist ein schwerwiegenderes Gesundheitsproblem als das Übergewicht allein.

Das Kennzeichen „sitzende Lebensweise im Beruf und in der Lebensführung" könnten Sie zur Auswahl der Pflegediagnose *Aktivitätsintoleranz* veranlassen. *Aktivitätsintoleranz* ist definiert als „abnormale Reaktion auf energieverbrauchende körperliche Bewegung in Verbindung mit notwendigen oder gewollten Aktivitäten."[3] Die Kennzeichen sind: Bericht über Erschöpfung oder Schwäche; abnormale Reaktionen auf Körperbewegungen; äußerlich bedingte körperliche Beschwerden oder Dyspnoe; EKG-Veränderungen, die eine Ischämie oder Arrhythmie anzeigen. Eine genaue Überprüfung macht deutlich, daß weder die Definition noch die Kennzeichen mit den vorliegenden Daten übereinstimmen. Hier erweckt schon der Titel den Anschein als passe er mit dem Kennzeichen „sitzenden Lebensweise im Beruf und in der Lebensführung" zusammen. Die genauere Betrachtung der Definition und der Kennzeichen zeigt jedoch, daß diese Pflegediagnose nicht zutrifft, weil sie nicht durch entsprechende Daten gestützt wird.

Die Diagnose *Gesundheitsförderung anstrebende Verhaltensweisen* ist per Definition „ein Zustand, bei dem ein gesunder Mensch aktiv nach Wegen such, um sein persönliches Gesundheitsverhalten und/oder Umweltbedingungen zu verändern, um einen optimalen Gesundheitszustand zu erreichen."[3] Zu den wichtigen Kennzeichen gehören: der geäußerte oder beobachtete Wunsch, einen verbesserten Gesundheitszustand zu erreichen bzw. mehr Informationen über Gesundheitsförderung zu erhalten. Weniger wichtige Kennzeichen sind: der geäußerte oder beobachtete Wunsch, mehr Kontrolle über das Gesundheitsverhalten zu erlangen; Ausdruck der Besorgnis über den Einfluß aktueller Umweltbedingungen auf den Gesundheitszustand; Aussagen oder Beobachtungen über mangelnde Kenntnisse in bezug auf gesundheitsbezogene Ressourcen in der Gemeinde; dargestellter oder beobachteter Mangel an Kenntnissen über gesundheitsfördernde Aktivitäten. Diese Pflegediagnose ist nicht korrekt, weil Herr Lavato bei seinem Gewichtsproblem nicht aktiv nach Hilfe sucht. Trotz der Tatsache, daß er einer Gewichtsreduzierung und einem regelmäßigen Bewegungstraining nicht ablehnend gegenübersteht, spricht sein Mangel an Initiative bei diesem Thema gegen die Pflegediagnose *Gesundheitsförderung anstrebende Verhaltensweisen*. Die Pflegeperson sollte jedoch weiterhin auf Kennzeichen achten, die diese Pflegediagnose stützen; sollten weitere Daten die Pflegediagnose bestätigen, dann kann sie sie zu einem späteren Zeitpunkt berücksichtigt werden.

8.

Die vollständige Pflegediagnose lautet:

PD: Überernährung

beeinflußt durch (b/d)
- Fettreiche Ernährung mit wenig Obst und Gemüse
- Sitzende Lebensweise

angezeigt durch (a/d)
- Körpergewicht 25 % über dem Idealgewicht
- Triceps-Hautfalte 21 mm
- Serumcholesterinspiegel 245 mg/dl

7.5   Fallbeispiel 5

1. Die wesentlichen Einschätzungsbefunde

Subjektive:
1. Vorgeschichte über Diarrhoe; Verschlimmerung im Verlauf der letzen 6 Monate
2. Vorgeschichte über Milchzuckerunverträglichkeit
3. Vier bis sechs große, ungeformte Stühle pro Tage
4. Die Stühle riechen faulig und gehen mit Flatulenz und Unterleibskrämpfen einher
5. Der Klient gibt an, er sei peinlich berührt wegen der Flatulenz und des Geruchs
6. Trinkt keine Milch, doch ergibt die Überprüfung der Speisen, daß er eine beträchtliche Menge von Milchprodukten zu sich nimmt
7. Er nimmt seine Mahlzeiten in der Cafeteria ein
8. Er nahm traditionelle chinesische Speisen mit wenig Milchprodukten zu sich, als er noch zu Hause lebte

Objektive:
1. Die Vitalzeichen und das spezifische Gewicht des Urins liegen im Normalbereich
2. Die Größe und das Gewicht liegen unter dem Durchschnitt
3. Die Schleimhäute sind rosig und feucht
4. Die kapilläre Wiederauffüllungszeit beträgt weniger als 3 Sek.
5. Das Abdomen ist weich
6. Hyperaktive Darmgeräusche

2. Zusammenfassung der Assessmentdaten entsprechend den Funktionellen Verhaltensmustern

Verhaltensmuster: Wahrnehmung und Umgang mit der eigenen Gesundheit

1. Vorgeschichte über Diarrhoe
2. Vorgeschichte über Milchzuckerunverträglichkeit
3. Zog vor 6 Monaten ins Studentenwohnheim um

Verhaltensmuster: Ernährung und Stoffwechsel

1. Trinkt keine Milch, doch ergibt die Überprüfung der Speisen, daß seine Nahrung beträchtliche Mengen an Milchprodukten enthält
2. Nimmt seine Mahlzeiten in der Cafeteria des Studentenwohnheims zu sich
3. Die Größe und das Gewicht liegen unter dem Durchschnitt
4. Die Schleimhäute sind rosig und feucht
5. Der Hautturgor ist normal
6. Er nahm traditionelle chinesische Nahrung zu sich, als er noch zu Hause lebte

Verhaltensmuster: Ausscheidung

1. Vier bis sechs große, ungeformte Stühle pro Tag
2. Die Stühle riechen faulig und gehen mit Flatulenz und Unterleibskrämpfen einher
3. Das Abdomen ist weich
4. Hyperaktive Darmgeräusche
5. Spezifisches Gewicht des Urins liegt im Normalbereich

Verhaltensmuster: Aktivität und Bewegung

1. Die kapillare Wiederauffüllzeit beträgt weniger als 3 Sek.
2. Die Vitalzeichen liegen im Normalbereich

Verhaltensmuster: Selbstwahrnehmung und Selbstkonzept

1. Ist peinlich berührt wegen der Stühle, die mit Flatulenz und Geruch einher gehen

3. Allgemeine Problembereiche

1. Durchfall
2. Erhöhte Zufuhr von Milchprodukten
3. Möglichkeit einer unzureichenden Ernährung
4. Unsicherheit und Beschämung

4. Nochmalige Zusammenfassung der Daten

Zusammenfassung eins (allgemeines Problem: Durchfall)
1. Vorgeschichte über Milchzuckerunverträglichkeit
2. Durchfall, der sich im Verlauf der letzten 6 Monate verschlimmert hat

3. Vier bis sechs große, ungeformte Stühle pro Tag

4. Stühle gehen mit Flatulenz und Unterleibskrämpfen einher

5. Nimmt mit der Nahrung beträchtliche Mengen von Milchprodukten zu sich

6. Hyperaktive Darmgeräusche

Zusammenfassung zwei (allgemeines Problem: Zufuhr von Milchprodukten)

1. Vorgeschichte über Milchzuckerunverträglichkeit

2. Die Überprüfung der Speisen ergibt, daß er mit der Nahrung beträchtliche Mengen von Milchprodukten zu sich nimmt

3. Nimmt seine Mahlzeiten in der Cafeteria des Studentenwohnheims ein

4. Der Durchfall hat sich verschlimmert, seitdem er vor 6 Monaten auf die Universität ging

5. Vor der Studentenzeit war die Ernährung zu Hause arm an Milchprodukten

Zusammenfassung drei (allgemeines Problem: Möglichkeit einer unzureichenden Ernährung)

1. Größe und Gewicht liegen unter dem Durchschnitt

2. Vorgeschichte über Durchfall; Verschlimmerung während der letzten 6 Monate

3. Unterleibskrämpfe

4. Nimmt die Mahlzeiten meistens in der Cafeteria des Studentenwohnheims ein

Zusammenfassung vier (allgemeines Problem: Unsicherheit und Beschämung)

1. Gibt an, wegen der Stühle, die von Flatulenz und Gerüchen begleitet sind, peinlich berührt zu sein

5. Diagnostische Hypothesen

1. *Diarrhoe*

2. *Mangelernährung*

3. *Situationsbedingtes niedriges Selbstwertgefühl*

6. und 7.

Die Definition der Pflegediagnose *Diarrhoe* lautet: „Die häufige, nicht pathologisch bedingte Ausscheidung von dünnflüssigem, ungeformtem Stuhl."[3] Zu den Kennzeichen gehören: häufige Darmentleerungen, dünnflüssige Stühle, abdominelle Schmerzen, Bauchkrämpfe und Defäkationsdrang. Bei diesem Klienten treten nahezu alle Befunde auf; deshalb weist die Pflegediagnose *Diarrhoe* einen hohen Übereinstimmungsgrad auf. Die Zusammenfassung, in der die erhöhte Zufuhr von Milchprodukten verzeichnet ist, verweist auf die Ätiologie bei dieser Pflegediagnose.

Die Pflegediagnose *Mangelernährung* wird in erster Linie durch das Kennzeichen „Größe und Gewicht liegen unter dem Durchschnitt" gestützt. Stützenden Daten, die Aufschluß über die Ursache geben können, sind die Diarrhoe und die Bauchkrämpfe des Klienten sowie die Tatsache, daß er seine Mahlzeiten in der Cafeteria des Studentenwohnheims einnimmt. Die Definition dieser Pflegediagnose lautet jedoch: „Eine zur Deckung des Stoffwechselbedarfs unzureichende Nährstoffaufnahme."[3] Aus den vorliegenden Daten läßt sich nicht ersehen, ob dies zutrifft. Bevor diese Pflegediagnose ausgewählt wird, müssen noch einige Fragen geklärt werden: Hat der Klient tatsächlich Gewicht verloren oder ist sein Gewicht unverändert? Wieviel liegen Größe und Gewicht „unter dem Durchschnitt"? Könnte es sein, daß die Tabellen mit den Normen für Größe und Gewicht nicht auf Menschen chinesischer Abstammung zugeschnitten sind? Wenn dies so ist, stimmen Gewicht und Größe dann vielleicht doch? Bevor diese Fragen nicht geklärt sind, kann die Diagnose *Mangelernährung* nicht bestätigt werden und ist infolgedessen nicht akkurat.

Die letzte diagnostische Hypothese *Situativ geringes Selbstwertgefühl* stützt sich auf die Angaben des Klienten über seine Unsicherheit wegen der mit Diarrhoe einhergehenden Symptome. Die Definition für die Pflegediagnose *Situativ geringes Selbstwertgefühl* lautet: „Negative Selbstbewertung/Gefühle in bezug auf sich selbst oder eigene Fähigkeiten, als Reaktion auf ein/e Ereignis/Situation (kürzlich erfolgte Selbstbewertung war positiv)."[3] Ein wichtiges Kennzeichen ist das episodische Auftreten einer negativen Selbstbewertung als Reaktion auf Lebensereignisse. Die Äußerung von Scham ist ein weniger wichtiges Kennzeichen. Bei diesem Klienten gibt es nur ein Kennzeichen (Unsicherheit), das mit der Pflegediagnose *Situativ geringes Selbstwertgefühl* übereinstimmt. Es liegen keine Informationen vor, die Aufschluß über sein(e) grundlegende(s) Selbstkonzept/ Selbstbewertung geben, und deshalb ist diese Pflegediagnose nicht akkurat.

Flüssigkeitsmangel ist eine Pflegediagnose, die häufig mit Diarrhoe in Verbindung gebracht wird. Erstere ist definiert als „Zustand einer intravasalen, intrazellulären oder interstitiellen Dehydratation."[3] Die Kennzeichen sind unter anderem: veränderte Urinausscheidung; veränderte Urinkonzentration; plötzlicher Gewichtsverlust; Hypotonie; erhöhte Pulsfrequenz und Körpertemperatur; verminderter Hautturgor und trockene Schleimhäute.
Obwohl häufig ein Zusammenhang zwischen dieser Pflegediagnose und der Pflegediagnose *Diarrhoe* besteht, kommt *Flüssigkeitsmangel* in diesem Fall als diagnostische Hypothese nicht in Betracht. Die Kennzeichen eines *Flüssigkeitsmangels* fehlen bei diesem Klienten nicht nur, sondern es sprechen etliche Kennzeichen ganz eindeutig gegen diese Pflegediagnose. Diese widersprüchlichen Kennzeichen sind: im Normalbereich liegende Vitalzeichen, der normale Hautturgor, das im Normalbereich liegende spezifische Gewicht des Urins sowie die Feuchtigkeit der Schleimhäute. Wenn widersprüchliche Kennzeichen früh erkannt werden, kann eine Pflegediagnose ausgeschlossen werden noch bevor Hypothesen generiert werden. Es kann jedoch sein, daß eine weniger erfahrene Pflegeperson widersprüchliche Kennzeichen in einem so frühen Stadium des diagnostischen Prozesses nicht erkennt und die Hypothese *Flüssigkeitsmangel* in Erwägung zieht. Eine solche Hypothese würde dann bei einem

Vergleich der Daten des Klienten mit der Definition und den Kennzeichen der Pflegediagnose *Flüssigkeitsmangel* ausgeschlossen.

8.

Die Pflegediagnose, die am meisten auf John Chen zutrifft, wird wie folgt korrekt formuliert:

PD: Diarrhoe

beeinflußt durch (b/d)
■ Unvermögen, die therapeutisch angezeigten Ernährungsempfehlungen im Studentenwohnheim zu befolgen

angezeigt durch (a/d)
■ Vier bis sechs große, ungeformte Stühle pro Tag, die mit Bauchkrämpfen einher gehen

---

7.6 Fallbeispiel 6

1. Die wesentlichen Einschätzungsbefunde

Subjektive:
1. Sehschwäche
2. Leichte Minderung des Hörvermögens
3. Nykturie
4. Aufnahme in Krankenhaus erfolgte vor kurzem

Objektive:
1. Langsamer Gang
2. Sichtbare Katarakte in beiden Augen
3. Schwierigkeiten zu lesen und sich im Zimmer zurechtzufinden
4. Ein Sedativum wurde vor nicht langer Zeit verabreicht
5. Brustkrebs, bevorstehende Mastektomie

2. Zusammenfassung der Assessmentdaten entsprechend den Funktionellen Verhaltensmustern

Verhaltensmuster: Wahrnehmung und Umgang mit der eigenen Gesundheit

1. Brustkrebs, bevorstehende Mastektomie
2. Veränderter Gesundheitszustand (krankheitsbedingt)
3. Verlegung ins Krankenhaus

Verhaltensmuster: Ausscheidung

1. Nykturie

Verhaltensmuster: Aktivität und Bewegung

1. Langsamer Gang
2. Schwierigkeiten, sich in der Umgebung, d. h. im Krankenhaus, zurechtzufinden

Verhaltensmuster: Kognition und Perzeption

1. Katarakte in beiden Augen
2. Probleme beim Lesen
3. Leichte Minderung des Hörvermögens
4. Wurde vor kurzem sediert

3. Allgemeine Problembereiche

a. Mögliche Besorgnis über die Auswirkungen des operativen Eingriffs
b. Sicherheit während des Krankenhausaufenthaltes
c. Sehschwäche
d. Nykturie

4. Nochmalige Zusammenfassung der Daten

Zusammenfassung eins (allgemeines Problem: Mögliche Besorgnis über die Auswirkungen des operativen Eingriffs)
1. Brustkrebs
2. Bevorstehende Mastektomie
3. Veränderter Gesundheitszustand

Zusammenfassung zwei (allgemeiner Problembereich: Sicherheit)
1. Sensorische/motorische Beeinträchtigungen (Sehfähigkeit, Gehör, Gang)
2. Fremde Umgebung
3. Sedierung
4. Nykturie

Zusammenfassung drei (allgemeines Problem: Sehschwäche)

1. Vorgeschichte über Sehschwäche
2. Sichtbare Katarakte in beiden Augen
3. Schwierigkeiten, zu lesen und sich im Zimmer zurechtzufinden

Zusammenfassung vier (allgemeines Problem: Nykturie)

1. Nykturie
2. Alter: 84 Jahre

5. Diagnostische Hypothesen

a. *Körperbildstörung*
b. *Verletzungsgefahr: Sturz*
c. *Veränderte Sinneswahrnehmung: Seh- und Hörfähigkeit*
d. *Verändertes Urinausscheidungsmuster*

6. und 7.

Verletzungsgefahr: Sturz lautet die am meisten zutreffende Pflegediagnose, weil sie widerspiegelt, daß eine ernsthafte und unmittelbare Bedrohung der Sicherheit dieser Klientin gegeben ist. Die Definition dieser Pflegediagnose lautet: „Das Vorliegen von Risikofaktoren für körperliche Verletzungen."[3] Diese Definition stimmt mit den Gegebenheiten dieses Falles überein.

Bei der Pflegediagnose *Verletzungsgefahr* sind die Risikofaktoren identisch mit den Kennzeichen. Die wesentlichen Risikofaktoren bei dieser Klientin sind ihre Sehschwäche, die Nykturie und der langsame Gang. Diese Risikofaktoren werden durch die fremde Umgebung im Krankenhaus verstärkt und die Situation verschärft sich darüber hinaus noch weiter durch die potentiellen Auswirkungen der Sedierung. Das Pflegepersonal ist sowohl beruflich als auch gesetzlich verpflichtet, diese Risiken zu erkennen, entsprechende Pflegediagnosen zu stellen und angemessene Interventionen einzuleiten.

Aufgrund der Angaben der Klientin über Nykturie ergibt sich die zweite Pflegediagnose *Verändertes Urinausscheidungsmuster.* Nykturie ist eines der Kennzeichen dieser Pflegediagnose, deren Definition wie folgt lautet: „Eine Störung der gewohnten Urinausscheidung."[3] Bei Nykturie kann es sich hier entweder eine normale altersbedingte Veränderung der Urinausscheidung oder um eine Störung handeln. Die vorliegenden Daten geben keinen Aufschluß darüber, ob die Nykturie ein signifikantes Problem darstellt, und es gibt, was die Ätiologie betrifft, keinerlei Kennzeichen; erst wenn weitere Daten vorliegen, kann diese Pflegediagnose bestätigt oder ausgeschlossen werden.

Bei dieser Klientin kommt ebenfalls die Pflegediagnose *Veränderte Sinneswahrnehmung (Sensorische Deprivation): Seh- und Hörfähigkeit* in Frage. Sie ist definiert als „Eine Verminderung der Umgebungsreize und sozialen Stimuli im Vergleich zum gewohnten Maß."[3] Obwohl diese Pflegediagnose gewisse Übereinstimmungen mit der Definition aufweist, so ist sie als Richtmaß für die pflegerische Betreuung dieser Klientin ungeeignet, aber sie ist als beeinflussender, ätiologischer Faktor brauchbar. Durch die Pflegediagnose *Verletzungsgefahr: Sturz* wird die mögliche Reaktion der Klientin auf ihre sensorischen/perzeptuellen (wahrnehmungsbezogenen) Defizite angemessen erfaßt.

Bei Klientinnen mit einer bevorstehenden Mastektomie denkt man noch an diverse andere Pflegediagnosen wie *Angst, Körperbildstörung* und *vorwegnehmendes Trauern;* diese Pflegediagnosen lassen sich durch die vorliegenden Daten jedoch nicht erhärten, doch kämen sie bei dieser Klientin als Verdachts-Pflegediagnosen in Frage. Eine professionell arbeitende Pflegeperson nimmt weitere Einschätzungen vor, um diese (und andere) Pflegediagnosen durch zusätzliche Daten zu untermauern, doch reichen bloße Vermutungen für eine Pflegediagnose nicht aus, wenn diese nicht durch entsprechende Assessmentdaten gestützt wird.

8.

Die korrekte Formulierung dieser Risiko-Pflegediagnose als zweiteilige Aussage lautet wie folgt:

PD: Verletzungsgefahr: Sturz

beeinflußt durch (b/d)
- Fremde Umgebung
- Seh- und Hörschwäche
- Sedierung
- Vorgeschichte über Nykturie

7.7 Fallbeispiel 7

1. Die wesentlichen Einschätzungsbefunde

Subjektive:
1. Empfindungsvermögen in den Zehen am rechten Fuß
2. Jagdunfall
3. Bericht über Kältegefühl im rechten Fuß

Objektive:

1. Schußwunde von einem Gewehr, Fraktur des rechten Oberschenkelknochens mit großflächigen Verletzungen des Gewebes und der Muskeln
2. Offene Reposition und interne Fixierung des rechten Oberschenkelknochens
3. Großer sperriger Verband am rechten Oberschenkel
4. Wach, aber schläfrig
5. Die kapilläre Wiederauffüllzeit beträgt 3 Sek. in den Zehen am rechten Fuß
6. Gute Beweglichkeit der Zehen am rechten Fuß
7. Intravenöse Flüssigkeitszufuhr, 125 ml pro Stunde über einen Zeitraum von 24 Stunden
8. Ernährung je nach Verträglichkeit
9. Alle 6 Stunden intravenöse Verabreichung von Antibiotika
10. Patientenkontrollierte Analgesie
11. Unmittelbare postoperative Phase
12. Reinigung der Wunde durch Spülung (während der Operation)

2. Zusammenfassung der Assessmentdaten entsprechend den Funktionellen Verhaltensmustern

Verhaltensmuster: Wahrnehmung und Umgang mit der eigenen Gesundheit

1. Schußwunde von einem Gewehr und Fraktur des rechten Oberschenkelknochens; offene Reposition und interne Fixierung des Oberschenkelknochens
2. Jagdunfall
3. Unmittelbare postoperative Phase
4. Großer sperriger Verband am rechten Oberschenkel
5. Reinigung der Wunde durch Spülung (während der Operation)

Verhaltensmuster: Ernährung und Stoffwechsel

1. Intravenöse Flüssigkeitszufuhr, 125 ml pro Stunde über einen Zeitraum von 24 Stunden
2. Ernährung je nach Verträglichkeit
3. Alle 6 Stunden intravenöse Verabreichung von Antibiotika

Verhaltensmuster: Aktivität und Bewegung

1. Die kapillare Wiederauffüllzeit beträgt 3 Sek. in den Zehen am rechten Fuß
2. Intakte motorische Funktion der Zehen am rechten Fuß
3. Kalte Zehen (rechter Fuß)

Verhaltensmuster: Kognition und Perzeption

1. Empfindungsvermögen der Zehen am rechten Fuß
2. Patientenkontrollierte Analgesie

3. Allgemeine Problembereiche

a. Neurovaskuläre Funktion des rechten Beins
b. Mögliche Infektion

4. Nochmalige Zusammenfassung der Daten zur Stützung der allgemeinen Problembereiche

Zusammenfassung eins (allgemeiner Problembereich: Neurovaskuläre Funktion des rechten Beins)
1. Schußverletzung durch Gewehr und Fraktur des rechten Oberschenkelknochens
2. Offene Reposition und interne Fixierung des rechten Oberschenkelknochens
3. Die kapillare Wiederauffüllzeit beträgt 3 Sek. in den Zehen am rechten Fuß
4. Empfindungsvermögen der Zehen am rechten Fuß
5. Motorische Funktionen der Zehen am rechten Fuß intakt
6. Kalte Zehen (rechter Fuß)
7. Unmittelbare postoperative Phase

Zusammenfassung zwei (allgemeiner Problembereich: Mögliche Infektion)
1. Schußverletzung durch Gewehr am rechten Oberschenkel und Fraktur des rechten Oberschenkelknochens sowie großflächige Verletzungen des Gewebes und der Muskeln
2. Jagdunfall
3. Offene Reposition und interne Fixierung des rechten Oberschenkelknochens
4. Alle 6 Stunden intravenöse Verabreichung von Antibiotika
5. Reinigung der Wunde durch Spülung (während der Operation)

5. Diagnostische Hypothesen

a. *Gefahr einer peripheren neurovaskulären Störung*
b. *Infektionsgefahr*

6. und 7.

Die *Gefahr einer peripheren neurovaskulären Störung* wird von der NANDA definiert als „das Vorliegen von Risikofaktoren für die Unterbrechung der Durchblutung, des Empfindungsvermögens oder der Bewegungsfähigkeit einer Extremität."[3] Denken Sie daran, daß bei Risiko-Pflegediagnosen anstelle der Kennzeichen die Risikofaktoren angegeben werden müssen. Dieser Klient weist relevante Risikofaktoren auf, z. B. die Verletzungen des Gewebes und die Frakturen. Diese können zu lokal begrenzten Ödemen führen, die die Blutzirkulation, das Empfindungsvermögen oder die Bewegungsfähigkeit des betroffenen Fußes beeinträchtigen können. Es gibt Anhaltspunkte, die zum gegenwärtigen Zeitpunkt für eine adäquate neurovaskuläre Funktion des Fußes sprechen, wie z. B. die kapillare Wiederauffüllzeit von 3 Sek., die

Bewegungsfähigkeit sowie das Empfindungsvermögen der betroffenen Zehen. Das relevante Kennzeichen „Kälte der Zehen" deutet dagegen auf eine eingeschränkte neurovaskuläre Funktion hin. Aufgrund der Tatsache, daß es ein relevantes Kennzeichen und Risikofaktoren gibt, ist es zu diesem Zeitpunkt durchaus angemessen, eine Risiko-Pflegediagnose zu stellen. Die Behandlung sieht folgendermaßen aus: Hochlagern des Fußes, vorsichtige Bewegung des Fußes und Fortsetzung der Suche nach Zeichen, die auf eine beeinträchtigte neurovaskuläre Funktion schließen lassen.

Infektionsgefahr ist definiert als „das Vorliegen eines erhöhten Risikos für das Eindringen von pathogenen Mikroorganismen in den menschlichen Körper."[3] Die relevantesten Risikofaktoren sind in diesem Fall Hautdefekte, traumatisiertes Gewebe, Gewebezerstörung und erhöhte Umweltexposition. Diese Pflegediagnose ist ebenfalls korrekt, weil relevante Kennzeichen vorliegen.

Bei dem Klienten besteht eine Gefährdung für beide Pflegediagnosen, allerdings hat die Pflegediagnose *Gefahr einer peripheren neurovaskulären Störung* zu diesem Zeitpunkt absolute Priorität, weil von ihr die unmittelbarste und schwerwiegende postoperative Gefahr ausgeht.

8.

Die vollständige Pflegediagnose lautet:

PD: Gefahr einer peripheren neurovaskulären Störung

beeinflußt durch (b/d)
■ Auswirkungen eines ausgedehnten Gewebetraumatas

(Eine Risiko-Pflegediagnose besteht lediglich aus einer zweiteilige Aussage, die den Pflegediagnosetitel und die Risikofaktoren angibt)

7.8 Fallbeispiel 8

1. Die wesentlichen Einschätzungsbefunde

Subjektive:
1. Möchte sich ein Diaphragma einsetzen lassen
2. Alle 3 bis 4 Tage Stuhlgang mit Pressen
3. Unregelmäßige Mahlzeiten aus Fast-Food-Restaurants
4. Einschränkung der Flüssigkeitszufuhr tagsüber
5. Geht täglich 5 km zur Universität und zurück

Objektive:
1. Blutdruck 118/74 mm Hg; Pulsfrequenz 82 Schläge/min.; Atemfrequenz 18 Züge/min.
2. Wohlgenährt und gut aussehend
3. Im linken unteren Quadranten des Bauches Empfindlichkeit bei tiefer Palpation
4. Große palpable Masse im linken unteren Quadranten

2. Zusammenfassung der Assessmentdaten entsprechend den Funktionellen Verhaltensmustern

Verhaltensmuster: Wahrnehmung und Umgang mit der eigenen Gesundheit
1. Möchte sich ein Diaphragma einsetzen lassen
2. Gesundheitszustand ist allem Anschein nach gut

Verhaltensmuster: Ernährung und Stoffwechsel
1. Wohlgenährt und gut aussehend
2. Unregelmäßige Mahlzeiten aus Fast-Food-Restaurants
3. Eingeschränkte Flüssigkeitszufuhr tagsüber

Verhaltensmuster: Ausscheidung
1. Alle 3 bis 4 Tage Stuhlgang mit Pressen
2. Große palpable Masse von hartem Stuhl im linken unteren Quadranten

Verhaltensmuster: Aktivität und Bewegung
1. Geht täglich 5 km zur Universität und zurück
2. Blutdruck 118/74 mm Hg; Pulsfrequenz 82 Schläge/Min.; Atemfrequenz 18 Züge/Min.

Verhaltensmuster: Kognition und Perzeption
1. Bei tiefer Palpation Empfindlichkeit des Abdomens

Verhaltensmuster: Werte und Überzeugungen
1. Nimmt auf Anraten ihrer Mutter weder ein Abführmittel noch ein Klistier

3. Allgemeine Problembereiche

a. Möchte sich ein Diaphragma einsetzen lassen
b. Verstopfung
c. Schlechte Gewohnheiten beim Essen und bei der Flüssigkeitszufuhr

4. Nochmalige Zusammenfassung der Daten

Zusammenfassung eins (allgemeines Problem: Verstopfung)
1. Alle 3 bis 4 Tage Stuhlgang mit Pressen
2. Eingeschränkte Flüssigkeitszufuhr tagsüber
3. Nimmt auf Anraten ihrer Mutter weder ein Abführmittel noch ein Klistier
4. Bei tiefer Palpation Empfindlichkeit des Abdomens
5. Palpable Masse im linken unteren Quadranten
6. Unregelmäßige Mahlzeiten aus Fast-Food-Restaurants
7. Geht täglich 5 km zur Universität und zurück

Zusammenfassung zwei (allgemeines Problem: Einsatz eines Diaphragmas)
1. Möchte sich ein Diaphragma einsetzen lassen
2. Die Vitalzeichen liegen im Normalbereich
3. Der Gesundheitszustand ist allem Anschein nach gut

Zusammenfassung drei (allgemeines Problem: schlechte Gewohnheiten beim Essen und bei der Flüssigkeitszufuhr)
1. Unregelmäßige Mahlzeiten aus Fast-Food-Restaurants
2. Wohlgenährt und gutaussehend

5. Diagnostische Hypothesen

a. *Obstipation*
b. *Veränderte Gesunderhaltung*
c. *Gesundheitsförderung anstrebende Verhaltensweisen*
d. *Flüssigkeitsmangel*

6. und 7.

Die für diese Klientin vorgeschlagenen diagnostischen Hypothesen müssen einzeln überprüft werden, um die akkuratesten Pflegediagnose ermitteln zu können. Die Pflegediagnose mit dem höchsten Übereinstimmungsgrad ist hier *Obstipation*. Gemäß der NANDA-Definition ist dies „ein regelmäßig auftretender, nicht pathologisch bedingter Zustand, der mit harten, trockenen oder fehlenden Stuhlausscheidungen einhergeht."[3] Die Kennzeichen einer Obstipation sind unter anderem: verminderte körperliche Bewegung; Abnahme der gewohnten Defäkationsfrequenz; harter, geformter Fäzes; palpable Masse; Äußerungen über ein rektales Druckgefühl; Äußerungen über ein rektales Völlegefühl; Pressen beim Stuhlgang; abdominelle Schmerzen; Appetitstörungen; Rücken- und Kopfschmerzen; Störungen des alltäglichen Lebens und der Gebrauch von Laxantien. Bei dieser Klientin liefern die Assessmentdaten so viele Kennzeichen, daß diese Pflegediagnose bestätigt wird. Die Tatsache, daß die Klientin regelmäßig 5 km geht ist ein Kennzeichen, das dieser Pflegediagnose widerspricht, denn der übliche Befund ist eine verminderte körperliche Bewegung. Allerdings macht die Beweiskraft der anderen Kennzeichen diesen unüblichen Befund bedeutungslos. Die Obstipation ist zwar nicht der Grund, weshalb die Klientin zur Behandlung kommt, doch man kann sehen, daß es sich hier um ein potentiell schwerwiegendes Problem handelt, daß pflegerischer Intervention bedarf.

Gesundheitsförderung anstrebende Verhaltensweisen: Wirkungsvolle Empfängnisverhütung stellt eine weitere diagnostische Hypothese dar, die es zu untersuchen gilt. Laut NANDA-Definition ist dies „ein Zustand, bei dem ein gesunder Mensch aktiv nach Wegen sucht, um sein persönliches Gesundheitsverhalten und/oder Umweltbedingungen zu verändern, um einen optimalen Gesundheitszustand zu erreichen."[3] Das entscheidende Kennzeichen ist der geäußerte oder beobachtete Wunsch, einen verbesserten Gesundheitszustand für sich zu erreichen. Die weniger wichtigen Kennzeichen für diese Diagnose sind: geäußerter oder beobachteter Wunsch, mehr Kontrolle über das Gesundheitsverhalten zu erlangen; der Ausdruck der Besorgnis über den Einfluß aktueller Umweltbedingungen auf den Gesundheitszustand; Aussagen oder Beobachtungen über mangelnde Kenntnisse in bezug auf gesundheitsbezogene Ressourcen in der Gemeinde; dargestellter oder beobachteter Mangel an Kenntnissen über gesundheitsfördernde Aktivitäten. Das entscheidende Kennzeichen für *Gesundheitsförderung anstrebende Verhaltensweisen* ist vorhanden, dennoch handelt es sich nicht um eine Pflegediagnose mit hoher Priorität, weil das Problem, um das es dabei geht, durch den Besuch in der Klinik schnell gelöst werden kann. Die Pflegediagnose ist zwar korrekt, doch hat sie einen niedrigen Übereinstimmungsgrad (+2; siehe Tabelle 3-6), weil ihre Priorität im Vergleich zu den anderen Pflegediagnosen als gering einzustufen ist.

Gesundheitsförderung anstrebende Verhaltensweisen: Verbesserung der Ernährung käme als diagnostische Hypothese ebenfalls in Frage. Bestimmt wäre der Pflegeperson in diesem Fall daran gelegen, bessere Ernährungspraktiken vorzuschlagen. Wenn man sich jedoch die oben aufgeführte Definition und die Kennzeichen anschaut, dann wird klar, daß das entscheidende Kennzeichen des aktiven Suchens nach Wegen, um sein persönliches Gesundheitsverhalten zu verbessern in diesem Fall fehlt, denn die Klientin hat nicht von sich aus ein Gespräch über Ernährung und Flüssigkeitsaufnahme begonnen, sondern die Informationen ergaben sich, als die Pflegeperson näher auf das Symptom der Obstipation einging.

Im Zusammenhang mit den Informationen über die Ernährung und Flüssigkeitsaufnahme könnte man an die Pflegediagnose *Veränderte Gesunderhaltung* denken. Gemäß der NANDA-Definition handelt es sich dabei um „die Unfähigkeit grundlegende gesunderhaltende Maßnahmen zu erkennen, die eigene Gesundheit zu erhalten oder Hilfe zur Aufrechterhaltung der Gesundheit aufzusuchen."[3] Es ist nicht nötig, sich die Kennzeichen anzuschauen, da diese Pflegediagnose durch die Überprüfung der Definition ausgeschlossen wird. Die Pflegeperson wird geeignete pflegerische Interventionen in Form von Patientenschulung über Ernährung in ihre Planungen für die Pflegediagnose *Obstipation* einbeziehen.

Flüssigkeitsmangel mag bei dem Symptom der eingeschränkten Flüssigkeitszufuhr als logische Pflegediagnose erscheinen. Laut NANDA-Definition versteht man darunter einen „Zustand, bei dem ein Mensch eine intravasale, intrazelluläre oder interstitielle Dehydratation erlebt."[3] Zu den Kennzeichen gehören: veränderte Urinausscheidung; veränderte Urinkonzentration; plötzlicher Gewichtsverlust oder Gewichtszunahme; verminderte Venenfüllung; Eindickung des Blutes; Veränderung des Serumnatrium-spiegels; Hypotonie; Durst; erhöhte Pulsfrequenz und verminderter Hautturgor. Diese Pflegediagnose ist falsch, weil weder die Definition noch die Kennzeichen mit den vorliegenden Daten übereinstimmen. Der gute Gesundheitszustand der Klientin und die im Normalbereich liegenden Vitalzeichen stehen im Widerspruch zu den Kennzeichen dieser Pflegediagnose.

8.

Die korrekte Formulierung für die akkurateste Pflegediagnose lautet:

PD: Obstipation

beeinflußt durch (b/d)
- Ernährung
- Geringe Flüssigkeitszufuhr

angezeigt durch (a/d)
- Stuhlgang mit Pressen im Abstand von 3 bis 4 Tagen
- Empfindlichkeit des linken unteren Quadranten bei tiefer Palpation
- Palpable Masse im linken unteren Quadranten

7.9   Fallbeispiel 9

1. Wesentliche Einschätzungsbefunde

Subjektive:
1. Chronische Bronchitis
2. Vorgeschichte über einer 80-Päckchen-pro-Jahr-Raucheranamnese
3. Hat das Gefühl, an Sekreten zu ersticken
4. Bericht über krampfartige Hustenanfälle
5. Flüssigkeitszufuhr besteht aus fünf bis sechs Tassen Tee und Kaffee täglich
6. Müdigkeit am Nachmittag wird durch ein „Nickerchen" bekämpft
7. Unabhängigkeit bei den Aktivitäten des täglichen Lebens
8. Spielt dreimal in der Woche Golf
9. Abgesehen von den Atemproblemen „guter" Gesundheitszustand

Objektive:
1. Atemfrequenz von 28 Zügen/min., mühelos
2. Pfeifende Geräusche beidseitig
3. Aushusten von dickem gelbem Schleim
4. Versucht häufig abzuhusten

2. Zusammenfassung der wesentliche Assessmentdaten entsprechend den Funktionellen Verhaltensmustern

Verhaltensmuster: Wahrnehmung und Umgang mit der eigenen Gesundheit

1. Chronische Bronchitis
2. Vorgeschichte einer 80-Päckchen-pro-Jahr-Raucheranamnese
3. Abgesehen von den Atemproblemen „guter" Gesundheitszustand

Verhaltensmuster: Ernährung und Stoffwechsel

1. Flüssigkeitszufuhr besteht aus fünf bis sechs Tassen Tee und Kaffee täglich

Verhaltensmuster: Aktivität und Bewegung

1. Dicke gelbe Sekretionen
2. Krampfartige Hustenanfälle
3. Pfeifende Geräusche beidseitig
4. Erhöhte Atemfrequenz (28 Züge/Min.)
5. Unabhängigkeit bei den Aktivitäten des täglichen Lebens
6. Spielt dreimal in der Woche Golf

Verhaltensmuster: Schlaf und Ruhe

1. Ist nachmittags müde
2. Macht nachmittags ein „Nickerchen"

Verhaltensmuster: Kognition und Perzeption

1. Erstickungsgefühl

3. Allgemeine Problembereiche

a. Gestörter Atemvorgang
b. Erschöpfung
c. Unzureichende Flüssigkeitszufuhr

4. Nochmalige Zusammenfassung der Daten

Zusammenfassung eins (allgemeines Problem: gestörter Atemvorgang)
1. Chronische Bronchitis
2. Raucher (Vorgeschichte über „80-Päckchen-pro-Jahr")

3. Dicke gelbe Sekrete

4. Krampfartige Hustenanfälle

5. Hat das Gefühl, an den Sekreten zu ersticken

6. Erhöhte Atemfrequenz (28 Züge/min.)

7. Geringe Flüssigkeitszufuhr (fünf bis sechs Tassen Tee oder Kaffee täglich)

8. Pfeifende Geräusche beidseitig

Zusammenfassung zwei (allgemeines Problem: Erschöpfung)

1. Ist nachmittags müde

2. Macht nachmittags ein „Nickerchen"

Zusammenfassung drei (allgemeines Problem: unzureichende Flüssigkeitszufuhr)

1. Trinkt überwiegend Kaffe oder Tee (fünf bis sechs Tassen täglich)

5. Diagnostische Hypothesen

a. *Ungenügende Selbstreinigungsfunktion der Atemwege*

b. *Erschöpfung*

c. *Schlafstörung*

d. *Veränderte Gesunderhaltung*

e. *Flüssigkeitsmangel*

6. und 7.

Die am meisten zutreffende Pflegediagnose lautet bei diesem Klienten *Ungenügende Selbstreinigungsfunktion der Atemwege*. Gemäß der NANDA-Definition ist dies die „Unfähigkeit zur wirkungsvollen Entfernung von Sekreten und Verlegungen der Atemwege."[3] Zu den Kennzeichen dieser Diagnose gehören: abnormale Atemgeräusche; ungenügendes Abhusten; Veränderung der Atemfrequenz oder -tiefe sowie Zyanose. Um diese Pflegediagnose bestätigen zu können, muß wenigstens einer dieser Befunde vorliegen, jedoch nicht unbedingt alle. Die Hauptbeschwerden des Klienten stehen allesamt mit einer Verlegung der Atemwege in Zusammenhang – dicke gelbe Sekretionen, das Gefühl, an den Sekretionen zu ersticken und ungenügendes Abhusten der Sekretionen. Des weiteren ist die Atemfrequenz erhöht. Die Pflegediagnose *Ungenügende Selbstreinigungsfunktion der Atemwege* wird folglich klar durch die Assessmentdaten gestützt.

Die Pflegediagnose *Erschöpfung* ist falsch, weil die Assessmentdaten nicht mit der Definition und den Kennzeichen übereinstimmen. *Erschöpfung* ist so definiert, daß das „Gefühl von Ermattung mit verminderter körperlicher und geistiger Leistungsfähigkeit anhält (nicht durch Ausruhen behoben werden kann)."[3, 11] Die Unfähigkeit, gewöhnliche Routinen zu bewältigen sowie der Bericht des Klienten über einen anhaltenden und überwältigenden Mangel an Energie sind Kennzeichen der Pflegediagnose *Erschöpfung*. Herr Anthony berichtet in der Tat über Müdigkeit, aber er kann diesem Problem mit einem „Nickerchen" am Nachmittag abhelfen. Er gibt nicht an, daß seine Aktivitäten eingeschränkt sind und spielt weiterhin regelmäßig Golf.

Die Pflegediagnose *Schlafstörung* ist ebenfalls falsch. Sie trifft laut Definition auf einen Menschen zu, wenn „eine Unterbrechung der Schlafzeit und -qualität, die Unbehagen oder die Beeinträchtigungen von erwünschten Lebensaktivitäten verursacht"[3] vorliegt. Zu den Kennzeichen gehören: verbale Klagen über Einschlafstörungen; Veränderungen des Verhaltens, die mit Schlafmangel einhergehen, wie Reizbarkeit; Unfähigkeit, die Augen offenzuhalten und häufiges Gähnen. Der Klient klagt nicht über derartige Schwierigkeiten und deshalb ist die Pflegediagnose *Schlafstörung* nicht richtig.

Die Pflegediagnose *Veränderte Gesunderhaltung* ist definiert als „die Unfähigkeit grundlegende gesunderhaltende Maßnahmen zu erkennen, die eigene Gesundheit zu erhalten oder Hilfe zur Aufrechterhaltung der Gesundheit aufzusuchen."[3] Zu den Kennzeichen gehören: erwiesener Mangel an Kenntnissen in bezug auf grundlegende, gesundheitserhaltende Maßnahmen; gezeigter Mangel an Anpassungsvermögen in bezug auf innere oder äußere Veränderungen und die Unfähigkeit, Verantwortung für die Befriedigung grundlegender, gesundheitserhaltender Maßnahmen im Bereich einiger oder aller Funktionellen Verhaltensmuster zu übernehmen. Weitere Kennzeichen sind der Mangel an Ressourcen oder sozialen Unterstützungssystemen zur Gesunderhaltung.

Einige Befunde in der Vorgeschichte des Klienten sprechen für diese Pflegediagnose. Es gibt eine lange Vorgeschichte über das Rauchen und die Flüssigkeitszufuhr ist unzureichend. Möglicherweise fehlt ihm auch das nötige Wissen, um eine Verbindung zwischen seinen Gewohnheiten und seinen aktuellen Atemproblemen herzustellen. Vielleicht versteht er nicht, welche Rolle eine erhöhte Flüssigkeitszufuhr bei der Verdünnung der Sekrete spielt, und es kann sein, daß er nicht realisiert, daß Kaffee und Tee eine schlechte Wahl sind, wenn es darum geht, den Flüssigkeitsbedarf zu decken, weil sie diuretisch wirken, dadurch eine leichte Dehydratation verursachen und die Sekrete noch zähflüssiger machen. Die Pflegediagnose *Veränderte Gesunderhaltung* könnte folglich richtig sein, doch bedarf es weiterer Einschätzungen der Kenntnisse des Klienten, um sie bestätigen zu können. Kann sie durch weitere Einschätzungen gestützt werden, dann handelt es sich zwar um eine wichtige, aber nicht um eine Pflegediagnose mit hoher Priorität. Eine entsprechende Behandlung sollte eingeleitet werden, nachdem die dringlicheren Bedürfnisse im Zusammenhang mit der Selbstreinigungsfunktion der Atemwege in Angriff genommen wurden.

Flüssigkeitsmangel kommt bei diesem Klienten als Pflegediagnose ebensowenig in Frage, obwohl seine Flüssigkeitszufuhr alles andere als optimal ist. Bei dieser Pflegediagnose handelt es sich definitionsgemäß um einen „Zustand, bei dem ein Mensch eine intravasale, intrazelluläre oder interstitielle Dehydratation erlebt."[3] Die Kennzeichen beinhalten unter anderem: veränderte Urinausscheidung; Eindickung des Blutes; Veränderung des Serumnatriumspiegels; trockene Haut und trockene

Schleimhäute. Die vorliegenden Assessmentdaten weisen keine derartigen Befunde auf. Weitere Einschätzung im Hinblick auf den Flüssigkeitsstatus sind bei diesem Klienten angezeigt, doch reichen die zum gegenwärtigen Zeitpunkt vorliegenden Daten nicht aus, um diese Pflegediagnose stützen zu können. Obwohl eine entsprechende Pflegediagnose nicht gestellt werden, ist die geringe Flüssigkeitszufuhr bei diesem Klienten jedoch ein wichtiges Kennzeichen, das Aufschluß über die Ätiologie der beeinträchtigten Selbstreinigungsfunktion seiner Atemwege gibt.

8.

Die akkurate Formulierung der akkuratesten Pflegediagnose lautet:

PD: Ungenügende Selbstreinigungsfunktion der Atemwege

beeinflußt durch (b/d)
- Reichlich dicke Sekrete, Rauchen
- Unzureichende Flüssigkeitszufuhr

angezeigt durch (a/d)
- Gefühl, am Sputum zu ersticken
- Unfähigkeit, Sekrete abzuhusten
- Erhöhte Atemfrequenz
- Pfeifende Atemgeräusche

7.10 Fallbeispiel 10

1. Die wesentlichen Einschätzungsbefunde

Subjektive:
1. Angegebenes Körpergewicht 95 kg; Größe 1,70 m
2. Liegt nicht gern lange im Bett
3. Klagt über brennende Schmerzen über dem Steißbein
4. Möchte wieder ihrer gewohnten Beschäftigung nachgehen
5. Hat Bedenken, in ein Rehabilitationszentrum zu gehen
6. Lebt bei ihrem erwachsenen Sohn im Wohnwagen

Objektive:
1. Witwe, 71 Jahre alt
2. Hemiarthroplastik der linken Hüfte vor zwei Tagen
3. Ist mitteilsam und kooperativ
4. Hält sich korrekt an die „Vorsichtsmaßregeln für die Hüfte"
5. Rötung über dem Kreuzbein, die auch nach 20 Minuten nicht zurückgeht

6. Dreimal täglich Transfer vom Bett in den Stuhl, wobei das Abduktorkissen an seinem Platz bleibt
7. Ißt 70 % der Mahlzeiten (normale Kost)
8. Häufiges Ausscheiden kleiner Mengen Urin (900 ml)

2. Zusammenfassung der Assessmentdaten entsprechend den Funktionellen Verhaltensmustern

Verhaltensmuster: Wahrnehmung und Umgang mit der eigenen Gesundheit
1. Witwe, 71 Jahre alt
2. Lebt bei ihrem erwachsenen Sohn im Wohnwagen
3. Hemiarthroplastik der linken Hüfte vor zwei Tagen
4. Hält sich korrekt an die „Vorsichtsmaßregeln für die Hüfte"

Verhaltensmuster: Ernährung und Stoffwechsel
1. Körpergewicht 95 kg; Größe 1,70 m
2. Normale Kost, 70 % davon werden gegessen
3. Rötung über dem Kreuzbein, die auch nach 20 Minuten nicht zurückgeht

Verhaltensmuster: Ausscheidung
1. Häufiges Ausscheiden kleiner Mengen Urin (900 ml)

Verhaltensmuster: Aktivität und Bewegung
1. Liegt nicht gern lange im Bett
2. Möchte gern wieder ihrer gewohnten Beschäftigung nachgehen
3. Dreimal täglich Transfer vom Bett in den Stuhl, wobei das Abduktorkissen an seinem Platz bleibt

Verhaltensmuster: Kognition und Perzeption
1. Klagt über brennende Schmerzen über dem Steißbein
2. Ist mitteilsam und kooperativ
3. Hat Bedenken, in ein Rehabilitationszentrum zu gehen

3. Allgemeine Problembereiche

a. Hautzustand
b. Entlassungspläne
c. Immobilität

4. Nochmalige Zusammenfassung der Daten

Zusammenfassung eins (allgemeiner Problembereich: Zustand der Haut)
1. Rötung über dem Kreuzbein, die auch nach 20 Minuten nicht zurückgeht
2. Klagt über brennende Schmerzen über dem Steißbein

3. Liegt nicht gern lange im Bett
4. Dreimal täglich Transfer vom Bett in den Stuhl mit Hilfe eines Stecklakens, wobei das Abduktorkissen an seinem Platz bleibt
5. Möchte gern wieder ihrer gewohnten Beschäftigung nachgehen
6. Körpergewicht 95 kg; Größe 1,70 m
7. Hemiarthroplastik der linken Hüfte vor zwei Tagen

Zusammenfassung zwei (allgemeiner Problembereich: Entlassungspläne)
1. Hat Bedenken, in ein Rehabilitationszentrum zu gehen
2. Möchte gerne wieder ihrer gewohnten Beschäftigung nachgehen

Zusammenfassung drei (allgemeiner Problembereich: Immobilität)
1. Hemiarthroplastik der linken Hüfte vor zwei Tagen
2. Wird vom Pflegepersonal dreimal täglich vom Bett in einen Stuhl gesetzt
3. Liegt nicht gern lange im Bett

5. Diagnostische Hypothesen

a. *Hautschädigung*
b. *Beeinträchtigte körperliche Mobilität*
c. *Furcht*
d. *Entscheidungskonflikt*

6. und 7.

Die Pflegediagnose mit höchster Priorität lautet *Hautschädigung,* da Anzeichen für ein Hautproblem bereits vorliegen; außerdem sind Risikofaktoren vorhanden, durch die sich der Hautzustand verschlechtern wird, wenn sie nicht behandelt werden. Die Definition dieser Pflegediagnose lautet: „Eine Beschädigung der Hautintegrität."[3] Das bei dieser Klientin vorhandene Kennzeichen ist eine Verletzung der Hautoberfläche, das heißt, eine Rötung über dem Kreuzbein, die auch nach 20 Minuten nicht zurückgeht. Beeinflussende, ätiologische Faktoren sind die Tatsachen, daß die Klientin zum einen korpulent ist und zum anderen einen Großteil der Zeit im Bett oder im Stuhl verbringt, wobei das Kreuzbein durch Druck belastet wird.

Die Pflegediagnose *Beeinträchtigte körperliche Mobilität* muß in dieser Situation in Erwägung gezogen werden. Sie stimmt mit der Definition „Eingeschränkte Fähigkeit, sich unabhängig in der Umgebung zu bewegen"[3] überein. Das Kennzeichen „Unfähigkeit, zielgerichtete Bewegungen durchzuführen" ist auch anwesend. Je nachdem, welches Verfahren bei der Operation der Hüfte angewandt wurde, wird der Arzt ein spezielles Programm zur Steigerung der Aktivität verordnen. Unabhängig von der Mobilität der Klientin, muß die Aufmerksamkeit der Pflegeperson jedoch in erster Linie dem Zustand der Haut gelten. Darüber hinaus ist in dieser Situation die Pflegediagnose *Beeinträchtigte körperliche Mobilität* ein beeinflussender, ätiologischer Faktor bei der Pflegediagnose *Hautschädigung.*

Furcht bzw. *Entscheidungskonflikt* sind als Pflegediagnosen ebenfalls zu überprüfen. Beim gegenwärtigen Stand der Dinge wären es Verdachts-Pflegediagnosen, da die Daten für eine aktuelle Pflegediagnose nicht ausreichen. Die Pflegeperson sollte abklären, welche Pflegediagnose korrekt ist, indem sie die Klientin befragt, was sie über die Entlassung in ein Rehabilitationszentrum denkt. Bei dieser Befragung dürfte sich herausstellen, ob es sich bei den durch die Klientin geäußerten „Bedenken" tatsächlich um Furcht handelt oder vielmehr um einen Konflikt, weil sie ohne entsprechende Vorbereitung entscheiden soll, ob sie in das Rehabilitationszentrum oder nach Hause geht.

Diese Befragung kann stattfinden, wenn die Pflegediagnose zusammen mit der Klientin validiert wird. Die Pflegeperson könnte etwa fragen: „Mir scheint, Sie haben Angst davor, in ein Rehabilitationszentrum zu gehen. Ist das richtig?" oder „Fällt es Ihnen schwer, sich für das Rehabilitationszentrum zu entscheiden?" Die Antworten auf diese Fragen liefern Daten, mit denen sich eine der beiden Pflegediagnosen bestätigen oder ausschließen läßt.

8.

Die vollständige Pflegediagnose mit höchster Priorität lautet:

PD: Hautschädigung

beeinflußt durch (b/d)
- Korpulenz
- Beeinträchtigte körperliche Mobilität
- Druck auf das Kreuzbein

angezeigt durch (a/d)
- Rötung über dem Kreuzbein, die auch nach 20 Minuten nicht zurückgeht

---

7.11   Fallbeispiel 11

1. Wesentliche Assessmentdaten

Subjektive:
1. Gibt auf einer Skala von 1 bis 10 Punkten seine Schmerzstärke mit 7 an
2. Übelkeit nach der Schmerzmedikation
3. Bevorzugt Brot und Süßigkeiten; mag kein Fleisch, keine Milch und keinen Käse
4. Gibt an, er sei schon immer dünn gewesen

Objektive:

1. Verbrennungen zweiten und dritten Grades am linken Arm und an der linken Hand
2. Verbrennungen zweiten Grades im Gesicht, am Hals und am rechten Arm
3. Spanier, 26 Jahre alt; Gewicht 61,3 kg; Größe 1,75 m
4. 1,4 kg Gewichtsverlust in den letzten 24 Stunden
5. Normale Kost und eine hochkalorische, sehr proteinreiche Zusatznahrung
6. Ißt weniger als 30 % der Mahlzeiten; trinkt die Zusatznahrung nicht
7. Serumalbuminspiegel beträgt 2,5 g/dl
8. 2 mg Morphin i. v. stündlich, nach Bedarf
9. Letzte Schmerzmedikation liegt 3 Stunden zurück

2. Zusammenfassung der Assessmentdaten entsprechend den Funktionellen Verhaltensmustern

Verhaltensmuster: Wahrnehmung und Umgang mit der eigenen Gesundheit

1. Ist schon immer dünn gewesen
2. Verbrennungen zweiten und dritten Grades

Verhaltensmuster: Ernährung und Stoffwechsel

1. Größe 1,75 m; Gewicht 61,3 kg
2. Ist schon immer dünn gewesen
3. 1,4 kg Gewichtsverlust in den letzten 24 Stunden
4. Übelkeit nach Verabreichung von Morphin
5. Verordnet sind normale Kost und Zusatznahrung
6. Ißt 30 % der Mahlzeiten; trinkt die Zusatznahrung nicht
7. Serumalbuminspiegel beträgt 2,5 g/dl
8. Bevorzugt Brot und Süßigkeiten, mag kein Fleisch, keine Milch und keinen Käse

Verhaltensmuster: Kognition und Perzeption

1. Schmerzstärke 7 auf einer 10 Punkte-Skala
2. 2 mg Morphin i. v. stündlich, nach Bedarf
3. Letzte Schmerzmedikation liegt 3 Stunden zurück

3. Allgemeine Problembereiche

1. Unzureichende Nahrungsaufnahme
2. Schmerzen

4. Zusammenfassung der Daten

Zusammenfassung eins (allgemeines Problem: Unzureichende Nahrungsaufnahme)
1. Ist schon immer dünn gewesen

2. Verbrennungen ersten und zweiten Grades

3. 1,4 kg Gewichtsverlust in den letzten 24 Stunden

4. Übelkeit nach Verabreichung von Morphin

5. Verordnet sind normale Kost und Zusatznahrung

6. Ißt 30 % der Mahlzeiten; trinkt die Zusatznahrung nicht

7. Bevorzugt Brot und Süßigkeiten, mag keine Milch, kein Fleisch und keinen Käse

8. Serumalbuminspiegel beträgt 2,5 g/dl

Zusammenfassung zwei (allgemeines Problem: Schmerzen)

1. Verbrennungen ersten und zweiten Grades

2. Schmerzstärke 7 auf einer 10 Punkte-Skala

3. 2 mg Morphin i. v. stündlich, nach Bedarf

4. Letzte Schmerzmedikation liegt 3 Stunden zurück

5. Übelkeit nach Verabreichung von Morphin

5. Diagnostische Hypothesen

a. *Mangelernährung*

b. *Schmerzen*

6. und 7.

In diesem Stadium der Genesung steht die Pflegediagnose *Mangelernährung* für die Pflegeperson an erster Stelle. Der erhöhte Stoffwechselbedarf eines Klienten mit Verbrennungen erfordert eine vermehrte Aufnahme von Protein und eine gesteigerte Kalorienzufuhr, damit die Verbrennungen heilen und die Infektionsgefahr eingedämmt wird. Die Pflegediagnose deckt sich mit der entsprechenden Definition: „Eine zur Deckung des Stoffwechselbedarfs unzureichende Nährstoffaufnahme."[3] Die Kennzeichen sind in diesem Fall: Gewichtsverlust; Körpergewicht 20 % unter dem Idealgewicht; eine im Vergleich zum minimalen täglichen Nährstoffbedarf unzureichende Nährstoffaufnahme.

Die beeinflussenden, ätiologischen Faktoren sind in diesem Fall nicht eindeutig auszumachen. Die Pflegeperson müßte sie in Zusammenarbeit mit dem Klienten validieren. Den vorliegenden Daten zufolge sind Schmerzen und Übelkeit die beeinflussenden, ätiologischen Faktoren. Ein Gespräch mit dem Klienten über den Zusammenhang von Schmerzen und Übelkeit einerseits und Appetit andererseits kann Aufschluß darüber geben, warum der Klient nicht gut ißt, denn sowohl Schmerzen als auch Übelkeit wirken sich ganz sicher negativ auf den Appetit aus.

Diese diagnostische Hypothese läßt sich durch die Einbeziehung weiterer Daten überprüfen: Gewicht und Größe bei der Aufnahme, die Vorgeschichte über niedriges Körpergewicht und der Serumalbuminspiegel. Die Pflegeperson muß die normalen Ernährungsgewohnheiten des Klienten kennen. Sein Albuminspiegel ist zu niedrig, was auf eine zu geringe Proteinaufnahme hindeutet, sofern akute Erkrankungen wie z. B. ein chronisches Leberleiden oder eine systemisch entzündliche Erkrankung des Bindegewebes ausgeschlossen werden können. Die Überprüfung der normalen Proteinaufnahme wäre bei der Bewertung der Situation hilfreich.

Der Kalorienbedarf ist bei Klienten mit Verbrennungen wegen des Hypermetabolismus und des gesteigerten Katabolismus als Folge der Verbrennungen stark erhöht. Die Pflegeperson muß den Klienten ermutigen, protein- und kohlenhydratreiche Nahrungsmittel zu sich zu nehmen, damit er seinem erhöhten Stoffwechselbedarf gerecht wird. Die vorliegenden Daten zeigen, daß der Klient aus dem Nahrungsmittelangebot die kohlenhydratreichen, aber proteinarmen Nahrungsmittel bevorzugt. Es mag sein, daß die Bevorzugung bestimmter Nahrungsmittel kulturell bedingt ist, oder daß ihm die nötigen Kenntnisse über den Wert bestimmter Nahrungsmittel fehlen, oder daß seine Ernährung noch von ganz andere Faktoren abhängt. Eine Überprüfung der Ernährungsgewohnheiten des Klienten wird der Pflegeperson wichtige Anhaltspunkte für die Individualisierung seiner Pflege liefern.

Die Pflegediagnose *Schmerzen* kommt ebenfalls in Betracht. Bei einem Klienten mit Verbrennungen stellen Schmerzen eines der Hauptprobleme für Ärzte und Pflegepersonen dar. Da die Schmerzbehandlung in diesem frühen Stadium auf pharmakologischem Wege erfolgt, gilt diese Pflegediagnose als interdisziplinäres Problem, das wie folgt formuliert wird: *Potentielle Komplikation: (PK) Schmerzen.* Die Pflegeperson müßte über eine Schmerzstärke von 7, die sehr hoch ist, beunruhigt sein. Diese Angabe, die Information, daß die letzte Medikamentengabe 3 Stunden zurückliegt und die Tatsache, daß der Klient nach der Medikamenteneinnahme Übelkeit verspürt, veranlassen sie, sich folgende Fragen zu stellen: Weiß der Klient, wie oft das Medikament verabreicht werden darf? Hat er Angst vor dem Medikament, z. B. die Angst, abhängig zu werden? Lehnt er es ab, weil ihm davon übel wird? Damit seine Schmerzen angemessen behandelt werden können, müssen weitere Einschätzungen vorgenommen werden, damit eine ausreichende Datenmenge verfügbar ist.

Übelkeit sollte als interdisziplinäres Problem ebenfalls kontrolliert und behandelt werden. Übelkeit kommt als Nebenwirkung von Narkotika sehr häufig vor, und dies kann auch der Grund sein, weshalb der Klient wenig Nahrung zu sich nimmt. Da die Behandlung der Übelkeit sowohl medizinische als auch pflegerische Interventionen erfordert, ist sie ein interdisziplinäres Problem, das wie folgt formuliert wird: *Potentielle Komplikation: (PK) Übelkeit.*

8.

Die vollständige Pflegediagnose lautet wie folgt:

PD: Mangelernährung

beeinflußt durch (b/d)
- Erhöhten Kalorienbedarf
- Übelkeit
- Schmerzen
- Eine im Vergleich zum erhöhten Bedarf zu geringe Nahrungsaufnahme

angezeigt durch (a/d)
- Gewichtsverlust von 1,4 kg
- 30 % der Mahlzeiten werden gegessen

7.12 # Fallbeispiel 12

1. Allgemeine Problembereiche

a. Starke Sekretbildung
b. Unfähigkeit, sich verbal zu äußern
c. Schlafunterbrechung
d. Empfindet sich als häßlich
e. Möglicherweise unzureichende Ernährung

2. Nochmalige Zusammenfassung der Daten entsprechend den allgemeinen Problembereichen

Zusammenfassung eins (allgemeines Problem: reichliche Sekretbildung)
1. Zustand nach Radikaloperation im Halsbereich mit Laryngektomie
2. Verlangt häufiges Absaugen der reichlich vorhandenen Sekrete im Mund und über den Trachealtubus
3. Häufiges Husten wegen der starken Sekretbildung
4. Kann wegen des Trachealtubus nicht schlucken

Zusammenfassung zwei (allgemeines Problem: Unfähigkeit, sich verbal zu äußern)
1. Laryngektomie
2. Hat eine Klingel, um die Pflegeperson rufen zu können
3. Bleistift und Papier liegen für die Verständigung bereit
4. Beantwortet Fragen durch Kopfnicken
Zusammenfassung drei (allgemeines Problem: Schlafunterbrechung)

1. Liegt auf der chirurgischen Intensivstation
2. Verlangt häufiges Absaugen im Mund und über den Trachealtubus
3. Gibt an, sehr müde zu sein

Zusammenfassung vier (allgemeines Problem: empfindet sich als häßlich)
1. Radikaloperation im Halsbereich mit Laryngektomie
2. Äußert Abscheu über sein Aussehen
3. Weint bei Besuchen seiner Frau; schreibt auf, es tue ihm leid für sie, daß er einen so schrecklichen Anblick bietet
4. Trainierte vor der Operation zweimal wöchentlich, um fit zu bleiben
5. Keine Besuche von Freunden

Zusammenfassung fünf (allgemeines Problem: möglicherweise unzureichende Ernährung)
1. Vorgeschichte über Krebs
2. Radikaloperation im Halsbereich
3. Größe 1,75 m; Gewicht 86 kg
4. Kontinuierliche Sondenernährung, 3000 Kalorien pro Tag
5. 5%ige Glukoselösung, i. v., 125 ml stündlich

3. Bevor Sie sich mit den diagnostischen Hypothesen beschäftigen, überprüfen Sie bitte die neu zusammen gefaßten Daten, um herauszufinden, ob Sie noch weitere Angaben benötigen. Folgende Informationen werden noch gebraucht:

Zusammenfassung eins: starke Sekretbildung

Sie müssen wissen, ob der Klient seinen Mund spülen oder Flüssigkeiten zu sich nehmen kann. Wurde ihm gezeigt, wie er seinen Mund selbst absaugen kann? Hat man ihm mitgeteilt, wie wichtig es ist, auf der Seite zu liegen oder zu sitzen anstatt flach auf dem Rücken zu liegen? Sie müssen ihn fragen, ob er beim Schlucken husten und/oder würgen muß, oder ob das Husten oder Würgen noch andere Ursachen hat. Sie müssen sicherstellen, daß die Manschette des Trachealtubus den richten Druck hat, damit eine Aspiration der Mundsekrete verhindert wird. Die Operation und die Nähte im Mundbereich sowie die starke Sekretion und das häufige Absaugen erfordern außerdem eine Inspektion der Mundschleimhaut.

Zusammenfassung zwei: Unfähigkeit, sich verbal zu äußern

Dieses Problem wurde bereits im Pflegeplan berücksichtigt. Die Pflegeperson sollte jedoch nachprüfen, ob der Plan den aktuellen Bedürfnissen des Klienten gerecht wird.

Zusammenfassung drei: Schlafunterbrechung

Da das entscheidende Kennzeichen einer *Schlafstörung* vorliegt, werden keine weiteren Daten benötigt.

Zusammenfassung vier: empfindet sich als häßlich

Da die entscheidenden Kennzeichen einer *Körperbildstörung* vorliegen, werden keine weiteren Daten benötigt.

Zusammenfassung fünf: möglicherweise unzureichende Ernährung

Zur weiteren Einschätzung des Ernährungszustands überprüfen Sie die Laborwerte des Klienten (z. B. Hämatokrit- und Hämoglobinwert, Serumalbuminspiegel oder den Gesamtproteingehalt), um Anzeichen einer Mangelernährung aufzuspüren. Größe und Gewicht liegen zum gegenwärtigen Zeitpunkt im Normalbereich.

Eine Überprüfung der Kalorienzufuhr ist wichtig, damit festgestellt werden kann, ob der Klient ausreichend versorgt ist. Eine 5%ige Glukoselösung enthält 170 kcal/L; da er täglich 3 L davon erhält, beträgt die Kalorienzufuhr 510 kcal/Tag. Die Sondenernährung macht 3000 kcal/Tag aus. Der Nährstoffbedarf eines Erwachsenen liegt nach einer Operation durchschnittlich zwischen 2700 und 3500 kcal/Tag. Intravenöse Ernährung und Sondenernährung zusammen ergeben also eine, seinem Stoffwechselbedarf entsprechende, ausreichende Kalorienmenge.

Wir möchten in diesem Zusammenhang noch einmal auf widersprüchliche Kennzeichen eingehen. Widersprüchliche Kennzeichen sind Informationen, die die Validität einer Pflegediagnose in Frage stellen können. Aufgrund der Anwesenheit widersprüchlicher Kennzeichen (d.h. kein Gewichtsverlust, ausreichende Kalorienzufuhr und ideales Körpergewicht) besteht zum gegenwärtigen Zeitpunkt kein Anlaß für eine entsprechende Pflegediagnose. Wenn Herr Jones eine Chemo- oder Strahlentherapie bekommt oder sich eine Infektion zuzieht, ist er Risiken ausgesetzt, die eine solche Pflegediagnose bedingen. Die Pflegeperson muß also stets das Verhältnis zwischen Kalorienzufuhr und wechselndem Kalorienbedarf im Auge behalten.

4. Diagnostische Hypothesen

a. *Infektionsgefahr*
b. *Schluckstörung oder Aspirationsgefahr*
c. *Veränderte Mundschleimhaut*
d. *Beeinträchtigte verbale Kommunikation*
e. *Schlafstörung*
f. *Körperbildstörung*

5.

Nachdem Sie sich die Definitionen und Kennzeichen einer jeden diagnostischen Hypothese angeschaut und anhand der Kriterien von Lunney[4] den Übereinstimmungsgrad überprüft haben, werden Sie feststellen, daß in diesem Fall alle Pflegediagnosen akkurat sind.

a. *Infektionsgefahr* wird von der NANDA definiert als „das Vorliegen eines erhöhten Risikos für das Eindringen von pathogenen Mikroorganismen in den menschlichen Körper."[3] Praktisch sind alle Klienten mit einem Operationsschnitt aufgrund von Verletzungen der Haut einer Infektionsgefahr ausgesetzt, aber bei ihnen liegen nicht unbedingt zusätzliche Risikofaktoren vor, die eine solche Pflegediagnose rechtfertigen. Bei diesem Klienten besteht jedoch aufgrund der Beschaffenheit und der Menge der Sekrete, die den Bereich des Operationsschnitts ständig verunreinigen, ein erhöhtes Risiko. Der Mund ist voller Bakterien, was unter normalen Bedingungen kein Problem darstellt. Durch den Eingriff kommt es jedoch zu Verletzungen der Mundschleimhaut und der Klient ist der Gefahr einer Infektion ausgesetzt. Die starke Sekretion ist ein weiterer Risikofaktor, weil sich die Sekrete im Mund ansammeln und einen Nährboden für Infektionen schaffen. Das Absaugen des Mundes birgt ebenfalls die Gefahr einer Infektion in sich, wenn der Katheter nicht richtig gereinigt und aufbewahrt wird. Verletzungen, die durch das Absaugen verursachte werden, können die Mundschleimhaut zusätzlich schädigen und so weitere Angriffsmöglichkeiten für Infektionen bieten.

Ein weiterer Risikofaktor bei diesem Klienten ist der Krebs. Häufig liegt bei Klienten mit Krebs eine Immunsuppression vor – die zum einen auf die Erkrankung und zum anderen auf die Strahlen- bzw. Chemotherapie zurückzuführen ist – durch die sie einer erhöhten Infektionsgefahr ausgesetzt sind. Die Anwesenheit dieser Risikofaktoren bestätigt die Richtigkeit dieser Pflegediagnose.

b. Die Pflegediagnosen *Aspirationsgefahr* und *Schluckstörung* erfassen ähnliche Probleme des Klienten. Die Definition für Aspirationsgefahr lautet: „Das Vorliegen von Risikofaktoren für das Eindringen von Sekrete aus Magen, Rachen und Mund oder festen/flüssigen Nahrungsmitteln in den tracheobronchialen Raum."[3] Zu den Risikofaktoren bzw. Kennzeichen dieser Pflegediagnose gehören: liegender endotrachealer Tubus; Sondenernährung; Schluckstörung (Husten) und Operation im Mund- oder Halsbereich.

Die Pflegediagnose *Schluckstörung* ist definiert als „Eingeschränkte Fähigkeit, willentlich Flüssigkeiten und/oder feste Nahrungsmittel vom Mund zum Magen zu befördern."[3] Die entscheidenden Kennzeichen bei diesem Klienten sind der Husten sowie seine Äußerung, wegen des Trachealtubus nicht schlucken zu können.

Gewöhnlich können die Klienten nach einer gewissen Gewöhnungzeit auch mit liegendem endotrachealen Tubus schlucken. Die Pflegeperson arbeitet mit dem Klienten, um sich genau zu informieren, ob er bei aufgeblasener und nicht aufgeblasener Manschette schlucken kann. In dieser Phase werden reichlich Sekrete abgesondert, die nicht geschluckt werden und zum Husten zwingen. Deshalb gilt das Hauptaugenmerk der Pflegeperson der Aspirationsgefahr, die durch Schluckstörungen ausgelöst wird. Mit der Pflegediagnose *Aspirationsgefahr* wird das Problem des Klienten besser erfaßt und die einzuleitenden pflegerischen Maßnahmen sind entsprechend präziser. *ANMERKUNG:* In diesem Fall dient eine andere Pflegediagnose (nämlich *Schluckstörung*) als beeinflussender, ätiologischer Faktor dieser Pflegediagnose.

c. Die Diagnose *Veränderte Mundschleimhaut* ist definiert als „Eine Schmerzen und Unbehagen bereitende Veränderung der Schleimhäute, der Speichelproduktion oder der Strukturen der Mundhöhle."[3] Zu den Kennzeichen gehören: Schmerzen und Unbehagen; belegte Zunge; Mundtrockenheit; Verletzungen oder Ulzerationen im Mund; Stomatitis; verminderte Speichelmenge oder fehlender Speichel; Ödeme und Hyperämie. Bei diesem Klienten liegen die folgenden Kennzeichen vor: Schmerzen im Mund, Ödeme und Hyperämie; da es keine widersprüchlichen Kennzeichen gibt ist die Pflegediagnose akkurat.

d. Die Definition für *Beeinträchtigte verbale Kommunikation* lautet: „Eine verminderte oder nicht vorhandene Fähigkeit, die Sprache in der menschlichen Interaktion zu benutzen." Das wichtigste Kennzeichen bei diesem Klienten ist die durch die Laryngektomie bedingte Unfähigkeit zu sprechen. Da es sich um ein relevantes Kennzeichen handelt ist die Pflegediagnose *Beeinträchtigte verbale Kommunikation* korrekt. Es ist außerdem wichtig, daß bei dieser Pflegediagnose frühzeitig mit der Behandlung begonnen wird, weil Kommunikation für einen Menschen von elementarer Bedeutung ist. Kommunikation ist nicht nur im Hinblick auf die Sicherheit wichtig, z. B. um bei Atemschwierigkeiten Hilfe herbeirufen zu können, sie gehört auch zu jeder interpersonellen Interaktion. Die Unfähigkeit zu kommunizieren stellt eine echte existentielle Bedrohung dar.

e. *Schlafstörung* ist definiert als „eine Unterbrechung der Schlafzeit und -qualität, die Unbehagen oder die Beeinträchtigungen von erwünschten Lebensaktivitäten verursacht."[3] Bei dem Klienten sind zwei wichtige Kennzeichen vorhanden: unterbrochener Schlaf und verbale Klagen darüber, nicht ausgeruht zu sein. Die möglichen Ursachen der *Schlafstörung* sind die geräuschvolle Umgebung der Intensivstation und die Notwendigkeit des häufigen Absaugens.

f. Die Pflegediagnose *Körperbildstörung* ist definiert als „Negative Gefühle oder Wahrnehmungen im Hinblick auf Eigenschaften, Funktionen oder Grenzen des Körpers oder eines Körperteils."[3] Der Klient mußte sich mit Veränderungen im Bereich des Gesichts und des Halses abfinden, und er hat seine Trauer darüber seiner Frau gegenüber zum Ausdruck gebracht. Dies sind relevante, wichtige Kennzeichen dieser Pflegediagnose. Eine Radikaloperation im Halsbereich mit Laryngektomie führt zu erheblichen Veränderungen im Gesicht. In dieser postoperativen Phase ist das Gesicht des Klienten vermutlich geschwollen, was ihn noch stärker entstellt. Eine Gewöhnung wird durch die Tracheostomie weiter erschwert. Zu den Interventionen, die bei dieser Pflegediagnose angezeigt sind, gehören: die Erklärung, daß sich das Aussehen des Gesichts verbessern wird, sobald das Ödem verschwindet; die Bereitstellung von Möglichkeiten für den Klienten, seine Gefühle in bezug auf sein Aussehen auszudrücken sowie behutsame Ermutigungen, sich im Spiegel anzuschauen, damit er sich langsam an sein verändertes Äußeres gewöhnen kann.

6.

Trifft bei einem Klienten mehr als eine Pflegediagnose zu, ist es oft nötig, Prioritäten zu setzen. Dies hilft der Pflegeperson, die wichtigsten Probleme des Klienten zu erkennen und zu behandeln. Die Feststellung von Prioritäten ist eine Fähigkeit, die Sie mit zunehmender praktischer Erfahrung immer besser beherrschen werden. Wenn Sie Prioritäten feststellen müssen, sollten Sie folgende Punkte beachten:

a. Den Schweregrad der Pflegediagnose
b. Die Möglichkeit erheblicher negativer bzw. schädlicher Auswirkungen auf den Klienten
c. Die kritische Überprüfung der Möglichkeiten, die der Pflege zur Behandlung einer Pflegediagnose zur Verfügung stehen
d. Die Wichtigkeit, die der Klient und die Familie dem Problem beimessen
e. Die Auswirkungen, die die Behandlung (oder Nicht-Behandlung) der Pflegediagnose langfristig hat
f. Die Rolle anderer Gesundheitsberufe bei der Behandlung derselben Pflegediagnose

Im vorliegenden Fall gibt es drei Pflegediagnosen mit gleichrangiger Priorität: *Infektionsgefahr, Aspirationsgefahr* und *Beeinträchtigte verbale Kommunikation*. In der Phase unmittelbar nach dem Eingriff hat die Infektionsverhütung und die Verhinderung einer Aspiration oberste Priorität, da es sich um lebensbedrohliche Probleme handelt. Die Unfähigkeit des Klienten, sich verbal zu äußern, könnte ebenfalls lebensbedrohend sein, nämlich dann, wenn er nicht schnellstens Hilfe herbeirufen oder seine Notlage mitteilen kann.

7.

Die vollständigen Pflegediagnosen mit höchster Priorität lauten wie folgt:

PD: Infektionsgefahr

beeinflußt durch (b/d)
- Umfangreiche Operation im Mundbereich
- Starke Sekretbildung im Mund
- Häufiges Absaugen
- Kehlkopfkrebs

PD: Aspirationsgefahr

beeinflußt durch (b/d)
- Schluckstörung
- Tracheostomie
- Starke Sekretbildung

PD: Beeinträchtigte verbale Kommunikation

beeinflußt durch (b/d)
- Laryngektomie

angezeigt durch (a/d)
- Unfähigkeit zu sprechen

7.13 Fallbeispiel 13

1. Allgemeine Problembereiche
a. Schläft nicht gut, ist müde
b. Ungesunde Ernährungsweise
c. Die Risikofaktoren für eine Erkrankung der Koronararterien bestehen nach wie vor
d. Hat Angst zu schlafen

2. Zusammenfassung der Daten entsprechend den allgemeinen Problembereichen

a. Schläft nicht gut, ist müde
   1. Ist wach von 8.00 Uhr heute morgen bis Mitternacht
   2. Schläft nur in kurzen Intervallen
   3. Wird gestört von Geräuschen, Aktivitäten und der Krankenhausroutine
   4. Ist „zu müde" um herumzugehen oder sich selbst zu versorgen
   5. Ist „zu müde", um die Ernährungsberaterin zu treffen oder an einem Kurs teilzunehmen, in dem die Klienten mit einer Erkrankung der Koronararterien auf die Entlassung vorbereitet werden
   6. Hat „Angst schlafen zu gehen"
   7. Schläft während der Unterhaltung mit ihrer Familie ein
   8. Gibt an, sie fühle sich erschöpft und schläfrig
   9. Ist gelegentlich verwirrt

b. Ungesunde Ernährungsweise
   1. Nahm vor der Operation hochkalorische, fettreiche Nahrungsmittel zu sich
   2. Körpergewicht liegt 22 % über dem Idealgewicht
   3. Hat sich noch nicht mit der Ernährungsberaterin zum Unterricht über Ernährungsfragen getroffen (sie ist „zu müde")

c. Risikofaktoren für eine Erkrankungen der Koronararterien bestehen nach wie vor
   1. Raucheranamnese: 20 Päckchen/Jahr
   2. Bis zum gegenwärtigen Zeitpunkt sitzende Lebensweise
   3. Vorgeschichte über hochkalorische und fettreiche Ernährung
   4. Körpergewicht liegt um 22 % über dem Idealgewicht
   5. Kennt die Zeichen und Symptome einer Erkrankung der Koronararterien nicht; Selbstmedikation wegen „Magenproblemen" vor der Aufnahme
   6. Diagnose: Erkrankung der Koronararterien; Zustand nach Bypass-Operation
   7. Hat in Vorbereitung auf die Entlassung noch nicht an Kursen für Patienten mit einer Erkrankung der Koronararterien teilgenommen (ist „zu müde")

d. Angst zu schlafen
   1. Hat „Angst, schlafen zu gehen"

3. Diagnostische Hypothesen

a. *Schlafstörung*
b. *Erschöpfung*
c. *Überernährung*
d. *Veränderte Gesunderhaltung*
e. *Furcht*

4. und 5.

Wir haben es hier mit einer komplexen Situation zu tun. Frau Crane leidet an einer lebensbedrohlichen Erkrankung und hat eine schwere Operation hinter sich. Sie muß ständig pflegerisch betreut werden, damit sie vollständig genesen kann, zu einer neuen, gesünderen Lebensweise findet und über den Krankheitsprozeß aufgeklärt wird. Aus den vorliegenden Daten geht hervor, daß bei dieser Klientin mehr als eine Pflegediagnose angezeigt ist.

Die Diagnose Schlafstörung ist definiert als „eine Unterbrechung der Schlafzeit und -qualität, die Unbehagen oder die Beeinträchtigungen von erwünschten Lebensaktivitäten verursacht."[3] Die Kennzeichen beinhalten unter anderem: verbale Klagen über Einschlafstörungen; unterbrochener Schlaf; Gefühl, nicht ausgeruht zu sein; Reizbarkeit; Orientierungslosigkeit; Lethargie; mangelnder Antrieb. Alle Daten, die unter dem allgemeinen Problem „Schläft nicht gut" subsumiert sind, stimmen mit dieser Pflegediagnose überein.

Bei *Erschöpfung* handelt es sich um ein „Überwältigendes, anhaltendes Gefühl von Ermattung mit verminderter körperlicher und geistiger Leistungsfähigkeit."[3] Die entscheidenden Kennzeichen sind: überwältigender, anhaltender Mangel an Energie sowie die Unfähigkeit, gewöhnliche Routinen zu bewältigen. Weitere Kennzeichen sind: gefühlsmäßige Labilität; verminderte Konzentrationsfähigkeit; Lethargie und reduzierte Leistungsfähigkeit. Auf den ersten Blick erscheinen die Pflegediagnosen *Erschöpfung* und *Schlafstörung* beinahe identisch. Der Unterschied ist folgender: *Erschöpfung* ist ein anhaltender Zustand der Ermattung, der nicht durch Ruhe oder Schlaf behoben wird.[11] *Erschöpfung* wird nicht durch Schlafmangel verursacht, sondern durch einen vermehrten Energiebedarf oder eine reduzierte Energieproduktion. Viele Patienten mit einer Erkrankung der Koronararterien oder anderen chronischen Krankheiten leiden an *Erschöpfung*. Es ist durchaus wahrscheinlich, daß die Klientin vor dem operativen Eingriff infolge der eingeschränkten Herzleistung erschöpft war. Zum gegenwärtigen Zeitpunkt ist ihre Müdigkeit jedoch viel eher auf den unterbrochenen, nicht ausreichenden Schlaf als auf vermehrten Energiebedarf und reduzierte Energieproduktion zurückzuführen. Deshalb trifft die Pflegediagnose *Schlafstörung* eher zu.

Schlafstörung ist in diesem Fall eine Pflegediagnose mit einem hohen Übereinstimmungsgrad, weil viele Kennzeichen sich mit den Kennzeichen decken und weil es kein Kennzeichen gibt, das im Widerspruch zu der Pflegediagnose steht oder nicht mit ihr übereinstimmt. Sollten sich die Müdigkeit, Lethargie, Verwirrung und andere Symptome mit Hilfe entsprechender pflegerischer Interventionen und durch Verlängerung der Schlafdauer und Verbesserung der Schlafqualität nicht beseitigen lassen, dann wäre die Pflegediagnose *Erschöpfung* erneut in Betracht zu ziehen.

Wenn ein Mensch Nährstoffe zu sich nimmt, die den Stoffwechselbedarf übersteigen, dann wird die Pflegediagnose *Überernährung* gestellt.[3] Die Kennzeichen sind unter anderem: Körpergewicht 10 % über dem Idealgewicht; sitzende Lebensweise; gestörtes Eßverhalten; Essen als Reaktion auf äußere auslösende Reize. Das Gewicht der Klientin liegt 22 % über dem Idealgewicht, die Ernährung ist ihren Angaben zufolge hochkalorisch und fettreich, dazu kommt eine sitzende Lebensweise.

Zwar wäre es für die Planung von Interventionen hilfreich, wenn mehr Daten vorhanden wären, z. B. wann die Klientin ißt (beispielsweise, wenn sie frustriert ist oder in Abhängigkeit von bestimmten Tageszeiten), wo sie ißt (zu Hause, im Restaurant oder in verschiedenen sozialen Einrichtungen) und wenn präzisere Angaben zur Vorgeschichte der Ernährung zur Verfügung stünden, doch enthalten die vorliegenden Daten genügend Kennzeichen, die die Pflegediagnose bestätigen. Es ist nicht vollständig klar, wie und ob sich die Eßgewohnheiten der Klientin nach dem Eingriff verändern werden. Die Tatsache, daß sie „zu müde" war, um die Ernährungsberaterin aufzusuchen und sich von ihr über Ernährung informieren zu lassen, bestätigt die beeinflussenden, ätiologischen Faktoren der Pflegediagnose *Überernährung*.

Die Pflegediagnose *Veränderte Gesunderhaltung* wurde von der NANDA definiert als „Die Unfähigkeit grundlegende gesunderhaltende Maßnahmen zu erkennen, die eigene Gesundheit zu erhalten oder Hilfe zur Aufrechterhaltung der Gesundheit aufzusuchen."[3] Die von Carpenito[5] vorgeschlagene Definition lautet ein wenig anders: „Der Zustand, bei dem ein Individuum oder eine Gruppe aufgrund einer ungesunden Lebensweise oder eines Mangels an Kenntnissen in bezug auf den Umgang mit einer Situation eine Gesundheitsschädigung erlebt oder Gefahr läuft, eine solche zu erleben." Beide Definitionen implizieren, daß bei einem Menschen mit einer solchen Pflegediagnose die Fähigkeit eingeschränkt ist, aufgrund mangelnder Kenntnisse, mangelnder Bewußtheit oder mangelnder Ressourcen seine Gesundheit aufrechtzuerhalten. Zu den von der NANDA identifizierten Kennzeichen gehören: erwiesener Mangel an Kenntnissen in bezug auf grundlegende, gesundheitserhaltende Maßnahmen; erwiesener Mangel an Anpassungsvermögen in bezug auf innere oder äußere Veränderungen; Unfähigkeit, Verantwortung für die Befriedigung grundlegender, gesundheitserhaltender Maßnahmen im Bereich einiger oder aller Funktionellen Verhaltensmuster zu übernehmen; mangelndes Gesundheitsförderung anstrebendes Verhalten und ein Mangel an Hilfsmitteln, Finanzmitteln oder anderen Ressourcen zur Gesunderhaltung. Eine beobachtete ungesunde Lebensweise (schlechte Ernährung oder risikoreiche Verhaltensweisen) kann ebenfalls ein Kennzeichen sein.[5,11]

Bei Frau Crane lassen sich viele Risikofaktoren im Zusammenhang mit der Erkrankung der Koronararterien feststellen. Sie hat noch nicht die Zeit gefunden, Informationen über gesundheitsfördernde Maßnahmen bei Herzerkrankungen in ihre Lebensführung zu integrieren. Sie hat die Anzeichen einer Herzerkrankung nicht erkannt und vor ihrer Einweisung ins Krankenhaus keine Behandlung angestrebt. Sie glaubt, daß sie das Rauchen nicht aufgeben kann und sie ist aufgrund ihrer Müdigkeit nicht in der Lage, Informationsquellen (die Ernährungsberatung und den auf die Entlassung vorbereitenden Kurs) für sich zu nutzen. Die Anwesenheit dieser Kennzeichen stützen die Pflegediagnose *Veränderte Gesunderhaltung,* unabhängig davon, ob die NANDA-Definition oder die Definition von Carpenito zugrunde gelegt wird.

Die beeinflussenden, ätiologischen Faktoren dieser Pflegediagnose sind nur zum Teil klar. Ganz sicher besteht bei der Klientin ein Zusammenhang zwischen dem Mangel an Kenntnissen, früheren gesundheitsschädigenden Verhaltensweisen und dem Schlafmangel. Es wäre von Nutzen, wenn man wüßte, wie hoch ihre Motivation ist, gesundheitsschädigende Verhaltensweisen zu ändern, welche Bedeutung die Gesundheit und das Leben für sie haben, über welche Ressourcen sie verfügt, um erwünschte Veränderungen der Lebensweise herbeizuführen. Es bedarf weiterer Einschätzungen, um entsprechende Daten zu sammeln, beeinflussende, ätiologische Faktoren abzuklären und pflegerische Interventionen zu planen.

Furcht ist die letzte diagnostische Hypothese. Die NANDA definiert *Furcht* als „Gefühl der Bedrohung, bezogen auf eine identifizierbare Quelle, die als eine Bedrohung oder Gefahr für das Selbst wahrgenommen wird."[3] Das Kennzeichen ist die Fähigkeit, den Gegenstand der wahrgenommenen Gefahr oder Bedrohung identifizieren zu können. Andere Kennzeichen sind: Gefühle von Schrecken oder Besorgnis; Rückzugs- oder Vermeidungsverhalten; Fokussierung der Gefahr; verminderte Aufmerksamkeit sowie verminderte Leistungs- und Kontrollfähigkeit und somatische Befunde wie erhöhte Atemfrequenz, Schwitzen oder erhöhte Herzfrequenz.[5,11] Die Klientin hat klar geäußert, sie fürchte sich, schlafen zu gehen. Sie hat die Situation, welche die Furcht verursacht (Schlaf) benannt und vermeidet sie. Aus den vorliegenden Daten läßt sich nicht erkennen, warum sie sich vor dem Schlafen fürchtet. Möglicherweise befürchtet sie, daß sie nicht mehr aufwacht oder die Orientierungsfähigkeit verliert und aufwacht ohne zu wissen, wo sie ist. Vielleicht fürchtet sie sich, weil sie nicht gern allein ist und weil ihre Familie fortgeht, wenn sie abends einschläft. Die Pflegediagnose *Furcht* wird zwar durch die Kennzeichen gestützt, doch sind weitere Einschätzungen nötig, um die Ursache der Furcht ausfindig zu machen. Nachdem eine mögliche Ursache für die Furcht festgestellt wurde, muß die Pflegeperson diese zusammen mit der Klientin validieren, um sicherzugehen, daß der betreffende beeinflussende, ätiologische Faktor korrekt ist. Wenn es um die entsprechenden pflegerischen Maßnahmen geht, ist es vielleicht sinnvoller, die Furcht der Klientin als beeinflussender, ätiologischer Faktor der Pflegediagnose *Schlafstörung* zu betrachten und nicht als eigenständige Pflegediagnose.

Die pflegerischen Intervention würden in dem Fall sowohl an der Pflegediagnose als auch an den beeinflussenden, ätiologischen Faktoren ausgerichtet und die Probleme könnten in einem gemeinsamen Ansatz gelöst werden.

Die Pflegediagnosen lauten wie folgt:

PD: Schlafstörung

beeinflußt durch (b/d)
- Furcht
- Fremde Umgebung
- Pflegeroutine

angezeigt durch (a/d)
- Bericht der Klientin darüber, nicht schlafen zu können
- Lange Wachzeiten, die durch gelegentliches Einschlafen unterbrochen werden
- Zeitweilige Verwirrung; Bericht der Klientin über große Müdigkeit, die sie daran hindert, sich selbst zu versorgen, umherzugehen und an einem Kurs als Vorbereitung auf die Entlassung teilzunehmen.

PD: Überernährung

beeinflußt durch (b/d)
- Hochkalorische und fettreiche Ernährung
- Sitzende Lebensweise

angezeigt durch (a/d)
- Körpergewicht liegt um 22 % über dem Idealgewicht

PD: Veränderte Gesunderhaltung

beeinflußt durch (b/d)
- Mangel an Kenntnissen über eine gesundheitsfördernde Lebensführung bei Herzerkrankungen und über die Zeichen und Symptome einer Erkrankung der Koronararterien
- Unfähigkeit, Zugang zu Informationsquellen zu erlangen, die durch Müdigkeit verursacht wurde

angezeigt durch (a/d)
- Anwesenheit einer Vielzahl von Risikofaktoren für eine Erkrankung der Koronararterien
- Versäumnis, die Symptome dieser Erkrankungen behandeln zu lassen
- Ungesunde Lebensweise

6.

Die Pflegediagnose mit höchster Priorität lautet *Schlafstörung*. Die Priorität ist aus zwei Gründen gegeben: zum einen handelt es sich um das behandlungsbedürftigste Problem, und zum anderen beeinträchtigt es die Implementation der pflegerischen Interventionen zur Behandlung der anderen Pflegediagnosen. Solange die Klientin nicht schläft und sich nicht ausgeruht fühlt, wird sie nicht in der Lage sein, die Ernährungsberaterin aufzusuchen und an entsprechenden Kursen teilzunehmen, und dies sind Interventionen zur Behandlung der *Überernährung* und der *veränderten Gesunderhaltung*.

7.14 Fallbeispiel 14

1. Allgemeine Problembereiche

a. Immobilität
b. Unzureichende Nahrungsaufnahme
c. Schmerzen
d. Mögliche finanzielle Notlage

2. Nochmalige Zusammenfassung der Daten entsprechend den allgemeinen Problembereichen

a. Immobilität
   1. Bei einem Verkehrsunfall wurden Schien- und Wadenbein an beiden Beinen gebrochen
   2. Nach offener Reposition und interner Fixierung vor drei Tagen wurden beide Beine eingegipst
   3. Vorgeschichte über juvenile rheumatoide Arthritis
   4. Deformation der Gelenke an Fingern, Händen, Ellbogen, Knien und Füßen
   5. Ging vor dem Unfall an zwei Stöcken
   6. Lernt bei der Physiotherapie, mit Krücken zu gehen
   7. Bedingt durch die Arthritis verminderte Kraft in den Armen

b. Unzureichende Nahrungsaufnahme
   1. Hat seit dem Unfall keinen Appetit
   2. Kann mit Hilfe eines Spezialbestecks allein essen
   3. Nimmt 25 % der Mahlzeiten zu sich
   4. Größe: 1,65 m; Gewicht: 61 kg
   5. Zustand drei Tage nach operativem Eingriff mit offener Reposition und interner Fixierung beider Unterschenkel

c. Schmerzen

    1. Klagt über Schmerzen, die durch die Frakturen verursacht werden

    2. Bittet selten um Medikamente

    3. Hält seine Beine seitlich schützend fest

    4. Gibt an, er habe durch die Arthritis gelernt, mit chronischen Schmerzen zu leben

    5. Zustand drei Tage nach operativem Eingriff mit offener Reposition und interner Fixierung beider Unterschenkel

d. Mögliche finanzielle Notlage

    1. Kann aufgrund der Arthritis nicht außer Haus arbeiten

    2. Minimales Einkommen als selbständiger Schmuckhersteller

3. Welche zusätzlichen Daten würden die Generierung der diagnostischen Hypothesen erleichtern?

a. Immobilität

Vielleicht möchten Sie Näheres über die Beweglichkeit des Klienten in der Vergangenheit und zum gegenwärtigen Zeitpunkt wissen, z. B.: Wie sahen seine normalen täglichen Aktivitäten früher aus? Wie selbständig war er in der Ausübung seiner körperlichen Funktionen? Ist er zum gegenwärtigen Zeitpunkt auf Hilfe angewiesen? Aus solchen Daten können Sie wertvolle Informationen über die Fähigkeit und Motivation des Klienten gewinnen, an der Wiedererlangung der Mobilität mitzuarbeiten. Anhand dieser Daten lassen auch ein oder mehrere *Selbstversorgungsdefizite* identifizieren.

b. Unzureichende Nahrungsaufnahme

Sie müssen herausfinden, weshalb der Klient keinen Appetit hat. Zu den Gründen, die sich nachteilig auf seinen Appetit auswirken können, gehören Schmerzen und durch Narkotika oder Schmerzen verursachte Übelkeit sowie Inaktivität.

Um etwas über die beeinflussenden, ätiologischen Faktoren der unzureichenden Nahrungsaufnahme in Erfahrung zu bringen, müßte man herausfinden, welche Nahrungsmittel er bevorzugt. Vielleicht besteht bei ihm eine kulturell bedingte Vorliebe für bestimmte Nahrungsmittel und er ißt deshalb so wenig, weil diese nicht verfügbar sind.

Um beurteilen zu können, ob das Körpergewicht des Klienten angemessen ist, müssen Sie seinen Körperbau kennen. Hat er einen schmächtigen Körperbau, liegt er 8 % unter dem Idealgewicht. Ist der Körperbau dagegen kräftig, liegt er 18 % unter dem Idealgewicht.

c. Schmerzen

Sie benötigen mehr Informationen über die Schmerzen des Klienten, um feststellen zu können, ob er weiß, daß ein Unterschied besteht zwischen den chronischen Schmerzen, mit denen zu leben er gelernt hat, und den akuten Schmerzen, die auf die Verletzung und den chirurgischen Eingriff zurückzuführen sind. Es ist ebenfalls wichtig, etwas über die Medikamente zu wissen, die ihm zur Behandlung der Schmerzen in der postoperativen Phase verordnet wurden. Des weiteren müssen Sie wissen, wie er seine chronischen Schmerzen vorher behandelt hat.

d. Mögliche finanzielle Notlage

Sie wissen zwar, daß der Klient, abgesehen von seiner Tätigkeit zu Hause, arbeitslos ist, aber Sie wissen nicht, ob dies für ihn oder seine Familie ein Problem darstellt, weil er als selbständiger Schmuckhersteller arbeitet. Arbeitet seine Frau auch? Werden die finanziellen Bedürfnisse der Familie gedeckt?

4. Diagnostische Hypothesen

a. *Beeinträchtigte körperliche Mobilität*
b. *Mangelernährung*
c. *Schmerzen und chronische Schmerzen*
d. *Selbstversorgungsdefizit*
e. *Möglichkeit der beeinträchtigten Haushaltsführung*

5.

Durch Überprüfung der Definitionen und Kennzeichen jeder einzelnen Pflegediagnose ist es Ihnen möglich, akkurate Pflegediagnosen zu stellen.

a. *Beeinträchtigte körperliche Mobilität* wird von der NANDA definiert als „Eingeschränkte Fähigkeit, sich unabhängig in der Umgebung zu bewegen."[3] Die Kennzeichen sind: Unfähigkeit, zielgerichtete Bewegungen durchzuführen (kann sich nicht selbst im Bett drehen, kann nicht aufstehen, kann nicht gehen); eingeschränkte aktive Beweglichkeit der Gelenke; verminderte Muskelkraft; verminderte Bewegungskontrolle und/oder Muskelatrophie und verordnete Bewegungseinschränkung (mechanisch oder durch ärztliche Anordnung). Die *Beeinträchtigung der körperlichen Mobilität* wurde aufgrund der Tatsache, daß der Klient an rheumatoider Arthritis mit schweren Gelenkdeformationen leidet und an zwei Stöcken geht bei seiner Aufnahme dem „Grad I" zugeordnet. Bei dieser Pflegediagnose werden fünf Grade beschrieben. Grad I besagt, daß Hilfsmittel benötigt werden, Grad III, daß die Hilfe einer oder mehrerer Person(en) und Hilfsmittel erforderlich sind.[3] Durch die Frakturen und Gipsverbände an beiden Beinen wird die Immobilität verschlimmert. Der Klient benötigt fremde Hilfe, um die Fortbewegung mit Krücken zu erlernen, des weiteren ist vielleicht Hilfe bei der Durchführung alltäglicher Aktivitäten erforderlich (Grad III). *Beeinträchtigte körperliche Mobilität* ist somit eine akkurate Pflegediagnose.

b. *Mangelernährung* ist definiert als „eine zur Deckung des Stoffwechselbedarfs unzureichende Nährstoffaufnahme."[3] Das Körpergewicht des Klienten liegt nicht 20 % oder mehr unter dem Idealgewicht und er nimmt bei angemessener Nahrungsaufnahme auch nicht ab. Da die entscheidenden Kennzeichen dieser Pflegediagnose fehlen, trifft sie zum gegenwärtigen Zeitpunkt nicht zu. Allerdings besteht bei dem Klienten die *Gefahr einer Mangelernährung.* Die Risikofaktoren sind bei dieser Pflegediagnose der katabole Zustand, in dem er sich infolge des Eingriffs befindet, die aktive Physiotherapie und seine chronische Krankheit, die rheumatoide Arthritis. Die *Risiko-Pflegediagnose* ist folglich akkurat.

c. Unter *Schmerzen* versteht man laut Definition „Berichte über starke Beschwerden oder die Anwesenheit von Indikatoren für starke Beschwerden (Schmerzen)."[3] Zu den relevanten Kennzeichen gehören bei dem Klienten Berichte über starke Beschwerden sowie vorsichtiges Verhalten und die Einnahme von Schonhaltungen. Durch die Anwesenheit des relevanten Kennzeichens „Berichte über Schmerzen" in Verbindung mit der Tatsache, daß der chirurgische Eingriff drei Tage zurückliegt, hat diese Pflegediagnose einen hohen Übereinstimmungsgrad.

Der Klient leidet aufgrund der rheumatoiden Arthritis auch an *chronischen Schmerzen,* was auch nicht außer acht gelassen werden sollte. *Chronische Schmerzen* sind ein Zustand, bei dem ein Mensch „Starke Schmerzen, die über 6 Monate anhalten" [3], verspürt. Es gilt zu überlegen, ob die frühere Art der Behandlung durch den Klienten während des Krankenhausaufenthaltes geändert werden muß oder ob sie fortzusetzen ist.

d. Die *Selbstversorgungsdefizite* werden spezifiziert als *Selbstversorgungsdefizit: Essen, Selbstversorgungsdefizit: Baden/Körperpflege, Selbstversorgungsdefizit: Sich kleiden/Pflegen der äußeren Erscheinung.* Diese Selbstversorgungsdefizite sind definiert als „Unfähigkeit, selbständig zu essen, die Körperpflege durchzuführen, auszuscheiden, sich zu kleiden, selbständig sein Äußeres zu pflegen."[3] Die Taxonomie der NANDA enthält bei dieser Pflegediagnose Querverweise auf die Klassifikation nach funktionellen Graden, die im Zusammenhang mit der Pflegediagnose *Beeinträchtigte körperliche Mobilität* beschrieben werden. Da die vorliegenden Daten bei diesem Patienten nicht auf ein Selbstversorgungsdefizit hindeuten, wäre die weiter oben erörterte Pflegediagnose *Eingeschränkte körperliche Mobilität* im Hinblick auf die pflegerischen Maßnahmen ergiebiger und zudem auch zutreffender.

e. *Beeinträchtigte Haushaltsführung* ist per Definition die „Unfähigkeit zur unabhängigen Aufrechterhaltung einer sicheren, wachstumsfördernden, unmittelbaren Umgebung."[3] Die Kennzeichen sind unter anderem: Haushaltsmitglieder berichten von Schwierigkeiten, die Wohnung in einem komfortablen Zustand zu erhalten oder von bestehenden Schulden oder finanziellen Sorgen; überforderte Familienmitglieder. Zum gegenwärtigen Zeitpunkt geben die Daten keinerlei Anhaltspunkte, die diese Pflegediagnose bestätigen. Vielleicht sind Sie davon ausgegangen, daß der Klient als selbständiger Schmuckhersteller nicht in der Lage ist, genügend Geld zu verdienen. Bevor Sie jedoch ein Problem identifizieren, benötigen Sie mehr Informationen über seine finanzielle Situation. Angesichts der chronischen Krankheit und des minimalen Einkommens des Klienten sowie seiner akuten Verletzung ist es jedoch korrekt, eine Verdachts-Pflegediagnose zu stellen. In diesem Fall benötigen Sie weitere Daten, die diese Pflegediagnose entweder stützen oder ausschließen.

6.

Die Pflegediagnose mit höchster Priorität lautet:

PD: Beeinträchtigte körperliche Mobilität: Grad III

beeinflußt durch (b/d)
- Schmerzen
- Gipsverbände an beiden Beinen
- schwache Armmuskulatur
- Deformation der Gelenke

angezeigt durch (a/d)
- Unfähigkeit, ohne Hilfe zu gehen

Die Priorität leitet sich daraus ab, daß es wichtig ist, die Unabhängigkeit des Klienten aufrechtzuerhalten und zu verhindern, daß die Muskelatrophie weiter fortschreitet oder die Gelenke nicht benutzt werden.

Vielleicht sind Sie der Ansicht, daß die Pflegediagnose mit höchster Priorität *Schmerzen* sein müßte. Der Grund, weshalb diese Pflegediagnose dafür nicht in Frage kommt, ist der, daß Immobilität als beeinflussender, ätiologischer Faktor nicht erwähnt wird (z. B. *b/d* Immobilität). Da *Schmerzen* in der obigen Pflegediagnose als beeinflussender, ätiologischer Faktor aufgeführt sind (*beeinträchtigte körperliche Mobilität b/d Schmerzen*), werden sie auch behandelt. Umgekehrt stimmt dies allerdings *nicht;* das heißt, die Schmerzen stehen nicht mit der Immobilität in Zusammenhang, und die Immobilität würde durch Interventionen, die einzig und allein auf die Behandlung der Schmerzen ausgerichtet sind, nicht effektiv behandelt.

Fallbeispiel 15

1. Allgemeine Problembereiche

a. Behandlung wegen chronischer lymphozytärer Leukämie
b. Unzureichende Nahrungsaufnahme
c. „Größe Müdigkeit"
d. Verzweiflung über ihre äußere Erscheinung

2. Zusammenfassung der Daten entsprechend den allgemeinen Problemen

a. Behandlung wegen chronisch lymphozytärer Leukämie
   1. Klientin wurde aus dem Krankenhaus entlassen
   2. Sie kommt zur Chemotherapie und Nachsorge ins Behandlungszentrum für Krebserkrankungen
   3. Gewichtsverlust von 4,5 kg
   4. Haarausfall bedingt durch die Chemotherapie

Folgende Informationen wären in diesem Zusammenhang für Sie interessant:

1. Welche Informationen haben die Klientin und ihr Ehemann über die Erkrankung, die Behandlung und die Prognose bekommen?
2. Wie hat die Klientin auf die Diagnose und die Behandlung reagiert?
3. Lassen sich bei ihr weitere nachteilige Auswirkungen der Chemotherapie feststellen?

b. Mangelernährung
   1. Ißt seit der Diagnose nicht gut
   2. Größe 1,68 m; Gewicht 64 kg
   3. 4,5 kg Gewichtsverlust vor der Diagnose
   4. Übelkeit und Erbrechen nach der Chemotherapie
   5. Hat dreimal im Abstand von 6 Wochen eine fünftägige Chemotherapie bekommen

Folgende Informationen wären in diesem Zusammenhang für Sie interessant:

1. Hat die Klientin Appetit oder leidet sie an Appetitlosigkeit?
2. Wie wirken sich Übelkeit und Erbrechen auf ihren Appetit aus? Übelkeit und Erbrechen sind die üblichen Nebenwirkungen einer Chemotherapie, die, wenn sie heftig genug sind, den Appetit und die Nahrungsaufnahme ernsthaft beeinträchtigen können.
3. Die Klientin gab an, daß sie nicht mehr richtig gegessen hat, seitdem die Diagnose „Krebs" gestellt wurde. Es muß abgeklärt werden, ob es sich hierbei um eine

emotionale Reaktion auf die Diagnose oder um körperliche Nebenwirkungen der Behandlung oder um beides handelt.

c. „Große Müdigkeit"
1. Sie fühlt sich sehr müde und konnte sich deshalb noch nicht sportlich betätigen
2. Schläft jede Nacht 6 bis 8 Stunden
3. Schläft tagsüber ein- bis dreimal kurz ein
4. Kann nicht klar denken oder sich konzentrieren

Folgende Informationen wären in diesem Zusammenhang für Sie interessant:

1. Wie ist der Hämatokrit- und Hämoglobinwert? Diese Daten sind von Bedeutung, weil die chronische Müdigkeit eines der medizinischen Symptome der Erkrankung ist, die auf die Anämie zurückzuführen ist.
2. Ist die Müdigkeit nach der Chemotherapie größer? Viele Patienten, die eine Chemotherapie bekommen, haben Müdigkeit als eine häufige und gravierende Nebenwirkung bezeichnet. Über Müdigkeit wird gewöhnlich während der ersten 3 bis 4 Tage nach Verabreichung der Chemotherapie berichtet; sie verstärkt sich noch etwa 10 Tage nach der Chemotherapie und klingt bis zur nächsten Behandlung ab.[21]

d. Verzweiflung über die äußere Erscheinung
1. Hielt sich vor dem Verlust ihrer Haare für attraktiv
2. Gibt an, sie wolle sich jetzt, da sie ihre Haare verloren hat, nicht mehr ansehen
3. Äußert sich besorgt darüber, daß ihr Ehemann sie nicht mehr lieben könnte
4. Weint, wenn sie über ihr Aussehen spricht
5. Der Ehemann verhält sich seiner Frau gegenüber sehr liebevoll und unterstützend
6. Er ermutigt sie, sich wie gewöhnlich zurechtzumachen und sich zu überlegen, ob sie vielleicht ein Kopftuch tragen möchte
7. Klientin ging einer Vollzeitbeschäftigung nach und machte jeden zweiten Tag Aerobic

3. Diagnostische Hypothesen

a. *Beeinträchtigte Anpassung* oder *Furcht* oder *Angst*
b. *Mangelernährung*
c. *Erschöpfung*
d. *Körperbildstörung*
e. *Gestörte Rollenausübung* oder *Veränderte Familienprozesse*

4.

Die Überprüfung der ersten Datenzusammenfassung läßt an verschiedene Pflege-diagnosen denken. *Beeinträchtigte Anpassung* ist „Unfähigkeit einer Person den ei-genen Lebensstil, das eigene Verhalten so zu verändern, daß dieser/s mit dem ver-änderten Gesundheitszustand übereinstimmt."[3] Entscheidende Kennzeichen sind: Äußerungen über Nicht-Wahrhaben-Wollen des veränderten Gesundheitszustandes; keine oder nicht erfolgversprechende Fähigkeiten, in Problemlösungsprozesse oder Zielsetzung mit einbezogen zu werden. Derzeit liegen für eine solche Pflegediagnose keine eindeutigen Daten vor. Vielleicht sollten Sie sie als Verdachts-Pflegediagnose betrachten und weitere Daten sammeln, bis Sie sie entweder stützen oder ausschlie-ßen können.

Die Pflegediagnosen *Furcht* oder *Angst* sollten bei Überprüfung der Daten des all-gemeinen Problems „Behandlung der chronischen lymphozytären Leukämie" eben-falls in Betracht gezogen werden. *Furcht* ist definiert als „Gefühl der Bedrohung, be-zogen auf eine identifizierbare Quelle, die als eine Bedrohung oder Gefahr für das Selbst wahrgenommen wird."[3] *Angst* ist ein „Unbestimmtes, unsicheres Gefühl, des-sen Ursache dem Individuum oft unklar oder unbekannt ist."[3] Die medizinische Dia-gnose „Krebs" löst bei den meisten Menschen *Furcht* oder *Angst* aus. Aber Vorsicht! Bevor Sie eine Pflegediagnose auswählen, müssen Sie zuerst die Hauptkennzeichen kennen, und die sind in diesem Fall nicht vorhanden. Wenn Sie weitere Daten über die Reaktion der Klientin auf die Diagnose und die Behandlung zusammentragen, dann erhalten Sie möglicherweise Kennzeichen, die für eine dieser Pflegediagnosen sprechen. Zum gegenwärtigen Zeitpunkt gibt jedoch es für keine der beiden Pflege-diagnosen sichere Anhaltspunkte; sie können sie jedoch als Verdachts-Pflegediagno-sen ansehen und die Datensammlung fortsetzen.

Die Pflegediagnose *Mangelernährung* ist definiert als „eine zur Deckung des Stoff-wechselbedarfs unzureichende Nährstoffaufnahme."[3] Das Körpergewicht von Frau Jameson liegt nicht 20 % oder mehr unter dem Idealgewicht – eines der Haupt-kennzeichen dieser Pflegediagnose. Allerdings verliert sie an Gewicht und leidet auf-grund der Chemotherapie an Übelkeit und Erbrechen. Deshalb besteht die Gefahr, daß diese Pflegediagnose gestellt werden muß; es gilt also, pflegerische Interventionen einzuleiten, die Übelkeit und Erbrechen vermindern und eine proteinreiche, hoch-kalorische Nährstoffaufnahme ermöglichen.

Erschöpfung ist laut Definition ein „überwältigendes anhaltendes Gefühl von Er-mattung mit verminderter körperlicher und geistiger Leistungsfähigkeit."[3] Die Haupt-kennzeichen sind: Bericht über einen anhaltenden und überwältigenden Mangel an Energie; Unfähigkeit, gewöhnliche Routinen zu bewältigen. Die Klagen der Klientin über „große Müdigkeit", ihr Bedürfnis, tagsüber mehrmals kurz zu schlafen und ihre Unfähigkeit, sich zu konzentrieren, zu arbeiten oder sich sportlich zu betätigen sind relevante Kennzeichen dieser Pflegediagnose, die einen hohen Übereinstimmungs-grad aufweist.

Die Definition der Pflegediagnose *Körperbildstörung* lautet: „Negative Gefühle oder Wahrnehmungen im Hinblick auf Eigenschaften, Funktionen oder Grenzen des Körpers oder eines Körperteils."[3] Die Entscheidung für diese Pflegediagnose setzt voraus, daß die Klientin verbal oder nonverbal auf eine tatsächliche oder wahrgenommene Veränderung der Grenzen und/oder Funktionen reagiert. Sie äußert sich in der Tat verbal darüber, welche Auswirkungen der Verlust ihrer Haare auf sie hat. Durch die Anwesenheit dieses relevanten Kennzeichens ist der Übereinstimmungsgrad bei dieser Pflegediagnose sehr hoch.

Verändertes Rollenverhalten ist definiert als „Ein Zustand, bei dem Veränderungen, Konflikte, Verleugnungen im Hinblick auf Rollenverantwortungen auftreten oder die Unfähigkeit besteht, Verantwortung für soziale Rollen zu übernehmen."[3] Zu den Kennzeichen gehören: Veränderung in der Selbstwahrnehmung einer Rolle; Ablehnung, Verleugnung einer Rolle; Veränderung in der Fremdwahrnehmung einer Rolle; Rollenkonflikt und eine Veränderung in der physischen Möglichkeit, eine Rolle auszuführen. Die unter dem Verhaltensmuster „Aktivität und Bewegung" subsumierten Daten zeigen, daß die Klientin nicht arbeiten kann, was mit einem der Kennzeichen übereinstimmt. Allerdings gibt es im Bereich des Verhaltensmusters „Rollen und Beziehungen" keine diagnostischen Kennzeichen, die auf ein Problem hindeuten. Da es nur ein einziges Kennzeichen gibt, weist diese Pflegediagnose keinen hohen Übereinstimmungsgrad auf. Darüber hinaus ist sie auch nicht so nützlich wie die Pflegediagnose *Erschöpfung,* wenn es darum geht, pflegerische Interventionen zu planen.

Die Definition der Pflegediagnose *Veränderte Familienprozesse* lautet: „Die Unfähigkeit des Systems Familie, der Mitglieder eines Haushaltes, den Bedürfnissen seiner Mitglieder zu entsprechen, familiäre Funktionen zu erfüllen oder die Kommunikation zum Zweck gemeinsamer Entwicklung und Reife aufrechtzuerhalten."[3] Die Kennzeichen sind unter anderem: Unfähigkeit, die Bedürfnisse von Familienmitgliedern zu befriedigen (körperlich, Sicherheit, emotional, religiös); Unfähigkeit, sich an Veränderungen anzupassen oder sich konstruktiv mit traumatischen oder krisenhaften Erfahrungen auseinanderzusetzen. Diese Pflegediagnose wird häufig dann falsch verwendet, wenn die Definition nicht beachtet wird. Dieser Fehler tritt auf, wenn man voraussetzt, daß die Diagnose „Krebs" sich negativ auf die Familie auswirkt. Zwar hat die Diagnose und die medizinische Behandlung ganz zweifellos einen Einfluß auf die Familie der Klientin, doch kann man nicht davon ausgehen, daß die Familienprozesse verändert werden. Alle Daten deuten darauf hin, daß die Familie sich hilfreich und unterstützend gegenüber der Klientin verhält. Folglich ist die Pflegediagnose *Veränderte Familienprozesse* nicht korrekt.

5.

Nach Überprüfung der Definitionen und Kennzeichen können folgende Pflegediagnosen gestellt werden:

PD: Gefahr einer Mangelernährung

beeinflußt durch (b/d)
- Übelkeit und Erbrechen

PD: Erschöpfung

beeinflußt durch (b/d)
- Auswirkungen der Krankheit
- Reaktion auf die Chemotherapie

angezeigt durch (a/d)
- Gefühl großer Müdigkeit
- Erhöhtes Schlafbedürfnis
- Unfähigkeit, sich zu konzentrieren

PD: Körperbildstörung

beeinflußt durch (b/d)
- Haarausfall
- Veränderung der Fähigkeit, zu arbeiten und sich sportlich zu betätigen

angezeigt durch (a/d)
- Unfähigkeit, sich selbst anzuschauen
- Weinen
- Äußerung von Besorgnis über die Reaktion des Ehemannes auf ihren derzeitigen Zustand

---

6.

Bei diesen Fall fällt es schwer, eine Pflegediagnose mit hoher Priorität zu bestimmen. Um dies tun zu können, sollten Sie die Klientin fragen, welches Problem sie am meisten bedrückt. Dabei kommt die Betroffenheit der Klientin am deutlichsten zum Ausdruck. Höchstwahrscheinlich stellt in Anbetracht der Schwere der Erkrankung und der Chemotherapie die Erschöpfung das größte Problem dar, was die körperliche Seite anbelangt. Erschöpfung kann sich ebenfalls negativ auf die veränderte Nahrungsaufnahme und auf die Fähigkeit der Klientin auswirken, mit ihrem veränderten Körperbild fertig zu werden.

Da es offenbar keine Pflegediagnose gibt, der gegenüber den anderen eine höhere Priorität einzuräumen ist, würde diejenige Pflegediagnose zur Pflegediagnose mit höchster Priorität, welche die Klientin mit Unterstützung der Pflege zuerst behandelt wissen möchte. Allerdings bedarf jede der ausgewählten Pflegediagnosen der pflegerischen Intervention und der Behandlung.

7.16 Fallbeispiel 16

1. Allgemeine Problembereiche

a. Harntröpfeln
b. Verminderte Flüssigkeitszufuhr
c. Isoliert sich selbst in der häuslichen Umgebung
d. Hat sich selbst gegenüber negative Gefühle
e. Das Perineum ist rot und gereizt

2. Nochmalige Zusammenfassung der Daten entsprechend den allgemeinen Problembereichen

a. Harntröpfeln
  1. Verliert kleine Mengen Urin beim Hochheben der Enkelkinder, Husten oder Lachen
  2. Trägt eine Vorlage zum Schutz der Kleidung
  3. Schränkt die Flüssigkeitszufuhr ein, um das Tröpfeln zu unterbinden
  4. Fühlt sich „wie ein Baby", wenn sie Urin verliert
  5. Geht nicht gern aus dem Haus, aus Angst, der Uringeruch könnte jemanden stören
  6. Leichter Uringeruch

b. Verminderte Flüssigkeitszufuhr
  1. Schränkt die Flüssigkeitszufuhr ein, um das Tröpfeln zu unterbinden
  2. Klagt über Brennen im Bereich des Perineums, wenn sie Wasser läßt
  3. Trockene Haut, in Falten abnehmbar
  4. Trockene Schleimhäute

c. Isoliert sich selbst in der häuslichen Umgebung
  1. Geht nicht gern aus dem Haus, aus Angst, der Uringeruch könnte jemanden stören

d. Hat sich selbst gegenüber negative Gefühle
   1. Fühlt sich „wie ein Baby", wenn sie Urin verliert

e. Perineum rot und gereizt
   1. Klagt über Brennen im Bereich des Perineums, wenn sie Wasser läßt
   2. Das Perineum ist rot und gereizt

Wir weisen darauf hin, daß jede subjektive oder objektive Information bei der Zusammenfassung der Daten verwendet wurde. Positive Aussagen, wie z. B. „Hält sich für gesund" und „Ehemann ist 55 Jahre alt" sind wichtige Angaben, die bei der Planung entsprechender Interventionen berücksichtigt werden sollten. Bei der Auflistung der Probleme müssen nicht alle Informationen verwendet werden. Die Daten müssen jedoch solange gespeichert werden, bis feststeht, daß sie mit der/den ausgewählten Pflegediagnose(n) nicht in Zusammenhang stehen.

3. Diagnostische Hypothesen

a. *Streßinkontinenz*
b. *Flüssigkeitsmangel*
c. *Soziale Isolation*
d. *Körperbildstörung*
e. *Hautschädigung*

4.

Oft fallen einem zusätzliche Fragen ein und man würde gerne weitere Einschätzungen vornehmen, um „die Lücken zu füllen." Vielleicht fehlte ein entscheidendes Kennzeichen bei der ersten Einschätzung und Sie müssen diesen Punkt erst klären, bevor Sie eine Hypothese annehmen oder verwerfen. In diesem Fall jedoch sind genügend Kennzeichen vorhanden, so daß Sie mit der Untersuchung der aufgestellten Hypothesen beginnen können.

5. und 6.

Zum jetzigen Zeitpunkt läßt sich keine Hypothese ausschließen. Sie werden allesamt durch die NANDA-Definition der Pflegediagnosetitel bestätigt und weisen eins oder mehrere der für die Auswahl der jeweiligen Pflegediagnose erforderlichen Kennzeichen auf. Alle Pflegediagnosen sind akkurat, doch ist *Streßinkontinenz* die Pflegediagnose mit höchster Priorität, weil sie bei allen anderen Pflegediagnosen ein beeinflussender, ätiologischer Faktor ist.

Streßinkontinenz ist definiert als „Ein unkontrollierter Urinabgang von weniger als 50 ml, der bei erhöhtem abdominellen Druck auftritt."[3] Das Hauptkennzeichen „berichtetes oder beobachtetes Tröpfeln bei erhöhtem intraabdominellen Druck" liegt vor. Bei Frau Schwartz ist der beeinflussende, ätiologische Faktor der Streßinkontinenz vermutlich ihrem Alter zuzuschreiben – degenerative Veränderungen der Beckenmuskulatur oder des Stützgewebes. Aufgrund dieser Veränderungen verliert sie Urin, wenn der intraabdominelle Druck größer ist als der beständige Druck des Blasensphinkters.

Nachdem die Streßinkontinenz für die Klientin zum Problem geworden war, griff sie zu Maßnahmen, aus denen sich andere Probleme entwickelten. Das Tröpfeln veranlaßte sie, ihre Flüssigkeitszufuhr zu reduzieren, dies förderte die Urinkonzentration und machte Haut und Schleimhäute trocken. Das Tröpfeln des konzentrierten Urins reizte wiederum den Bereich des Perineums und führte zu einer Rötung und Schmerzen beim Wasserlassen. Wegen des Tröpfelns benutzte die Klientin eine Vorlage, was den Bereich des Perineums weiter reizte und eine potentielle Geruchsquelle darstellte. Die Angst vor dem Geruch veranlaßte sie, sich zu isolieren, weil sie befürchtete, sie könnte andere damit stören. An diesem Fall läßt sich anschaulich zeigen, wie durch ein einziges Problem – *Streßinkontinenz* – ein ganzes Bündel anderer Probleme entstehen kann.

Die andere Pflegediagnose, die der sofortigen Behandlung bedarf, lautet *Hautschädigung* und ist definiert als „Beschädigung der Hautintegrität."[3] Die Kennzeichen sind: Verletzung der Hautoberfläche; Zerstörung von Hautschichten; Schädigung von Körperstrukturen. Diese Pflegediagnose hat aufgrund der vielen relevanten Kennzeichen, die in den Daten enthalten sind, einen sehr hohen Übereinstimmungsgrad. Das gerötete und entzündete Perineum stellt eine Quelle des Unbehagens für die Klientin dar, und es müssen gezielte Maßnahmen zur Abhilfe eingeleitet werden.

7.

Die Pflegediagnose mit höchster Priorität lautet:

PD: Streßinkontinenz

beeinflußt durch (b/d)
▪ Altersbedingte Veränderungen der Beckenmuskulatur und des Stützgewebes

angezeigt durch (a/d)
▪ Ausscheidung kleiner Mengen Urin bei Aktivitäten, die mit einer Erhöhung des abdominellen Drucks verbunden sind.

Die Pflegediagnose *Hautschädigung* hat eine beinahe ebenso hohe Priorität. Die vollständige Pflegediagnose lautet:

PD: Hautschädigung

beeinflußt durch (b/d)
▧ Streßinkontinenz

angezeigt durch (a/d)
▧ Gerötetes entzündetes Perineum

Die anderen diagnostischen Hypothesen sind zwar ebenfalls akkurat, doch haben sie nicht die gleiche Priorität wie die beiden zuvor erwähnten Pflegediagnosen. Die Prioritätspflegediagnose *Streßinkontinenz* eignet sich bei dieser Klientin hervorragend als Grundlage für die Planung und Durchführung von Pflegemaßnahmen. Nach erfolgreicher Behandlung der Streßinkontinenz (vermutlich wird dazu ein Beckenbodentraining durchgeführt und es wird das Anhalten und Loslassen des Urinstrahls beim Urinieren trainiert), werden die anderen Pflegediagnosen kein Problem mehr darstellen und keinerlei pflegerischer Maßnahmen bedürfen. Da es einige Zeit dauern kann, bis sich die Streßinkontinenz gebessert hat, ist es wichtig, Pflegemaßnahmen für die Haut zu planen und durchzuführen, bis die Ursache des Problems beseitigt ist. In diesem Fall ist die Pflegediagnose *Streßinkontinenz* und ihre Behandlung von ausschlaggebender Bedeutung für die Beseitigung der anderen Probleme.

7.17   Fallbeispiel 17

1. Allgemeine Problembereiche

a. Ehefrau starb vor kurzer Zeit
b. Ineffektive Behandlung des Diabetes mellitus
c. Veränderungen im Bereich der körperlichen und sozialen Aktivitäten seit dem Tod der Ehefrau

2. Zusammenfassung der Daten entsprechend den allgemeinen Problembereichen

a. Ehefrau starb vor kurzer Zeit
   1. Ehefrau starb vor zwei Monaten bei einem Verkehrsunfall
   2. Klient gibt an, er sei seit dem Tod seiner Frau traurig und zornig
   3. Gibt an, er fühle sich seit dem Tod seiner Frau benommen und habe Schwierigkeiten, Entscheidungen zu treffen
   4. Beschreibt sich selbst als „traurigen und einsamen alten Mann"
   5. Hat seit dem Tod der Ehefrau Schwierigkeiten im Umgang mit seiner Gesundheit

6. Ist seit dem Tod der Ehefrau nicht mehr spazieren gegangen, hat nicht mehr Bowling gespielt oder sich körperlich betätigt

b. Ineffektive Behandlung des Diabetes mellitus
1. Insulinpflichtiger Diabetes mellitus; wurde in den letzten zwei Monaten zweimal wegen einer diabetischen Ketoazidose ins Krankenhaus eingeliefert
2. Wurde in der davor liegenden Zeit nie wegen einer diabetischen Ketoazidose eingeliefert
3. Vergißt, seinen Blutzuckerspiegel zu kontrollieren und Insulin zu nehmen
4. In der letzten Zeit hat sich das Aktivitätsniveau verändert (weniger)
5. Muß sich seit dem Tod der Ehefrau selbst um die Überprüfung des Blutzuckerspiegels, die Verabreichung des Insulins und die Planung und Zubereitung der Mahlzeiten kümmern
6. Nimmt viele Mahlzeiten außer Haus ein
7. Hat grundlegende Kenntnisse über Ernährung und Umgang mit Diabetes

c. Veränderungen im Bereich der körperlichen und sozialen Aktivitäten seit dem Tod der Ehefrau
1. Ging früher jeden Tag 3 km spazieren; ist seit 2 Monaten nicht mehr spazieren gegangen und hat sich auch nicht körperlich betätigt
2. Spielte zweimal pro Monat Bowling; hat dies seit 2 Monaten nicht mehr getan
3. Wird von Freunden zum Bowling spielen eingeladen, doch er hat keine Lust dazu
4. Sieht seine Kinder regelmäßig
5. Geht weiterhin einmal pro Woche zur Kirche

3. Diagnostische Hypothesen

a. *Fehlgeleitetes Trauern*
b. *Unwirksames Coping*
c. *Ungenügende Handhabung des Behandlungsprogramms*
d. *Soziale Isolation*

Außer diesen diagnostischen Hypothesen wird ein interdisziplinäres Problem identifiziert – *Potentielle Komplikation: (PK) Hyperglykämie.*

4., 5. und 6.

Die Pflegediagnose *Fehlgeleitetes Trauern* ist einer von zwei Pflegediagnosetiteln im Zusammenhang mit Trauern, die von der NANDA anerkannt sind (der andere ist *Vorwegnehmendes Trauern*). Die NANDA hat unlängst *fehlgeleitetes Trauern* definiert als „Verlängerte Dauer oder Schwere des Trauerprozesses (nicht abgeschlossene Trauer), bezogen auf einen tatsächlichen oder spürbaren Verlust oder eine Veränderung in Beziehungsmustern (dies schließt Menschen, Besitz, Arbeit, Status, Zuhause, Ideale, Teile und Funktionen des Körpers mit ein)."[3] Zu den Kennzeichen gehören: Verbale Äußerungen von Verzweiflung, Zorn oder Traurigkeit über den Verlust; Veränderungen der Eßgewohnheiten, des Schlafmusters, des Aktivitätsniveaus oder der Libido und Veränderungen in der Konzentration und/oder der Beschäftigung mit Aufgaben.

Bei dieser Pflegediagnose gibt es zwei Probleme: zum einen treffen viele der Kennzeichen auch auf den normalen Trauerprozeß zu und nicht nur auf fehlgeleitetes Trauern; zum anderen ist das Konzept der verlängerten Dauer des Trauerprozesses ziemlich vage. Ohne Definition, die genau festlegt, was das Adjektiv „verlängert" bedeutet, ist es schwierig, diese Pflegediagnose in der Gewißheit zu verwenden, daß damit das Problem des Klienten angemessen erfaßt wird.

In dem vorliegenden Fall handelt es sich nicht um eine abnorme Form des Trauerns. Es gilt zu bedenken, daß der Tod der Ehefrau nur zwei Monate zurückliegt und daß der Klient sich noch nicht daran gewöhnt hat, ohne sie zu leben. Aus diesem Grunde ist die Pflegediagnose *Fehlgeleitetes Trauern* unzutreffend. Die Tatsache, daß der Klient um seine Frau trauert, kann jedoch als beeinflussender, ätiologischer Faktor für die anderen diagnostischen Hypothesen von Bedeutung sein, die noch zu überprüfen sind.

Unwirksames Coping ist definiert als „Störung der Anpassung- und Problemlösungsfähigkeit im Hinblick auf die Erfüllung täglicher Anforderungen und Rollen."[3] Zu den wichtigen Kennzeichen gehören verbale Äußerungen über die Unfähigkeit, Probleme zu bewältigen und die Unfähigkeit, Probleme wirkungsvoll zu lösen. Weniger wichtige Kennzeichen sind: Unfähigkeit, um Hilfe zu bitten; Unfähigkeit, den Rollenerwartungen zu entsprechen; Unfähigkeit, grundlegende Bedürfnisse zu erfüllen; Änderung in der Teilnahme an sozialen Ereignissen; destruktives Verhalten gegen sich selbst oder andere; unangemessene Anwendung von Abwehrmechanismen; Veränderung der gewohnten Kommunikationsmuster; verbale Manipulation sowie eine erhöhte Unfall- oder Krankheitsrate. Diese Pflegediagnose wird häufig in Krisensituationen gestellt, wie z. B. Tod eines Familienmitgliedes.

Schaut man sich die Zusammenfassung der Daten dieses Klienten daraufhin an, wird man feststellen, daß es Anhaltspunkte gibt, die mit den Kennzeichen dieser Pflegediagnose übereinstimmen, z. B. ungenügende Problemlösung, verminderte Teilnahme an sozialen Ereignissen sowie erhöhte Krankheitsanfälligkeit. Er hat keine Probleme, seine Grundbedürfnisse (Nahrung, Schlaf, Unterkunft) zu erfüllen, doch hat er Schwierigkeiten, den Anforderungen seines komplexen medizinischen Problems (Diabetes mellitus) gerecht zu werden. Die Pflegediagnose *Unwirksames Coping* ist eine Möglichkeit, die durchaus in Erwägung gezogen werden kann, doch erfaßt die nächste diagnostische Hypothese *Ungenügende Handhabung der Behandlungsempfehlungen* die Probleme des Klienten besser.

Die Trauer beeinträchtigt die Fähigkeit des Klienten, seinen Diabetes zu behandeln, was seine Lage noch weiter kompliziert. Dies stimmt mit der Pflegediagnose *Ungenügende Handhabung der Behandlungsempfehlungen* überein, deren Definition lautet: „Ein Verhaltensmuster, das spezifische Gesundheitsziele nicht errreicht, das darin besteht, ein Behandlungsprogramm für Krankheiten oder Krankheitsspätfolgen zu steuern und in das altägliche Leben zu integrieren."[3] Das Hauptkennzeichen lautet: Wirkungslose Auswahlentscheidungen des täglichen Lebens, um die Ziele eines Behandlungs- oder Präventionsprogramms zu erreichen. Zu den weiteren Kennzeichen gehören: eine Verschlimmerung der Krankheitssymptome; geäußerte Regulations- und Integrationsprobleme hinsichtlich eines oder mehrerer Behandlungsprogramme für Krankheiten und Aussagen darüber, daß noch keine Schritte unternommen wurden, um das Behandlungsprogramm in die Alltagsroutinen zu integrieren.

Bei diesem Klienten stimmt eine Reihe von Befunden mit der Definition und den Kennzeichen der Pflegediagnose *Ungenügende Handhabung der Behandlungsempfehlungen* überein. Bei ihm trat die diabetische Ketoazidose mehrfach auf, auch trifft er keine wirkungsvollen Entscheidungen, obwohl er über grundlegende Kenntnisse über die Behandlung des Diabetes verfügt; er kontrolliert weder regelmäßig seinen Blutzuckerspiegel noch verabreicht er sich regelmäßig Insulin, und er hält sich auch nicht an die Diätempfehlungen. Er berichtet auch, daß seine Frau ihn vor ihrem Tod bei der Behandlung und Diät unterstützt hat. Seine Trauer ist eindeutig ein beeinflussender, ätiologischer Faktor dieser Pflegediagnose.

Die Pflegediagnose *Ungenügende Handhabung der Behandlungsempfehlungen* hat in diesem Fall aus zwei Gründen einen sehr viel höheren Übereinstimmungsgrad als die Pflegediagnose *Unwirksames Coping:* zum einen stimmen eine Vielzahl von Kennzeichen mit dieser Pflegediagnose überein, und zum anderen bietet sie einen zentralen Ansatzpunkt für die pflegerische Betreuung. Durch die Behandlung der Pflegediagnose *Ungenügende Handhabung der Behandlungsempfehlungen* hat der Klient die Möglichkeit, mit seinem Leben und seiner Krankheit selbst fertig zu werden und so lebensbedrohliche Komplikationen zu vermeiden.

Soziale Isolation ist die vierte diagnostische Hypothese. Diese Hypothese wurde ausgewählt, weil der Klient seine sozialen Aktivitäten verändert hat, seit dem Tod seiner Frau die Einladungen seiner Freunde ablehnt und weil er sich selbst als „einsam" bezeichnet. Diese Pflegediagnose ist definiert als „Zustand des Alleinseins, den ein Mensch als von anderen auferlegt empfindet und negativ oder bedrohlich erlebt."[3] Zu den wichtigen Kennzeichen gehören: Fehlen unterstützender Bezugspersonen; Äußerung von Gefühlen des Alleinseins, auferlegt durch andere und Gefühle der Ablehnung. Weitere Kennzeichen sind: traurige, dumpfe Gefühle; unreife Interessen; nicht kommunikativ sein; Unsicherheit in der Öffentlichkeit. Diese Pflegediagnose hört sich zwar gut an, aber sie trifft aus mehreren Gründen nicht auf diesen Klienten zu. Auch wenn er angibt, einsam zu sein, so verfügt er doch über ein Unterstützungssystem, das aus seiner Familie und seinen Freunden besteht. Des weiteren sieht er nach wie vor seine Kinder und er meidet die Gesellschaft seiner Freunde von sich aus, und nicht etwa, weil er abgelehnt oder wirklich isoliert wird. Es ist wichtig, daß eine Pflegediagnose auf der Basis größtmöglicher Übereinstimmung zwischen den durch die Einschätzung ermittelten diagnostischen Kennzeichen einerseits und der Definition und den Kennzeichen der jeweiligen Pflegediagnose andererseits ausgewählt wird. Sie müssen der Versuchung widerstehen, eine Pflegediagnose nur deshalb auszuwählen, weil der Titel genau zu passen scheint.

Im Falle dieses Klienten gibt es zusätzlich ein nicht unbeträchtliches interdisziplinäres Problem. Er hat Schwierigkeiten mit der Kontrolle seines Blutzuckerspiegels, die bei ihm zu einer Hyperglykämie und in der Folge zur diabetischen Ketoazidose geführt haben. Dieses Problem wird wie folgt dargestellt: *Potentielle Komplikation: (PK) Hyperglykämie.* Die Pflegeperson behandelt dieses interdisziplinäre Problem zusammen mit dem Arzt. Zu den Aufgaben der Pflege gehören die Kontrolle des Blutzuckerspiegels, die Überprüfung auf Anzeichen einer Hyperglykämie, die Verabreichung des verordneten Insulins, die Identifizierung von Komplikationen, die mit einer Hyperglykämie einhergehen sowie die Unterweisung des Klienten in der Überwachung und Behandlung seiner Krankheit.

7.

Nach Überprüfung jeder einzelnen diagnostischen Hypothese dürfte klar sein, daß in diesem Fall nur eine Pflegediagnose in Frage kommt. Die akkurate Formulierung lautet:

PD: Ungenügende Handhabung von Behandlungsempfehlungen

beeinflußt durch (b/d)
- Größere Verantwortung für die Selbstversorgung
- Trauer
- Veränderungen in der Lebensführung nach dem Tod der Ehefrau

angezeigt durch (a/d)
- Häufiges Auftreten einer Ketoazidose
- Aussagen über Schwierigkeiten bei der Behandlung des Diabetes mellitus

---

Diese Pflegediagnose erfaßt das wesentliche Problem des Klienten genau – durch die richtige Behandlung des Diabetes kann die Entwicklung potentiell lebensbedrohlicher Komplikationen verhindert werden. Das andere wichtige Problem des Klienten, die Reaktion auf den Tod seiner Frau, kann damit allerdings nicht angemessen gelöst werden. Zur Zeit gibt es keine offizielle, von der NANDA anerkannte Pflegediagnose, die sich auf Trauer bezieht. Wir, die Pflegenden, wissen jedoch, daß der normale Trauerprozeß eine Vielzahl von psychosozialen, emotionalen und seelischen Reaktionen hervorruft und daß diese Reaktionen einen geeigneten Ansatzpunkt für die pflegerische Betreuung bieten. Es ist unbedingt erforderlich, daß Pflegepersonen die Trauerarbeit eines Klienten ernst nehmen und ihm dabei Unterstützung gewähren.

Es gibt zwei Möglichkeiten, das Konzept der normalen Trauer in den für diesen Klienten vorgesehenen Pflegeplan einzubeziehen. Zunächst einmal ist es möglich, entsprechende Interventionen in den Plan zur Behandlung der Pflegediagnose *Ungenügende Handhabung der Behandlungsempfehlungen* zu integrieren. Dies ist zulässig, weil Trauer ein beeinflussender, ätiologischer Faktor dieser Pflegediagnose ist und Interventionen auf die Behandlung eines jeden beeinflussenden, ätiologischen Faktors ausgerichtet sein müssen.

Die zweite Möglichkeit, das Konzept der Trauer in den Pflegeplan zu integrieren, besteht darin, die Pflegediagnose „Trauer" zu stellen, selbst wenn dafür seitens der NANDA keine Anerkennung vorliegt. Beachten Sie, daß es generell schwierig ist zu überprüfen, ob eine Pflegediagnose akkurat ist, die nicht von der NANDA anerkannt ist, weil dann die von der NANDA festgelegte Definition und Kennzeichen fehlen. Pflegeexperten wie Gordon und Carpenito[5,9] haben aber Pflegediagnosen für weit verbreitete Probleme entwickelt, mit denen sich die NANDA noch nicht befaßt hat. Diese Pflegediagnosen und die entsprechenden Definitionen und Kennzeichen können wertvolle Dienste leisten, wenn es darum geht, Pflegediagnosen zu identifizieren und zu verifizieren. Carpenito[5] hat für die Pflegediagnose *Trauern* eine brauchbare Definition und eine Liste von Kennzeichen entwickelt, die geeignet sind, eine Pflegediagnose für diesen Klienten auszuwählen.

7.18   Fallbeispiel 18

1. Allgemeine Problembereiche

a. Schlechtes Sehvermögen
b. Gefahr sich zu verletzen
c. Schwierigkeiten bei der Beschaffung und Zubereitung von Nahrungsmitteln
d. Inkontinenz
e. Abnahme der sozialen Interaktionen
f. Schlechtes Selbstbild

2. Nochmalige Zusammenfassung der Daten entsprechend den allgemeinen Problembereichen

a. Schlechtes Sehvermögen
    1. Viele Blutergüsse an Armen und Beinen, „weil sie ständig irgendwo aneckt"
    2. Sehschärfe: 20/200 mit Brille (nach SNELLEN-Tafel)
    3. Kein scharfes Sehen möglich
    4. Hält sich, abgesehen von der Sehschwäche, für gesund

b. Gefahr sich zu verletzen
1. Viele Blutergüsse an Armen und Beinen, „weil sie ständig irgendwo aneckt"
2. Große Angst vor einem Sturz
3. Schränkt Aktivitäten immer mehr ein aus Angst vor einem Sturz
4. Sehschärfe: 20/200 mit Brille (nach SNELLEN-Tafel)
5. Kein scharfes Sehen möglich

c. Schwierigkeiten bei der Beschaffung und Zubereitung von Nahrungsmitteln
1. Hat wegen der abnehmenden Sehschärfe immer größere Schwierigkeiten, Essen zuzubereiten
2. Hat Angst, zum Einkaufen in einen Laden zu gehen

d. Inkontinenz
1. Gelegentliche Inkontinenz, weil sie Schwierigkeiten hat, sich in fremder Umgebung zurechtzufinden und die Toilette ausfindig zu machen

e. Abnahme der sozialen Interaktionen
1. Schränkt die Aktivitäten immer mehr ein aus Angst vor einem Sturz
2. Bleibt fast immer zu Hause; reagiert gereizt, wenn die Familie sie ermutigt, das Haus zu verlassen

f. Schlechtes Selbstbild
1. Gibt an, sie „fühle sich alt und nutzlos"
2. Fürchtet, der Familie zur Last zu fallen

3. Diagnostische Hypothesen

a. *Veränderte Sinneswahrnehmung: visuell*
b. *Verletzungsgefahr*
c. *Mangelernährung*
d. *Funktionelle Inkontinenz*
d. *Soziale Isolation*
f. *Körperbildstörung oder gestörtes Selbstwertgefühl*

4.

Etliche der vorgeschlagenen Pflegediagnosen werden ausreichend durch Kennzeichen gestützt. Die folgenden Informationen könnten bei der Auswahl der akkuraten Pflegediagnosen nützlich sein:
a. Welche anderen Möglichkeit der Beschaffung und Zubereitung von Nahrungsmitteln gibt es für die Klientin?
b. Welche Einzelheiten sind im Zusammenhang mit der gelegentlich auftretenden Inkontinenz von Bedeutung?
c. Hat die Klientin den Wunsch, häufiger an sozialen Interaktionen teilzunehmen?

5.

Um die Validität der vorgeschlagenen Pflegediagnosen feststellen zu können, ist eine genaue Überprüfung ihrer Definitionen und Kennzeichen hilfreich. Die Pflegediagnose *Veränderte Sinneswahrnehmung: visuell,* ist definiert als „Eine Verminderung der Umgebungsreize und sozialen Stimuli im Vergleich zum gewohnten Maß."[3] Die relevanten Kennzeichen dieser Pflegediagnose sind: berichtete oder gemessene Veränderung der Sinneswahrnehmung; Anzeichen einer Körperbildstörung. Der beeinflussende, ätiologische Faktor ist in diesem Fall eine Störung der Sinneswahrnehmung infolge einer Degeneration der Makula. Der Zustand ist auf eine Sklerose, der für die Ernährung der Makula zuständigen Kapillaren, zurückzuführen. Ohne ausreichende Blutzufuhr verschlechtert sich der Zustand der für das Sehen zuständigen Zellen, so daß das scharfe Sehen beeinträchtigt wird. Die Klientin sieht verschwommen und ihre Wahrnehmung von Außenreizen ist eingeschränkt. In diesem Fall sind die Kennzeichen für die pflegerischen Maßnahmen von größerer Bedeutung als der Pflegediagnosetitel. Aufgrund der Übereinstimmung zwischen den Kennzeichen einerseits und der Definition und den Kennzeichen andererseits ist der Übereinstimmungsgrad dieser Pflegediagnose sehr hoch.

Es ist außerordentlich wichtig, daß die Pflegediagnose *Verletzungsgefahr* von der Pflegeperson erkannt und behandelt wird. Die Definition lautet: „Das Vorliegen von Risikofaktoren für körperliche Verletzungen."[3] Hauptrisikofaktor ist die gestörte Sinneswahrnehmung dieser Klientin (schlechtes Sehvermögen; kein scharfes Sehen möglich) sowie ihre wahrgenommene Anfälligkeit für Stürze.

Die Pflegediagnose *Gefahr einer Mangelernährung* scheint angemessen zu sein. Per Definition handelt es sich hier um „das vorliegen von Risikofaktoren für eine zur Deckung des Stoffwechselbedarfs unzureichende Nährstoffaufnahme."[3] Diese Pflegediagnose hat viele Kennzeichen, die sich alle in irgendeiner Weise auf Gewichtsverlust und unzureichende Nährstoffaufnahme beziehen. Der Ernährungszustand der Klientin scheint gegenwärtig zwar gut zu sein, doch hat sie Schwierigkeiten, Nahrungsmittel zu beschaffen und zuzubereiten, so daß bei ihr durchaus die Gefahr einer veränderten Nahrungsaufnahme besteht. Die pflegerischen Interventionen bei dieser Pflegediagnose können verhindern, daß aus der Risiko-Pflegediagnose eine aktuelle Pflegediagnose wird.

Das Problem der Inkontinenz muß durch einen entsprechenden Zusatz, wie z. B. Streß, Drang oder funktionell, spezifiziert werden. Angesichts der Schwierigkeiten, die die Klientin hat, sich in fremder Umgebung zurechtzufinden und eine Toilette ausfindig zu machen, wäre die am meisten zutreffende Pflegediagnose *Funktionelle Inkontinenz,* die wie folgt definiert ist: „Ein unwillkürlicher, unvorhersehbarer Urinabgang."[3] Diese Definition ist sehr allgemein und wenig hilfreich, wenn es darum geht, eine akkurate Pflegediagnose auszuwählen. Die Kennzeichen und beeinflussenden, ätiologischen Faktoren können jedoch zur Klärung beitragen. Kennzeichen der Pflegediagnose *Funktionelle Inkontinenz* ist: Harndrang oder Blasenkontraktionen, die so stark sind, daß sie zum Urinabgang führen, bevor ein entsprechender Auffangbehälter erreicht wird. Ein wichtiger beeinflussender, ätiologischer Faktor ist das sensorische Defizit. Aus den vorliegenden Daten geht eindeutig hervor, daß die Ätiologie der Inkontinenz in Zusammenhang steht mit dem eingeschränkten Sehvermögen und der gelegentlichen Unfähigkeit der Klientin, sich in der Umgebung zurechtzufinden und rechtzeitig eine Toilette zu erreichen. In diesem Fall hängt das Problem eher mit der Orientierung in der Umgebung als mit einer gestörten Blasenfunktion zusammen.

Eine weitere zu überprüfende Pflegediagnose ist *Soziale Isolation,* die definiert ist als „Zustand des Alleinseins, den ein Mensch als von anderen auferlegt empfindet und negativ oder bedrohlich erlebt."[3] Das einzige Kennzeichen, das zum gegenwärtigen Zeitpunkt auf diese Pflegediagnose hindeutet, ist die Tatsache, daß die Klientin meistens zu Hause bleibt. Die Daten reichen für diese Pflegediagnose also nicht aus. Angemessener erscheint dagegen die Pflegediagnose *Verdacht auf soziale Isolation;* sie würde die Pflegeperson dazu veranlassen, weitere Informationen im Bereich des Verhaltensmusters „Rollen und Beziehungen" zu sammeln, durch die diese Pflegediagnose entweder bestätigt oder ausgeschlossen würde.

Die Anwesenheit von Kennzeichen im Bereich des allgemeinen Problems „Schlechtes Selbstbild" legt zwei Pflegediagnosen nahe. *Körperbildstörung* ist definiert als „Negative Gefühle oder Wahrnehmungen im Hinblick auf Eigenschaften, Funktionen oder Grenzen des Körpers oder eines Körperteils."[3] Diese Pflegediagnose hat eine Vielzahl von subjektiven und objektiven Kennzeichen. Um sie zu rechtfertigen, muß das Kennzeichen der verbalen oder nonverbalen Reaktion auf eine tatsächliche oder wahrgenommene Veränderung in Struktur und/oder Funktion des Körpers oder eines Körperteils vorhanden sein. Die Klientin hat in der Tat die veränderte Wahrnehmung ihres Körpers zur Sprache gebracht; somit ist diese Pflegediagnose akkurat.

Die Pflegediagnose *Gestörtes Selbstwertgefühl* scheint ebenfalls zuzutreffen. Ihre Definition lautet: „Negative Selbstbewertung/Gefühle in bezug auf sich selbst oder die eigenen Fähigkeiten, die direkt oder indirekt ausgedrückt werden."[3] Zu den wichtigen Kennzeichen gehören: Selbstnegierende Äußerungen sowie die Äußerung von Scham oder Schuld. Auch diese Pflegediagnose scheint akkurat zu sein. Allerdings ist die Pflegediagnose *Körperbildstörung* vorzuziehen, weil die Veränderung des Selbstbildes eher körperliche als psychische Ursachen hat.

6.

Die akkuraten Pflegediagnosen lauten wie folgt:

PD: Veränderte Sinneswahrnehmung: visuell

beeinflußt durch (b/d)

■ Abnahme des Sehvermögens sekundär b/d eine Degeneration der Makula mit Verlust der Fähigkeit, scharf zu sehen

---

PD: Verletzungsgefahr

beeinflußt durch (b/d)

■ Schlechtes Sehvermögen

PD: Gefahr einer Mangelernährung

beeinflußt durch (b/d)

■ Schwierigkeiten bei der Beschaffung von Nahrungsmitteln sekundär b/d schlechtes Sehvermögen und die Angst, einkaufen zu gehen

---

PD: Funktionelle Inkontinenz

beeinflußt durch (b/d)

■ Schwierigkeit, sich in der Umgebung zurechtzufinden und eine Toilette ausfindig zu machen

---

PD: Verdacht auf soziale Isolation

beeinflußt durch (b/d)

■ Selbst auferlegte Einschränkung der Aktivitäten

PD: Körperbildstörung

beeinflußt durch (b/d)

■ Inkontinenz
■ Gefühl, alt und nutzlos zu sein und der Familie zur Last zu fallen

7.

Die Pflegediagnose mit höchster Priorität lautet:

PD: Veränderte Sinneswahrnehmung: visuell

beeinflußt durch (b/d)
- Abnahme des Sehvermögens infolge einer Degeneration der Makula mit Verlust der Fähigkeit, scharf zu sehen

angezeigt durch (a/d)
- Schwierigkeiten bei der Verrichtung der notwendigen alltäglichen Dinge
- „Anecken"
- Schwierigkeiten, sich in fremder Umgebung zurechtzufinden
- Einschränkung der Aktivitäten
- Angst vor einem Sturz
- Isolation

Verletzungsgefahr ist ebenfalls eine wichtige Pflegediagnose, die aber durch die Pflegemaßnahmen der Prioritätspflegediagnose *Veränderte visuelle Sinneswahrnehmung* behandelt wird. Wenn diese Pflegeinterventionen durchgeführt werden, ist keine spezielle Pflegediagnose zur Behandlung des Problems der Verletzungsgefahr nötig.

Wenn Sie gerade erst angefangen haben, sich mit Pflegediagnosen zu beschäftigen, dann haben Sie wahrscheinlich *Verletzungsgefahr* als Pflegediagnose mit höchster Priorität ausgewählt. In diesem Fall trifft die Pflegediagnose *Veränderte visuelle Sinneswahrnehmung* jedoch eher zu, weil sie umfassender ist und einen höheren Übereinstimmungsgrad mit den Kennzeichen aufweist.

7.19 Fallbeispiel 19

1. Allgemeine Problembereiche:

a. Häufiges Ausscheiden von Urin
b. Unfähigkeit, alltägliche Aktivitäten zu verrichten
c. Unzureichender Schlaf
d. Traurigkeit über die Lebensweise und die Veränderung des Gesundheitszustands
e. Nichtbefolgung der medizinischen Anordnungen

2. Nochmalige Zusammenfassung der Daten:

a. Häufiges Ausscheiden von Urin
   1. Nimmt nicht gern Flüssigkeiten zu sich, weil sie dann ständig ins Bad muß
   2. Hat das Gefühl, daß sie sich ständig im Bad aufhält und daß ihre Blase immer voll ist
   3. Scheidet häufig kleine Mengen Urin aus, gelegentliches Tröpfeln
   4. Nimmt regelmäßig Lasix ein
   5. Blase ist palpabel

b. Unfähigkeit, alltägliche Aktivitäten zu verrichten
   1. Dyspnoe bei Anstrengung
   2. Ödeme an den Füßen
   3. Leidet an Orthopnoe
   4. Kann nicht mehr wie gewohnt bei der Tanzgruppe mitmachen

c. Unzureichender Schlaf
   1. Ruht sich tagsüber häufig aus
   2. Leidet an Orthopnoe und benötigt deshalb zwei Kissen beim Schlafen

d. Trauer über die Lebensweise und die Veränderung des Gesundheitszustandes
   1. Ist sehr deprimiert, daß sie „in diesem Zustand" ist
   2. „Wenn es nicht besser wird, will ich nicht mehr weiterleben"
   3. Ist nach Angaben der Familie meistens sehr aufgeregt
   4. Kann nicht mehr bei der Tanzgruppe mitmachen
   5. Nimmt zur Behandlung der Depression täglich 100 mg Saroten ein

e. Nichtbefolgung der medizinischen Anordnungen
   1. Nimmt ihr Lasix nicht ein, wenn sie symptomfrei ist
   2. Nimmt nicht gern Flüssigkeiten zu sich, weil sie dann „immer ins Bad muß"

3. Diagnostische Hypothesen:

a. Allgemeiner Problembereich: Häufiges Ausscheiden von Urin
   Diagnostische Hypothese: *Verändertes Urinausscheidungsmuster*

b. Allgemeiner Problembereich: Unfähigkeit, alltäglich Aktivitäten zu verrichten
   Diagnostische Hypothese: *Aktivitätsintoleranz*

c. Allgemeiner Problembereich: Unzureichender Schlaf
   Diagnostische Hypothese: *Schlafstörung*

d. Allgemeiner Problembereich: Trauer über die Lebensweise und die Veränderung des Gesundheitszustandes
Diagnostische Hypothese: *Beeinträchtigte Anpassung*
Diagnostische Hypothese: *Ineffektive Verleugnung*
Diagnostische Hypothese: *Ineffektives individuelles Bewältigungsverhalten*

e. Allgemeiner Problembereich: Nichtbefolgung der medizinischen Anordnungen
Diagnostische Hypothese: *Ineffektive Handhabung des medizinischen Behandlungsprogramms*

4.

Die Pflegediagnose *Verändertes Urinausscheidungsmuster* ist definiert als „Störung der gewohnten Urinausscheidung."[3] Laut NANDA gibt es sechs verschiedene Formen der veränderten Urinausscheidung: Streßinkontinenz, Reflexinkontinenz, Dranginkontinenz, funktionelle Inkontinenz, totale Inkontinenz und Harnverhalt. Um bei dieser Klientin die richtige Form der veränderten Urinausscheidung ausfindig machen zu können, müssen Sie sich die Definitionen und Kennzeichen jeder einzelnen Form genau anschauen.

Sie können aus den vorliegenden Daten lediglich entnehmen, daß die Klientin häufig kleine Mengen Urin ausscheidet mit gelegentlichem Tröpfeln. Das Tröpfeln tritt nicht bei erhöhtem abdominellen Druck auf, wie z. B. beim Husten oder Niesen (aus diesem Grunde ist *Streßinkontinenz* auszuschließen); sie nimmt die Blasenfüllung wahr (deshalb scheidet *Reflexinkontinenz* aus); den Angaben der Klientin zufolge besteht kein Zusammenhang zwischen Harndrang und Tröpfeln (somit entfällt *Dranginkontinenz*); sie erlebt keinen unwillkürlichen, unvorhersehbaren Urinabgang, der meistens darauf zurückzuführen ist, daß das Bad nicht rechtzeitig erreicht wird (aus diesem Grunde scheidet *funktionelle Inkontinenz* aus); es ist nicht bekannt, ob sie eine unvollständige Entleerung der Blase erlebt (deshalb bleibt die Pflegediagnose *Harnverhalt* solange bestehen, bis weitere Daten zur Verfügung stehen). Die Kennzeichen der Pflegediagnose *Harnverhalt* sind: Blasenüberdehnung; häufige Urinausscheidung mit gelegentlicher Inkontinenz durch eine Überlaufblase. Da diese Kennzeichen bei der Klientin anwesend sind, ist diese Pflegediagnose korrekt.

Die Ätiologie ist bei dieser Pflegediagnose unklar. Eine Urinuntersuchung kann in diesem Fall Aufschluß geben. Möglicherweise liegt eine Blasen- oder Harnwegsinfektion vor, die dazu führt, daß häufig Urin ausgeschieden wird.

Eine Einmal-Katheterisierung zur Bestimmung des Restharns würde aussagefähige Daten im Hinblick auf die Pflegediagnose *Harnverhalt* liefern. Allerdings wäre die Ursache der Retention dann immer noch nicht bekannt. Nimmt die Klientin Medikamente, die sich auf die Urinausscheidung auswirken? Sie nimmt Lasix ein, ein Diuretikum und Saroten ein Antidepressivum. Lasix könnte die häufige Urinausscheidung hervorrufen. Außerdem ist Harnverhalt eine der Nebenwirkungen von Saroten, ausgelöst durch die anticholinergische Wirkung. Sie werden zusammen mit der Klientin untersuchen müssen, wann die häufige Urinausscheidung und das Tröpfeln angefangen haben: wenn diese Symptome nach der Einnahme von Saroten aufgetreten sind, erhöht sich die Wahrscheinlichkeit, daß die Retention auf die anticholinergische Wirkung von Saroten zurückzuführen ist.

Aktivitätsintoleranz ist definiert als „Abnormale Reaktion auf energieverbrauchende körperliche Bewegung in Verbindung mit notwendigen oder gewollten täglichen Aktivitäten."[3] Bei der Klientin sind die Hauptkennzeichen: Dyspnoe und Unfähigkeit, die gewohnten körperlichen Aktivitäten (Tanzen) durchzuführen, vorhanden. Es handelt sich folglich um eine akkurate Pflegediagnose, weil sie durch relevante Kennzeichen gestützt wird.

Die Definition der Pflegediagnose *Schlafstörung* lautet: „Eine Unterbrechung der Schlafzeit und -qualität, die Unbehagen oder die Beeinträchtigung von erwünschten Lebensaktivitäten verursacht."[3] Die Klientin gibt das Kennzeichen „unterbrochener Schlaf" an, das auf die Atemschwierigkeiten im Liegen zurückzuführen ist. Die Pflegediagnose *Schlafstörung* trifft bei dieser Klientin zu; sie ist ein Befund, der häufig bei Klienten mit verminderter Herzleistung vorkommt, die an paroxysmaler Dyspnoe leiden.

Für das vierte Zusammenfassung kommen drei Pflegediagnosen in Betracht. Die erste, *Beeinträchtigte Anpassung,* ist definiert als „Unfähigkeit einer Person den eigenen Lebensstil, das eigene Verhalten so zu verändern, daß dieser/s mit dem veränderten Gesundheitszustand übereinstimmt."[3] Bei der Klientin liegen die Hauptkennzeichen dieser Pflegediagnose vor – Äußerung über Nicht-Wahrhaben-Wollen des veränderten Gesundheitszustandes; keine oder nicht erfolgversprechende Fähigkeiten, in Problemlösungsprozesse oder Zielsetzungen mit einbezogen zu werden.

Die zweite Pflegediagnose die es zu überprüfen gilt, ist *Unwirksame Verleugnung;* sie ist definiert als „Bewußter oder unbewußter, auf die Gesundheit sich nachteilig auswirkender Versuch, das Wissen/die Bedeutung eines Ereignisses zu leugnen, um die eigene Angst/Furcht zu reduzieren."[3] Irgendwie spüren Sie, daß diese Pflegediagnose stimmen könnte wegen der ständigen Aufgeregtheit der Klientin und ihrer Äußerung, sie habe niemals gedacht, daß ihr so etwas passieren würde. Um diese Pflegediagnose bestätigen zu können, benötigen Sie weitere Informationen. Folgende Fragen bieten sich an:

1. Behandelt die Klientin die Symptome selbst, statt sich an die verordneten Medikamente zu halten? Kann sie die Auswirkungen der Krankheit auf ihren Lebensstil zugeben?

2. Hat sie zum Nachteil für ihre Gesundheit die Behandlung hinausgezögert oder lehnt sie es ab, sich behandeln zu lassen?

Erst wenn diese Fragen beantwortet sind, läßt sich diese Pflegediagnose als aktuelle Pflegediagnose bestätigen.

Die dritte Pflegediagnose lautet *Unwirksames Coping;* sie ist definiert als „Störung der Anpassungs- und Problemlösungsfähigkeit im Hinblick auf die Erfüllung täglicher Anforderungen und Rollen."[3] Das Hauptkennzeichen, verbale Äußerungen über die Unfähigkeit, Probleme zu bewältigen ist bei der Klientin anwesend, wenn sie sagt: „Wenn es nicht besser wird, will ich nicht mehr weiterleben." Die Lunney-Skala, die den Übereinstimmungsgrad anzeigt, würde dieser Pflegediagnose einen niedrigen Wert zuordnen, weil es lediglich ein Kennzeichen gibt, das dafür spricht.[4]

Die Pflegediagnose für die fünfte Datenzusammenfassung lautet *Ungenügende Handhabung der Behandlungsempfehlungen.* Hierbei handelt es sich um „ein Verhaltensmuster, das die spezifischen Gesundheitsziele nicht erreicht, das darin besteht, ein Behandlungsprogramm für Krankheiten oder Krankheitsspätfolgen zu steuern und in das alltägliche Leben zu integrieren."[3] Das Hauptkennzeichen ist bei der Klientes anwesend: Wirkungslose Auswahlentscheidungen des täglichen Lebens, um die Ziele eines Behandlungs- oder Präventionsprogamms zu erreichen. Die Klientin hat einige Entscheidungen getroffen, die das Behandlungsprogramm unterstützen (sie hat z. B. das Tanzen aufgegeben), aber auch solche, die dem Behandlungsprogramm zuwiderlaufen (sie hat z. B. ihre Medikamente abgesetzt, wenn es ihr besser ging). Da es sowohl bestätigende als auch widersprüchliche Kennzeichen gibt, formuliert man diese Pflegediagnose zum gegenwärtigen Zeitpunkt am besten als Verdachts-Pflegediagnose, die als beeinflussender, ätiologischer Faktor bei der Pflegediagnose „Aktivitätsintoleranz" aufgeführt werden kann.

5.

Die Pflegediagnosen lauten wie folgt:

PD: Verändertes Urinausscheidungsmuster: Harnverhalt

beeinflußt durch (b/d)
■ Nebenwirkung von Saroten

angezeigt durch (a/d)
■ Häufiges Ausscheiden kleiner Mengen Urin

PD: Aktivitätsintoleranz

beeinflußt durch (b/d)
■ Ineffektive Handhabung des Behandlungsprogramms

angezeigt durch (a/d)
■ Belastungsdyspnoe
■ Unfähigkeit, an den normalen Aktivitäten in einer Tanzgruppe teilzunehmen

---

PD: Schlafstörung

beeinflußt durch (b/d)
■ Schlafunterbrechung sekundär beeinflußt durch paroxysmale Dyspnoe

angezeigt durch (a/d)
■ Unfähigkeit zu schlafen

PD: Beeinträchtigte Anpassung

beeinflußt durch (b/d)
■ Nicht akzeptable Veränderung des Lebensstils

angezeigt durch (a/d)
■ Bericht über die Unfähigkeit zu akzeptieren, daß die Durchführung gewohnter Aktivitäten nicht möglich ist

---

6.

Bei dieser Klientin gibt es keine Pflegediagnose, die lebensbedrohend ist. Die Pflegeperson sollte in Zusammenarbeit mit der Klientin den Bereich identifizieren, der für sie am wichtigsten ist. Es scheint, als sei die Klientin am unglücklichsten über die notwendigen Veränderungen in ihrem Leben; deshalb lautet die Pflegediagnose mit höchster Priorität zu diesem Zeitpunkt: *Beeinträchtigte Anpassung*.

Die Pflegediagnose *Aktivitätsintoleranz b/d ungenügende Handhabung der Behandlungsempfehlungen* hat ebenfalls hohe Priorität, denn wenn die Klientin ihre Medikamente vorschriftsmäßig einnehmen würde, dann würden ihre Aktivitäten keine Dyspnoe verursachen und sie könnte ihren bevorzugten Lebensstil wieder aufnehmen. Durch Behandlung der Pflegediagnose *Beeinträchtigte Anpassung* ließe sich das Problem der Nichtbefolgung medizinischer Anordnungen beseitigen.

Fallbeispiel 20

1. Allgemeine Problembereiche

a. Respirationsstatus
b. Gastrointestinale Funktionen
c. Schmerzen
d. Trennung von Säugling und Kind, kann nicht stillen

2. Zusammenfassung der Daten entsprechend den allgemeinen Problembereichen

a. Respirationsstatus
   1. Atemfrequenz erhöht (26 Züge/Min.); Pulsfrequenz und Temperatur liegen im Normalbereich
   2. Flache Atmung
   3. Atemgeräusche auf beiden Seiten reduziert
   4. Weigert sich, tief zu atmen oder einen Triflow zu benutzen
   5. Atmet aus Angst vor Schmerzen nicht tief genug ein

b. Gastrointestinale Funktionen
   1. Erster postoperativer Tag nach Cholezystektomie
   2. Keine Darmgeräusche
   3. Keine Flatulenz
   4. Abdomen leicht aufgetrieben und empfindlich
   5. Übelkeit
   6. Geht nicht gern umher
   7. Patientenkontrollierte Analgesie durch Verabreichung von Morphin

c. Schmerzen
   1. Erster postoperativer Tag nach Cholezystektomie
   2. Geht nicht gern umher und atmet nicht tief ein, aus Angst vor Schmerzen
   3. Berichtet über Schmerzen im Abdomen, Inzisionsschmerzen und Schmerzen beim tiefen Einatmen
   4. Patientenkontrollierte Analgesie durch Verabreichung von Morphin
   5. Klagt über Schmerzen in der Brust

d. Trennung von Säugling und Kind
   1. Hat zwei Kinder im Alter von 3 Monaten und 3 Jahren
   2. Stillt, aber konnte dies seit der Operation nicht mehr tun; klagt über Schmerzen in der Brust
   3. „Ich sollte zu Hause bei meinen Kindern sein und nicht hier krank im Bett liegen"
   4. „Ich habe Angst, daß mein Baby mich vergißt"
   5. „Ich habe mich von keinem der Kinder seit ihrer Geburt getrennt"

6. „Das wichtigste, was ich tun kann, ist eine gute Mutter sein
7. Macht sich Sorgen, ihre Kinder könnten denken, daß „ich sie verlassen habe"
8. Macht sich Sorgen, weil ihre Mutter die Kinder betreut: „Das ist meine Aufgabe"
9. Weint gelegentlich seit der Einlieferung

Für die allgemeinen Probleme „Respirationsstatus" und „Gastrointestinale Funktionen" liegt eine ausreichende Anzahl von Daten vor. Zur Einschätzung der Schmerzen und der Verzweiflung über die Trennung von den Kindern wären zusätzliche Daten hilfreich. Was die Schmerzen betrifft, so wäre es wichtig, etwas über die Intensität zu erfahren; zu diesem Zweck kann eine Schmerzskala verwendet werden. Es ist ebenfalls wichtig zu wissen, wie sich die Schmerzen in Abhängigkeit von der Position, den Aktivitäten, Tageszeiten und Schmerzmittelgaben verändern. Es muß überprüft werden, wie die Klientin die Pumpe für die patientenkontrollierte Analgesie benutzt – tut sie dies effektiv? Wie häufig versucht sie, sich selbst eine Gabe zu verabreichen? Hat sie Schmerzen trotz richtiger Verabreichung von Morphin oder greift sie nur ungern zu diesem Medikament? Benutzt sie die Pumpe trotz der Schmerzen nicht? Warum nicht? Hat sie Angst vor dem Analgetikum? Wirkt sich die Tatsache, daß sie ihr Kind stillt, auf die Benutzung der Pumpe aus? Die Pflegeperson würde auch wissen wollen, was unternommen wurde, um die Schmerzen in der Brust zu lindern, die dadurch verursacht werden, daß die Klientin nicht stillen kann; z. B. benutzt sie eine Pumpe für die Brust? Wie oft?

Auch für das Problem der Trennung von den Kindern werden zusätzliche Daten benötigt. Können die Kinder sie besuchen? Wenn nicht, verhindern die Besucherregeln und Vorschriften des Krankenhauses dies oder liegen andere Gründe vor? Kann der Säugling zum Stillen ins Krankenhaus gebracht werden? Kann die Klientin dem Säugling abgepumpte Milch nach Hause schicken? Kann ein Familienmitglied ihr ein Foto der Kinder bringen? Solche Daten helfen zum einen, die Probleme und ihre Ursachen ausfindig zu machen und zum anderen leisten sie gute Dienste bei der Planung entsprechender Interventionen.

3.

Auf der Grundlage der Ausgangsdaten lassen sich folgende diagnostische Hypothesen und interdisziplinäre Probleme identifizieren:

1. *Ungenügender Atemvorgang*
2. *Potentielle Komplikation: (PK) Paralytischer Ileus*
3. *Schmerzen*
4. *Unterbrochenes Stillen*
5. *Gestörte Rollenausübung*

4. und 5.

Die Diagnose *Ungenügender Atemvorgang* ist definiert als „Unzureichende Atmung (respiratorische Kompensationsversuche) zur Aufrechterhaltung einer ausreichenden zellulären Sauerstoffversorgung."[3] Zu den Kennzeichen gehören: Kurzatmigkeit, Tachypnoe, Veränderungen der Atemtiefe, Zyanose, abnorme arterielle Blutgaswerte sowie veränderte Thoraxbewegungen. Schmerzen sind ein Faktor, der zur Entwicklung eines *ungenügenden Atemvorgangs* beiträgt. Da die Assessmentdaten etliche diagnostische Kennzeichen enthalten, ist der Übereinstimmungsgrad dieser Pflegediagnose hoch.

Ein paralytischer Ileus ist bei chirurgischen Eingriffen im Abdomen eine häufig vorkommende Komplikation. Die Gefahr eines paralytischen Ileus wird einerseits durch Immobilität, andererseits durch die Einnahme von Morphin erhöht, das die Peristaltik vermindert. Bei dieser Klientin besteht ganz sicher die Gefahr eines paralytischen Ileus, ein Problem, das die Pflege und die Medizin gemeinsam lösen können. Das Problem wird wie folgt formuliert: *Potentielle Komplikation: (PK) Paralytischer Ileus.*

Die Definition der Pflegediagnose *Schmerzen* lautet: „Berichte über starke Beschwerden oder die Anwesenheit von Indikatoren für starke Beschwerden (Schmerzen)."[3] Die Kennzeichen sind unter anderem: Verbale oder nonverbale Äußerungen über Schmerzen; vorsichtiges, schonendes Verhalten; eingeengte Sichtweise; Ablenkungsverhalten; schmerzverzerrtes Maskengesicht; Änderung des Muskeltonus und vegetative Reaktionen wie Erhöhung der Herzfrequenz, der Atemfrequenz oder des Blutdrucks. Die Klientin hat ihre Schmerzen klar zum Ausdruck gebracht, zeigt vorsichtiges, schonendes Verhalten (d. h. sie atmet nicht tief genug ein) sowie eine Erhöhung der Atemfrequenz. Weitere Einschätzungen, wie unter Punkt 2 erörtert, sind erforderlich, um festzustellen, weshalb die gängigen Maßnahmen zur Schmerzlinderung nicht effektiv sind. Die Pflegediagnose *Schmerzen* ist bei dieser Klientin akkurat.

Die Pflegediagnose *Schmerzen* ist zwar akkurat, sie muß aber nicht unbedingt gesondert behandelt werden, da sie auch primärer beeinflussender, ätiologischer Faktor einer anderen Pflegediagnose (*ungenügender Atemvorgang*) ist. Wenn geeignete pflegerische Maßnahmen zur Behandlung der Schmerzen in die Interventionen der Pflegediagnose *Ungenügender Atemvorgang* einbezogen werden, ist es nicht erforderlich, die Pflegediagnose *Schmerzen* gesondert herauszustellen. In einem solchen Fall fragt sich die Pflegeperson, welche Pflegediagnose im Hinblick auf die Planung der pflegerischen Betreuung von größtmöglichem Nutzen ist – *Schmerzen* oder *Ungenügender Atemvorgang* – sie wählt sodann die geeignete Pflegediagnose aus und integriert sie in den Pflegeplan. In diesem Fall ist die Pflegediagnose *Ungenügender Atemvorgang* am brauchbarsten, weil sie die Probleme der Klientin genau erfaßt und die Pflegeperson veranlaßt, umfangreiche Interventionen durchzuführen.

Bei der Pflegediagnose *Unterbrochenes Stillen* handelt es sich um „Eine Unterbrechung der Kontinuität des Stillvorgangs, als ein Ergebnis der Unfähigkeit den Säugling anzulegen oder weil es nicht ratsam erscheint zu stillen."[3] Hauptkennzeichen ist: der Säugling erhält keine Milch bei allen oder manchen Stillvorgängen. Weniger wichtige Kennzeichen sind: der Wunsch der Mutter, die Stillzeit aufrechtzuerhalten; Trennung von Mutter und Kind; mangelnde Kenntnisse über das Abpumpen und die Lagerung der Muttermilch. Diese Mutter konnte ihr Kind aufgrund der Trennung während ihres Krankenhausaufenthaltes nicht stillen. Folglich handelt es sich hier um eine akkurate Pflegediagnose.

Die letzte diagnostische Hypothese lautet *Verändertes Rollenverhalten*. Die Pflegediagnose ist definiert als „Ein Zustand, bei dem Veränderungen, Konflikte, Verleugnungen im Hinblick auf Rollenverantwortungen auftreten oder die Unfähigkeit besteht, Verantwortung für soziale Rollen zu übernehmen."[3] Zu den Kennzeichen gehören: Veränderung in der Selbstwahrnehmung einer Rolle; Rollenkonflikt; Veränderung in der physischen Möglichkeit, eine Rolle auszuführen und eine Veränderung in üblichen Verantwortungsmustern. Der chirurgische Eingriff und der Krankenhausaufenthalt haben die Trennung der Mutter von ihren Kindern erzwungen, was eindeutig Streß für sie bedeutet. Sie hat das Gefühl geäußert, ihre Aufgabe nicht zu erfüllen und die Befürchtung, daß ihre Kinder sich verlassen fühlen oder sie vergessen. Sie war nie zuvor von ihren Kindern getrennt und stillt das jüngere Kind immer noch, was ihr Gefühl, daß sie ihrer Rolle als Mutter nicht gerecht wird, noch zu verstärken scheint. *Verändertes Rollenverhalten* ist bei dieser Klientin eine Pflegediagnose mit einem hohen Übereinstimmungsgrad.

Die akkuraten Pflegediagnosen werden wie folgt als vollständige Aussagen formuliert:

PD: Ungenügender Atemvorgang

beeinflußt durch (b/d)
- Schmerzen

angezeigt durch (a/d)
- Erhöhte Atemfrequenz
- Reduzierte Atemgeräusche
- Weigerung, tief einzuatmen oder den Triflow zu benutzen.

PD: Unterbrochenes Stillen

beeinflußt durch (b/d)
- Trennung von Mutter und Kind

angezeigt durch (a/d)
- Mangel an Gelegenheit das Kind seit dem Krankenhausaufenthalt zu stillen

---

PD: Verändertes Rollenverhalten

beeinflußt durch (b/d)
- Krankheit
- Krankenhausaufenthalt
- Trennung von den Kindern

angezeigt durch (a/d)
- Sorge um die Vernachlässigung von Pflichten bei der Ernährung und Pflege der Kinder während der Trennungszeit

---

5.

In diesem Fall fällt es schwer Prioritäten zu setzen, denn alle Pflegediagnosen sind gleichermaßen wichtig und können erhebliche Auswirkungen auf die Gesundung der Klientin haben. Die körperliche Gesundung hängt wesentlich davon ab, daß die Pflegediagnose *Ungenügender Atemvorgang* (zu der auch die Schmerzbehandlung gehört) und die *Potentielle Komplikation: (PK) Paralytischer Ileus* behandelt werden. Die emotionale Gesundung der Klientin wird in hohem Maße davon beeinflußt, wie die Pflegediagnosen *Unterbrochenes Stillen* und *Gestörte Rollenausübung* behandelt werden. Um die Probleme der Klientin aus ganzheitlicher Sicht angehen zu können, muß die pflegerische Betreuung auf die Behandlung aller Pflegediagnosen abzielen.

Höchste Priorität hat die Behandlung des *ineffektiven Atemvorgangs,* und die ersten pflegerischen Interventionen sollten dieser Pflegediagnose gelten. Die Pflegediagnose *Unterbrochenes Stillen* erfordert ebenfalls schnelle Intervention, um Komplikationen wie Verringerung der Milchproduktion, Mastitis und Beschwerden, die durch die vollen Brüste verursacht werden, zu verhindern. Vielleicht ist es nicht möglich, während des Krankenhausaufenthaltes der Klientin die Pflegediagnose *Verändertes Rollenverhalten* befriedigend zu behandeln, doch sollten so bald wie möglich pflegerische Interventionen eingeleitet werden, um den Streß abzubauen, der durch die Reaktion auf den Krankenhausaufenthalt verursacht wurde. Es ist sogar möglich, daß durch Verringerung des emotionalen Schmerzes die körperlichen Schmerzen der Klientin reduziert und ihre Gesundung beschleunigt wird.

7.21 Fallbeispiel 21

1. Allgemeine Problembereiche

a. Kein Geld, um Sauerstoff zu kaufen
b. Flüssigkeitsretention
c. Atemprobleme und Husten
d. Nichtbefolgung der vorgeschriebenen Ernährungsempfehlungen

2. Nochmalige Zusammenfassung der Daten entsprechend den allgemeinen Problembereichen

a. Kein Geld, um Sauerstoff zu kaufen
   1. Kann wegen Geldmangel keinen Sauerstoff nachfüllen lassen
   2. Ohne Arbeit; bezieht seit zwei Jahren eine Erwerbsunfähigkeitsrente
   3. Verordnung von niedrig dosiertem Sauerstoff für den nächtlichen Gebrauch

b. Flüssigkeitsretention
   1. Gewichtszunahme von 3,1 kg in den letzten 10 Tagen
   2. Peripheres Ödem
   3. Vergrößerte Leber
   4. Hat die Anweisung, sich salzarm zu ernähren und wenig Flüssigkeit zu sich nehmen
   5. Voller, klopfender Puls
   6. Nimmt jeden Morgen ein Diuretikum ein
   7. Leidet an Herzinsuffizienz

c. Atemprobleme und Husten
   1. Kann wegen Geldmangel keinen Sauerstoff nachfüllen lassen
   2. Klagt über Dyspnoe und Husten
   3. Verordnung von niedrig dosiertem Sauerstoff für den nächtlichen Gebrauch
   4. Leidet an einer chronisch obstruktiven Atemwegserkrankung, Herzinsuffizienz und Cor pulmonale
   5. Hämatokritwert: 59 %; Hämoglobinwert: 21 g/dl

d. Nichtbefolgung der vorgeschriebenen Ernährungsempfehlungen
   1. Hat die Anweisung, auf salzarme Ernährung und geringe Flüssigkeitszufuhr zu achten
   2. Ernährung ist stark salzhaltig

3. Diagnostische Hypothesen

a. *Veränderte Gesunderhaltung*
b. *Flüssigkeitsüberschuß*
c. *Ungenügende Handhabung der Behandlungsempfehlungen*
d. *Beeinträchtigter Gasaustausch*

4.

Die Pflegediagnosen bedürfen keiner weiteren Daten. Die folgenden zusätzlichen Daten könnten jedoch von Nutzen sein, wenn es darum geht, beeinflussende, ätiologische Faktoren zu identifizieren und geeignete Interventionen zu planen.

a. *Ungenügende Handhabung der Behandlungsempfehlungen*
   Welche Kenntnisse hat der Klient in bezug auf eine salzarme Ernährung?

b. *Beeinträchtigter Gasaustausch:*
   1. Wo liegt die Sauerstoffsättigung bei dem Klienten?
   2. Wie hören sich seine Lungengeräusche an?

5. und 6.

Die Definitionen und Kennzeichen der diagnostischen Hypothesen helfen, die Pflegediagnose mit dem höchsten Übereinstimmungsgrad zu ermitteln. *Veränderte Gesunderhaltung* ist definiert als „Die Unfähigkeit grundlegende gesunderhaltende Maßnahmen zu erkennen, die eigene Gesundheit zu erhalten oder Hilfe zur Aufrechterhaltung der Gesundheit aufzusuchen."[3] Die Pflegeperson würde viele Kennzeichen finden, die für diese Pflegediagnose sprechen. Anzahl und Verschiedenartigkeit der Kennzeichen erschweren gelegentlich die Auswahl dieser Pflegediagnose. Bei Herrn Sinclair ist das Fehlen finanzieller Mittel, die er zur Einhaltung der vorgeschriebenen Behandlung (niedrig dosierter Sauerstoff) benötigt, ein Kennzeichen, das mit hoher Wahrscheinlichkeit zur Auswahl der Pflegediagnose *Veränderte Gesunderhaltung* führt. *Flüssigkeitsüberschuß* ist die nächste Pflegediagnose, die es zu überprüfen gilt. Sie ist definiert als „Erhöhtes lokal oder auf den ganzen Körper bezogenes Flüssigkeitsvolumen."[3] Zu den relevanten Kennzeichen gehören: Ödeme; Gewichtszunahme; Kurzatmigkeit; sie sind allesamt in den über diesen Klienten vorliegenden Daten enthalten. Durch diese relevanten Kennzeichen ist der Übereinstimmungsgrad dieser Pflegediagnose sehr hoch.

Bei näherer Untersuchung stößt man bei dieser anscheinend so unkomplizierten Pflegediagnose auf eine scheinbare Unstimmigkeit. Zwei weitere Kennzeichen der Pflegediagnose *Flüssigkeitsüberschuß* sind: verminderter Hämoglobin- und Hämatokritwert. Bei dem Klienten wurden exakt die gegenteiligen Befunde festgestellt – erhöhter Hämoglobin- und Hämatokritwert. Cor pulmonale führt zu einer chronischen

Hypoxie, wodurch die Erythropoese angeregt und die Viskosität des Blutes erhöht wird. Die erhöhten Hämatokrit- und Hämoglobinwert entsprechen dem Befund „Cor pulmonale" und sind anders einzuschätzen als die üblicherweise bei einem Flüssigkeitsüberschuß anzutreffenden Werte. In diesem Fall trifft also die diagnostische Hypothese trotz des widersprüchlichen Kennzeichens zu. Die Pflegeperson ist aufgrund ihrer Kenntnis der krankhaften physiologischen Befunde bei Cor pulmonale in der Lage, die Bedeutung des erhöhten Hämoglobin- und Hämatokritwertes einzuschätzen, und sie betrachtet diese Befunde nicht als Kennzeichen, die die Pflegediagnose *Flüssigkeitsüberschuß* gegenstandslos machen.

Die Ätiologie dieser Pflegediagnose beruht auf der Unfähigkeit des Klienten, sich an die vorgeschriebene salzarme Diät zu halten. Durch weitere Assessmentdaten könnte geklärt werden, ob der Klient nicht weiß, welche Bedeutung diese eingeschränkte Ernährung für die Behandlung der Herzinsuffizienz hat oder ob er eine salzarme Diät einfach nicht einhalten will. Für die Planung geeigneter Interventionen wäre es wichtig, die Gründe für die Nichtbefolgung aufzudecken.

So mancher Praktiker würde einwenden, daß *Flüssigkeitsüberschuß* selten als Pflegediagnose vorkommt und das Problem von Herrn Sinclair eher als interdisziplinäres Problem betrachten. Wie schon an früherer Stelle in diesem Buch erwähnt wurde, handelt es sich bei interdisziplinären Problemen um physiologische Komplikationen, die die Pflegeperson überwachen muß, um feststellen zu können, wann sie eintreten und wann sich der Status des Klienten verändert. Häufig ist es so, daß ein *Flüssigkeitsüberschuß* durch ärztlich verordnete Medikamente behandelt wird, die die Ödeme eindämmen. So gesehen handelt es sich um ein interdisziplinäres Problem, das wie folgt zu formulieren ist: *Potentielle Komplikation: (PK) Ödeme.*

In diesem Fall spielen jedoch Gründe eine Rolle, für die die Pflege zuständig ist – die Nichtbefolgung der verordneten salzarmen Diät durch den Klienten. Sein Ödem besteht trotz der üblichen medizinischen Interventionen nach wie vor. Die ersten Pflegeinterventionen gelten der salzarmen Diät. Darüber hinaus werden weitere pflegerische Maßnahmen eingeleitet, wie z. B.: Überwachung der Flüssigkeitszufuhr und -ausscheidung; eine sorgfältige Hautpflege; eine häufige Überprüfung des Gewichts, der Atemgeräusche und Ödeme; Hochlagern der unteren Extremitäten. Diese Interventionen werden neben der verordneten medikamentösen Behandlung durchgeführt. Die speziellen pflegerischen Interventionen weisen die Pflegediagnose *Flüssigkeitsüberschuß* eindeutig als Pflegediagnose aus. Sie ist korrekt, weil relevante Kennzeichen vorhanden sind.

Die nächste Hypothese, die zur Überprüfung ansteht, lautet: *Ungenügende Handhabung der Behandlungsempfehlungen.* Diese Pflegediagnose ist definiert als „Ein Verhaltensmuster, das spezifische Gesundheitsziele nicht erreicht, das darin besteht, ein Behandlungsprogramm für Krankheiten oder Krankheitsspätfolgen zu steuern und in das alltägliche Leben zu integrieren."[3] Hauptkennzeichen sind die wirkungslosen Auswahlentscheidungen des täglichen Lebens, um die Ziele eines Behandlungs- oder Präventionsprogramms zu erreichen.

Zwar stimmen sowohl die Definition als auch das Hauptkennzeichen – Nichtbefolgung einer salzarmen Diät – so daß die Pflegediagnose eigentlich akkurat ist, doch ist es nützlicher, diese Kennzeichen als beeinflussende, ätiologische Faktoren der Pflegediagnose *Flüssigkeitsüberschuß* zu verwenden.

Beeinträchtigter Gasaustausch ist die vierte diagnostische Hypothese; sie ist definiert ist als „Störung des Sauerstoff- oder Kohlendioxidaustausches in den Lungen oder im Zellgewebe."[3] Die Kennzeichen sind: Verwirrtheit; Somnolenz; Unruhe; Reizbarkeit; Unfähigkeit abzuhusten; Hyperkapnie und Hypoxie. Obwohl die Sauerstoffsättigung nicht angegeben ist, deutet die Diagnose „Cor pulmonale" auf eine Hypoxie hin. Der sehr allgemein gehaltene beeinflussende, ätiologische Faktor ist bei dieser Pflegediagnose die „Unausgewogenheit von Ventilation – Perfusion", die wiederum durch die medizinische Diagnose impliziert wird. Aus diesem Grunde käme die Pflegediagnose *Beeinträchtigter Gasaustausch b/d Unausgewogenheit von Ventilation – Perfusion a/d Dyspnoe, Hypoxie und Husten* durchaus in Betracht. Es wurde jedoch schon angedeutet, daß die Pflegediagnose *Beeinträchtigter Gasaustausch* im Hinblick auf die Auswahl der pflegerischen Interventionen nicht besonders nützlich ist.[5] Gegebenenfalls würden andere Pflegediagnosen verwendet, die bei Atemschwierigkeiten zur Auswahl stehen, wie z. B. *Ungenügender Atemvorgang* oder *Aktivitätsintoleranz*. Wenn die Pflegeperson bei dem Versuch, Aufschluß über die Ätiologie einer Pflegediagnose zu erhalten, ständig auf die medizinische Diagnose verwiesen wird, dann handelt es sich bei dem Problem vermutlich nicht um eine Pflegediagnose, sondern um ein interdisziplinäres Problem. Der Titel, mit dem sich das Problem dieses Klienten am besten erfassen läßt, lautet: *Potentielle Komplikation: (PK) Hypoxie*.

7.

Beide Pflegediagnosen, *Veränderte Gesunderhaltung* und *Flüssigkeitsüberschuß* sind akkurat und haben die gleiche Priorität. Die pflegerischen Interventionen zielen im Falle der Pflegediagnose *Veränderte Gesunderhaltung* darauf ab, dem Klienten bei der Beschaffung der nötigen Mittel zu helfen, damit er Sauerstoff nachfüllen lassen kann. Niedrig dosierter Sauerstoff ist bei Cor pulmonale die primäre Behandlung. Nach Stabilisierung des Zustands werden viele Schwierigkeiten, die mit dem Flüssigkeitsüberschuß in Zusammenhang stehen, eine erhebliche Besserung erfahren. Diese zusammen mit den bei *Flüssigkeitsüberschuß* angezeigten Interventionen werden den Gesundheitszustand des Klienten entscheidend beeinflussen. Die vollständige Formulierung der ersten Prioritätspflegediagnose lautet:

PD: Veränderte Gesunderhaltung

beeinflußt durch (b/d)
▦ Mangel an finanziellen Mitteln

angezeigt durch (a/d)
▦ Nicht nachfüllen können von verordnetem Sauerstoff

Die zweite Pflegediagnose mit höchster Priorität lautet:

PD: Flüssigkeitsüberschuß

beeinflußt durch (b/d)
▦ Nichtbefolgung der verordneten salzarmen Diät

angezeigt durch (a/d)
▦ Gewichtszunahme
▦ Periphere Ödeme
▦ Vergrößerte Leber
▦ Voller, klopfender Puls

5.22 Fallbeispiel 22

1. Allgemeine Problembereiche:

a. Flüssigkeitsverlust und Dehydratation
b. Schwäche
c. Blutdruck reagiert nicht normal auf Körperbewegungen

2. Nochmalige Zusammenfassung der Daten entsprechend den allgemeinen Problembereichen:

a. Flüssigkeitsverlust und Dehydratation
    1. Verlor in der letzten Woche 1,8 kg an Gewicht
    2. Haut und Schleimhäute sind trocken
    3. Klagt über Durst
    4. Scheidet häufig große Mengen von wäßrigem Urin aus
    5. Blutdruck beträgt in Ruhe 94/58 mm Hg

b. Schwäche
    1. Litt während der letzten vier Monate zunehmend an generalisierender Schwäche

    c. Blutdruck reagiert nicht normal auf Körperbewegungen
      1. Blutdruck beträgt in Ruhe 94/58 mm Hg
      2. Blutdruck beträgt nach Belastung 98/72 mm Hg
      3. Vorgeschichte über Mitralstenose

3. Diagnostische Hypothesen

    a. *Flüssigkeitsmangel*
    b. *Aktivitätsintoleranz*

4.

Dieser Fall weist einige interessante diagnostische Probleme auf. Die erste diagnostische Hypothese, *Flüssigkeitsmangel,* ist relativ prekär; es sind keine beeinflussenden, ätiologischen Faktoren auszumachen. Wenn eine Pflegediagnose aufgrund entsprechender Kennzeichen zu identifizieren ist, jedoch keine beeinflussenden, ätiologischen Faktoren zu erkennen sind, dann wird sie wie folgt formuliert: *Flüssigkeitsmangel unbekannter Ätiologie. Flüssigkeitsmangel* ist definiert als „Zustand einer intravasalen, intrazellulären oder interstitiellen Dehydratation."[3] Wichtige Kennzeichen sind: veränderte Urinausscheidung; veränderte Urinkonzentration; plötzlicher Gewichtsverlust; Hypotonie; Durst; trockene Haut und Schleimhäute. Es gibt keine Laborwerte, die als Kennzeichen benutzt werden können, z. B. eine Veränderung des Serumnatriumspiegels, um diese Pflegediagnose zu überprüfen.

Wenn die Assessmentdaten keinen Aufschluß über die beeinflussenden, ätiologischen Faktoren geben und die Formulierung „unbekannte Ätiologie" erscheint, dann sammelt die Pflegeperson weitere Assessmentdaten, um die Ursache des Problems dennoch herauszufinden. In diesem Fall könnten Sie Frau Hilton folgende Fragen stellen, um die beeinflussenden, ätiologischen Faktoren der Pflegediagnose zu ermitteln:
1. Wieviel Flüssigkeit nehmen Sie normalerweise zu sich?
2. Haben Sie eine Ernährungsumstellung vorgenommen, die den Gewichtsverlust erklärt?
3. Ist die Trockenheit von Haut und Schleimhäuten erst kürzlich aufgetreten oder handelt es sich um ein länger bestehendes Problem?
4. Nehmen Sie irgendwelche Medikamente oder Hausmittel ein?

Eine Pflegediagnose, bei der die Ätiologie unbekannt ist, unterscheidet sich von einer Verdachts-Pflegediagnose dadurch, daß Kennzeichen zwar vorhanden sind, beeinflussende, ätiologische Faktoren zu dem betreffenden Zeitpunkt aber nicht identifiziert werden können. Eine Verdachts-Pflegediagnose beschreibt dagegen ein vermutetes Problem, das zu dem betreffenden Zeitpunkt jedoch nicht durch entsprechende Daten gestützt wird. Beide Situationen sind für die Pflegeperson eine Aufforderung, noch mehr Daten zu sammeln.

Die Anwesenheit relevanter Kennzeichen führt die Pflegeperson zu der richtigen Pflegediagnose, selbst wenn keine Ursache zu erkennen ist. Der Vermerk „unbekannte Ätiologie" ist sinnvoll, wenn Sie das Problem kennen, aber nichts über die Ursache wissen. Die vollständige Pflegediagnose lautet für diesen Problembereich:

PD: Flüssigkeitsmangel

beeinflußt durch (b/d)
■ Unbekannte Ätiologie

angezeigt durch (a/d)
■ Unbegründeten Gewichtsverlust
■ Durst
■ Trockenheit von Haut und Schleimhäuten
■ Niedrigen Blutdruck

Die zweite interessante Schwierigkeit bei diesem Fall ist die Tatsache, daß es kaum Kennzeichen für die Probleme „Schwäche" und „Blutdruck reagiert nicht normal auf Körperbewegungen" gibt. Keines der Kennzeichen reicht allein aus, um eine akkurate Pflegediagnose zu stellen. Schwäche und ungewöhnliche Blutdruckwerte sind nichts als isolierte Daten, wenn sie nicht im Zusammenhang betrachtet werden. Die Pflegeperson sollte aufgrund ihrer klinischen Erfahrung und Kenntnis von Pflegediagnosen in der Lage sein zu erkennen, daß diese beiden Kennzeichen, im Zusammenhang betrachtet, für die Pflegediagnose *Aktivitätsintoleranz* sprechen, deren Definition lautet: „Abnormale Reaktion auf energieverbrauchende körperliche Bewegung in Verbindung mit notwendigen oder gewollten täglichen Aktivitäten."[3] Relevante Kennzeichen sind: Bericht über Erschöpfung oder Schwäche; abnormale Herzfrequenz oder Blutdruckreaktion auf Körperbewegungen. Weitere Kennzeichen dieser Pflegediagnose, die derzeit nicht in den Daten enthalten sind, lauten: äußerlich bedingte körperliche Beschwerden oder Dyspnoe; EKG-Veränderungen.

Eine erfahrene Pflegeperson würde erkennen, daß die Klage der Klientin über Schwäche und die fehlende Reaktion des systolischen Blutdrucks bei gleichzeitigem Anstieg des diastolischen Blutdrucks von mehr als 14 mm Hg bei Körperbewegung auf ein Problem hindeutet, das mit *Aktivitätsintoleranz* zusammenhängt. Verlieren Sie nicht den Mut, wenn Sie nicht auf diese Pflegediagnose gekommen sind. Sie ist problematisch und erfordert mehr Erfahrung, als Sie zum gegenwärtigen Zeitpunkt haben. Sie können zusätzlich folgende Daten sammeln, um die Pflegediagnose zu erhärten und um sie für Sie plausibler zu machen:
1. Leidet die Klientin nach Anstrengung an Dyspnoe oder hat sie Schmerzen?
2. Zeigt die EKG-Aufzeichnung (falls verfügbar) krankhafte Veränderungen an, die diese Pflegediagnose stützen?

Die medizinische Diagnose „Mitralstenose" gekoppelt mit der Vorgeschichte über rheumatisches Fieber weisen häufig einen Zusammenhang mit *Aktivitätsintoleranz* auf und sind nützliche Zusatzinformationen, die zu dieser Pflegediagnose führen. Die Pflegediagnose lautet:

PD: Aktivitätsintoleranz

beeinflußt durch (b/d)
■ Ungleichgewicht zwischen Sauerstoffzufuhr und -bedarf

angezeigt durch (a/d)
■ Bericht über zunehmende Schwäche

Beide Pflegediagnosen, Flüssigkeitsdefizit und Aktivitätsintoleranz, sind akkurat, weil die Kennzeichen mit den entsprechenden Definitionen und Kennzeichen beider Pflegediagnosen übereinstimmen.

5.

Bei diesem Fall gibt es auch ein interdisziplinäres Problem. Wir erinnern daran, daß es sich bei interdisziplinären Problemen um physiologische Komplikationen handelt, die das Pflegepersonal überwachen muß, um deren Eintreten sowie Zustandsveränderungen festzustellen. Welches interdisziplinäre Problem haben Sie erkannt? Eine Thrombophlebitis ist immer ein Warnsignal dafür, daß sich eine lebensbedrohliche Lungenembolie entwickeln kann. Das interdisziplinäre Problem, das in diesem Fall spezielle pflegerische Interventionen erfordert, lautet: *Potentielle Komplikation: (PK) Lungenembolie.*

6.

Es ist nicht klar, welches die Pflegediagnose mit höchster Priorität ist. Wenn für die Pflegediagnose *Flüssigkeitsdefizit* weiterer Assessmentdaten zur Verfügung stehen und die beeinflussenden, ätiologischen Faktoren bekannt sind, könnte dies die Pflegediagnose mit höchster Priorität sein. In diesem Fall liegen nur sehr wenige Informationen vor, was bei ernstlich erkrankten Patienten, die stationär behandelt werden, unüblich ist. Die Autorinnen haben absichtlich so wenige Daten angegeben, um zwei Dinge klarzumachen. Erstens: Es ist möglich, aufgrund der Anwesenheit bestimmter Kennzeichen eine Pflegediagnose zu stellen, auch wenn die Ätiologie unbekannt ist. Zweitens: Manchmal sind Kennzeichen, die scheinbar nicht zusammenpassen und zu verschiedenen Problembereichen eines Patienten gehören, in Wirklichkeit entscheidend für die Auswahl einer Pflegediagnose.

Die vollständige Pflegediagnose lautet:

PD: Flüssigkeitsmangel

beeinflußt durch (b/d)
- Unbekannt

angezeigt durch (a/d)
- Gewichtsverlust
- Trockenheit von Haut und Schleimhäuten
- Durst
- Häufiges Ausscheiden großer Mengen wäßrigen Urins
- Niedriger Blutdruck

PD: Aktivitätsintoleranz

beeinflußt durch (b/d)
- Ungleichgewicht zwischen Sauerstoffzufuhr und -bedarf *sekundär beeinflußt durch (s/b/d)* eine Mitralstenose

angezeigt durch (a/d)
- Bericht über zunehmende Schwäche
- Keine Erhöhung des systolischen Blutdrucks
- Erhöhung des diastolischen Blutdrucks um mehr als 14 mm Hg nach körperlicher Bewegung

---

7.23 Fallbeispiel 23

1. Allgemeine Problembereiche:

a. Anorexie und unzureichende Ernährung
b. Erschöpfung
c. Krankheit und bevorstehender Tod der Ehefrau

2. Nochmalige Zusammenfassung der Daten entsprechend den allgemeinen Problembereichen:

a. Anorexie und unzureichende Ernährung
   1. Hat seit drei Monaten keinen Hunger mehr
   2. Nimmt ein kleines Frühstück zu sich, kein Mittagessen, wenig oder kein Abendessen; kleine Mahlzeiten über den Tag verteilt

3. 3,6 kg Gewichtsverlust in den letzten drei Monaten

4. Gewicht liegt 9 % unter dem Idealgewicht

b. Erschöpfung

1. Schläft im Durchschnitt 4 Stunden pro Nacht

2. Hat Einschlafschwierigkeiten

3. Wird durch Gedanken an den bevorstehenden Tod seiner Frau wachgehalten

4. Kann tagsüber nicht schlafen

5. Hat dunkle Ringe unter den Augen

6. Muß während der Untersuchung häufig gähnen

c. Krankheit und bevorstehender Tod der Ehefrau

1. Ehefrau ist unheilbar an einem Ovarialkarzinom erkrankt

2. Zustand der Ehefrau hat sich in den letzten drei Monaten verschlechtert

3. Klient leidet an Anorexie und hat seine Eßgewohnheiten verändert, seitdem es seiner Frau schlechter geht

4. Veränderung der Aktivitäten

5. Veränderung des Schlafmusters

6. Möchte einen Hospizpflegedienst in Anspruch nehmen

7. Äußert Zorn über die Krankheit der Frau und macht sich Gedanken darüber, wie er mit der sich verschlimmernden Krankheit und dem Tod der Ehefrau fertig werden soll

8. Hat ein gutes Gefühl, weil er seine Frau zu Hause betreuen kann

9. Gibt an, seine Frau sei seine beste Freundin gewesen, seitdem beide 16 Jahre alt waren

10. Gibt an, er habe Angst, mit seiner Frau über seine Gefühle, seine Trauer und Ängste zu sprechen

11. Veränderung der sexuellen Aktivitäten und der Libido durch die Krankheit seiner Frau

12. Äußert, daß sein Leben nie wieder so sein wird wie früher

13. Hat eine Stütze durch die Familienmitglieder und die Mitglieder der Kirchengemeinde

3. Diagnostische Hypothesen

a. *Mangelernährung*

b. *Erschöpfung*

c. *Schlafstörung*

d. *Vorwegnehmendes Trauern*

4. und 5.

Die Diagnose *Mangelernährung* ist definiert als „eine zur Deckung des Stoffwechselbedarfs unzureichende Nährstoffaufnahme."[3]

Die Kennzeichen sind unter anderem: Gewichtsverlust; Körpergewicht 20 % und mehr unter dem Idealgewicht; Bericht über eine unzureichende Nährstoffaufnahme; Abneigung gegen Essen; Bauchschmerzen, mangelndes Interesse am Essen sowie verschiedene andere klinische Befunde, die mit einem schlechten Ernährungszustand in Zusammenhang stehen. Die NANDA unterscheidet bei dieser Pflegediagnose nicht zwischen wichtigen und weniger wichtigen Kennzeichen.

Der Klient hat über unzureichende Nährstoffaufnahme, verringerten Appetit und einen leichten Gewichtsverlust berichtet. Sein Körpergewicht liegt weder 20 % unter dem Idealgewicht noch sind bei ihm klinische Symptome einer unzureichenden Nährstoffaufnahme (schwacher Muskeltonus, kapillare Brüchigkeit, blasse Schleimhäute und starker Haarausfall) festzustellen. In diesem Fall ist die Anzahl stützender Kennzeichen relativ gering, während ein Großteil anderer stützender Kennzeichen fehlt. Deshalb ist der Übereinstimmungsgrad der Pflegediagnose *Mangelernährung* nicht besonders hoch, obwohl sie auch nicht ganz falsch ist. Da klar ist, daß die Probleme des Klienten mit der Nährstoffaufnahme weiterbestehen werden und er in Zukunft Probleme damit haben könnte, ist es am besten, diese Pflegediagnose als Risiko-Pflegediagnose zu formulieren – *Gefahr einer Mangelernährung*. Beeinflussende, ätiologische Faktoren sind offensichtlich der durch die Krankheit seiner Frau ausgelöste Streß und ihr zu erwartender Tod.

Die Hypothese *Erschöpfung* läßt sich durch eine Überprüfung der Definition und der Kennzeichen schnell ausschließen. Sie ist definiert als „Überwältigendes, anhaltendes Gefühl von Ermattung mit verminderter körperlicher und geistiger Leistungsfähigkeit."[3] Die mit der Erschöpfung verbundene Ermattung wird durch den Schlaf nicht beseitigt. Bei dem Klienten fehlen die Hauptkennzeichen, wie Unfähigkeit, gewöhnliche Routinen aufrechtzuerhalten und der Bericht über einen anhaltenden und überwältigenden Mangel an Energie. Er gibt lediglich an, er fühle sich müde, arbeitet und pflegt seine Frau aber dennoch weiter. Folglich ist diese Pflegediagnose nicht korrekt.

Eine *Schlafstörung* ist definitionsgemäß „eine Unterbrechung der Schlafzeit und -qualität, die Unbehagen oder die Beeinträchtigungen von erwünschten Lebensaktivitäten verursacht."[3] Bei dem Klienten lassen sich zwei der Hauptkennzeichen feststellen – Einschlafstörungen und Klagen darüber, nicht ausgeruht zu sein. Es gibt auch einige Nebenkennzeichen, wie z. B. dunkle Augenringe und häufiges Gähnen. *Schlafstörung* ist also eine akkurate Pflegediagnose, deren ätiologischer Faktor der zu erwartende Tod der Ehefrau des Klienten ist.

Die vierte diagnostische Hypothese lautet *Vorwegnehmendes Trauern*. Diese Pflegediagnose wurde von der NANDA kürzlich definiert als „Erwartung einer Unterbrechung, eines Verlustes vertrauter Verhaltens- oder Denkmuster oder bedeutungsvoller Beziehungen, bevor diese tatsächlich eintreten (dies schließt Menschen, Besitz, Arbeit, Status, Zuhause, Ideale, Teile und Funktionen des Körpers mit ein)."[3] Die Kennzeichen sind: potentieller Verlust eines bedeutungsvollen Gegenstandes (oder Person); verbale Äußerungen von Verzweiflung über den möglichen Verlust, über Schuld, Zorn oder Sorgen; Veränderung der Eßgewohnheiten, des Schlafmusters oder des Aktivitätsniveaus; Veränderung der Libido und des Kommunikationsmusters. Bei dem Klienten liegen beinahe alle Befunde vor. Er erwartet den Tod seiner Frau und hat seine Verzweiflung über den bevorstehenden Verlust zum Ausdruck gebracht. Er ist auch zornig und traurig. Die Eßgewohnheiten, das Schlafmuster, das Aktivitätsniveau und die Libido sind verändert. Er hat ebenfalls die Art der Kommunikation mit seiner Frau verändert. Folglich hat die Pflegediagnose *Vorwegnehmendes Trauern* einen hohen Übereinstimmungsgrad.

6.

Sie haben bis jetzt drei akkurate Pflegediagnosen identifiziert (*Gefahr einer Mangelernährung; Schlafstörung; Vorwegnehmendes Trauern*). Wählen Sie bitte jetzt die Pflegediagnose mit höchster Priorität aus, aber stellen Sie sich zunächst folgende Frage: Besteht ein Zusammenhang zwischen der Pflegediagnose *Vorwegnehmendes Trauern* und den beiden anderen Pflegediagnosen? In diesem Fall sind die Krankheit der Ehefrau, die Erwartung ihres Todes und das Wissen darum, wie sein Leben sich nach ihrem Tod verändern wird, die beeinflussenden, ätiologischen Faktoren aller drei Pflegediagnosen. Wenn verschiedene Pflegediagnosen gemeinsame beeinflussende, ätiologische Faktoren haben, dann kann man häufig feststellen, daß die Behandlung einer Pflegediagnose dazu führt, daß die anderen Pflegediagnosen gebessert werden. In diesem Fall würde sich die Behandlung der Pflegediagnose *Vorwegnehmendes Trauern*, die gleichzeitig den höchsten Übereinstimmungsgrad aufweist, auf alle drei Pflegediagnosen auswirken. Wenn der Klient Möglichkeiten findet, seinen Kummer zu äußern und mit dem zu erwartenden Verlust umzugehen, werden die Zeichen und Symptome sich abschwächen. Da die beiden anderen akkuraten Pflegediagnosen (*Mangelernährung und Schlafstörung*) im Grunde genommen Zeichen und Symptome des *vorwegnehmenden Trauerns* sind, werden auch sie durch die Behandlung der Pflegediagnose *Vorwegnehmendes Trauern* gebessert werden. Deshalb lautet die Pflegediagnose mit höchster Priorität *Vorwegnehmendes Trauern*.

Es würde den Rahmen dieses Buches sprengen, die Planung des Pflegeprozesses zu thematisieren. Diese Fallstudie zeigt jedoch beispielhaft, daß Assessmentdaten, die für die Pflegediagnose nicht sonderlich von Nutzen sind, gute Dienste bei der Pflegeplanung leisten können. Die Pflegeperson sollte sich bei der Aufstellung eines Pflegeplans die Datenzusammenfassung noch einmal genau ansehen, um herauszufinden, über welche Stärken und Ressourcen der Klient verfügt. Die Daten enthalten eine Vielzahl solcher Kennzeichen, z. B. die Unterstützung durch seine Familie, die Möglichkeit, mit seinem Bruder zu sprechen, die Unterstützung durch die Mitglieder der Kirchengemeinde, sein Glaube, daß Gott ihm helfen wird, mit dem Verlust seiner Frau fertig zu werden, sein Plan, einen Hospizdienst in Anspruch zu nehmen sowie seine positive Selbstwahrnehmung, daß er ein guter Ehemann ist und alles tut, was er kann, um seine Frau zu Hause pflegen zu können. Diese Kennzeichen stellen wertvolle Informationen dar, die gute Dienst bei der Individualisierung der Interventionen leisten können. Mit Hilfe dieser Interventionen wird es dem Klienten gelingen, Bewältigungsmechanismen, Unterstützungssysteme und Möglichkeiten zu finden, um mit seinem *vorwegnehmenden Trauern* umzugehen.

7.

Die akkurate Formulierung der Pflegediagnose mit dem höchsten Übereinstimmungsgrad lautet:

PD: Vorwegnehmendes Trauern

beeinflußt durch (b/d)
■ Bevorstehenden Tod der Ehefrau (Ovarialkarzinom)

angezeigt durch (a/d)
■ Äußerung von Trauer und Zorn
■ Veränderung der Eßgewohnheiten, des Schlafmusters, des Aktivitätsniveaus und der Libido

---

7.24 Fallbeispiel 24

1. Allgemeine Problembereiche

a. Erschöpfung
b. Unzureichendes Gesundheitsverhalten
c. Fortwährende Verantwortung für die Pflege der Mutter
d. Übergewicht
e. Ständige dumpfe Kopfschmerzen
f. Mangelnde Konzentrationsfähigkeit
g. Keine sozialen Kontakte

2. Nochmalige Zusammenfassung der Daten entsprechend den allgemeinen Problembereichen

a. Erschöpfung
   1. Klagt über Erschöpfung
   2. Kein regelmäßiges Bewegungsprogramm
   3. Keine Klagen über Dyspnoe bei Anstrengung
   4. Hat zunehmend Mühe, die notwendige tägliche Routine zu bewältigen
   5. Ständige dumpfe Kopfschmerzen

     6. Hat weder Zeit noch Energie, soziale Kontakte zu pflegen

     7. Leidet gelegentlich unter mangelnder Konzentrationsfähigkeit

b. Unzureichendes Gesundheitsverhalten
  1. Hat seit 6 Jahren keinen Pap-Test mehr machen lassen
  2. Hat nie eine Mammographie machen lassen
  3. Keine chronischen Krankheiten
  4. Ernährung ist sehr stärke- und zuckerhaltig
  5. Kein regelmäßiges Bewegungsprogramm

c. Fortwährende Verantwortung für die Pflege der Mutter
  1. Klagt über ein überwältigendes Gefühl der Erschöpfung
  2. Hat zunehmend Mühe, die notwendige tägliche Routine zu bewältigen
  3. Hörte vor 6 Jahren auf zu arbeiten, um sich ganz um die Pflege der Mutter kümmern zu können
  4. Hat keinerlei Entlastung bei der Betreuung

d. Übergewicht
  1. Ernährung ist sehr stärke- und zuckerhaltig
  2. Körpergewicht liegt 22 % über dem Idealgewicht
  3. Kein regelmäßiges Bewegungsprogramm

e. Kopfschmerzen
  1. Klagt über ständige dumpfe Kopfschmerzen

f. Keine sozialen Kontakte
  1. Hat keine Entlastung bei der Betreuung
  2. Klagt über ein überwältigendes Gefühl der Erschöpfung
  3. Hörte vor 6 Jahren auf zu arbeiten, um sich ganz um die Pflege der Mutter kümmern zu können
  4. Hat weder Zeit noch Energie, soziale Kontakte zu pflegen

3.

Bei diesem Fall müssen viele diagnostische Hypothesen überprüft werden:
a. *Erschöpfung und Aktivitätsintoleranz*
b. *Veränderte Gesunderhaltung*
c. *Gefahr einer Rollenbelastung pflegender Angehöriger*
d. *Überernährung*
e. *Beeinträchtigte Haushaltsführung*
f. *Schmerzen*
g. *Beeinträchtigte soziale Interaktionen oder Soziale Isolation oder Beschäftigungsdefizit*

4.

Folgende Daten können sich als nützlich erweisen, wenn es darum geht, die diagnostischen Hypothesen auf ihre Richtigkeit zu überprüfen:
a. Welche Qualität hat der Schlaf der Klientin?
b. Fühlt sie sich nach dem Schlafen weniger erschöpft?
c. Welche anderen Möglichkeiten hat sie in der Vergangenheit bei der Durchführung der Pflege ausprobiert?
d. Welche täglichen Routinen fallen ihr besonders schwer?
e. Waren die Kopfschmerzen für sie schon ein Problem bevor sie ihre Mutter gepflegt hat?
f. Wie empfindet sie den Mangel an sozialen Kontakten?

5.

Bei der Überprüfung der Definitionen und Kennzeichen der Pflegediagnosen *Erschöpfung* und *Aktivitätsintoleranz* wird deutlich, wie ähnlich diese sich sind und es gilt zu ermitteln, welche Pflegediagnose besser zu den Kennzeichen paßt? *Erschöpfung* ist definiert als „Überwältigendes, anhaltendes Gefühl von Ermattung mit verminderter körperlicher und geistiger Leistungsfähigkeit."[3] Die wichtigen Kennzeichen sind: Bericht über einen anhaltenden und überwältigenden Mangel an Energie; Unfähigkeit, gewöhnliche Routinen zu bewältigen. Die weniger wichtigen Kennzeichen, die in diesem Fall eine Rolle spielen, lauten: verminderte Konzentrationsfähigkeit; Desinteresse an der Umgebung. Die Definition der Pflegediagnose *Aktivitätsintoleranz* lautet: „Abnormale Reaktion auf energieverbrauchende körperliche Bewegung in Verbindung mit notwendigen oder gewollten täglichen Aktivitäten."[3] Die Kennzeichen sind: Bericht über Erschöpfung oder Schwäche; abnormale Herzfrequenz oder Blutdruck als Reaktion auf Körperbewegungen; Beschwerden oder Dyspnoe bei Anstrengung und EKG-Veränderungen, die eine Ischämie oder Arrhythmie anzeigen.

Die Definitionen beider Pflegediagnosen erfassen das Problem. Bei näherer Betrachtung der Kennzeichen zeigt sich jedoch, daß bei der Pflegediagnose *Aktivitätsintoleranz* der physiologische Aspekt stärker betont wird. Darüber hinaus läßt sich anhand der beeinflussenden, ätiologischen Faktoren klären, welche Pflegediagnose zutreffender und genauer ist. Relevante beeinflussende, ätiologische Faktoren sind bei *Erschöpfung*: übermäßige psychische/emotionale Anforderungen sowie übermäßige gesellschaftliche und/oder Rollenanforderungen. Auch die beeinflussenden, ätiologischen Faktoren der Pflegediagnose *Aktivitätsintoleranz* (Bettruhe oder Ruhigstellung; allgemeine Schwäche; sitzende Lebensweise; Ungleichgewicht zwischen Sauerstoffzufuhr und -bedarf) lassen die stärkere Betonung des physiologischen Aspekts erkennen. Bei näherer Betrachtung der unter *Erschöpfung* subsumierten Kennzeichen zeigt sich also, daß *Erschöpfung* in diesem Fall die Pflegediagnose mit dem höheren Übereinstimmungsgrad ist.

Veränderte Gesunderhaltung ist die zweite Pflegediagnose, die in diesem Fall angemessen erscheint. Sie ist definiert als „Die Unfähigkeit grundlegende gesunderhaltende Maßnahmen zu erkennen, die eigene Gesundheit zu erhalten oder Hilfe zur Aufrechterhaltung der Gesundheit aufzusuchen."[3] Die Hauptkennzeichen sind: mitgeteilte oder beobachtete Unfähigkeit, Verantwortung für die Befriedigung grundlegender, gesundheitserhaltender Maßnahmen im Bereich einiger oder aller Funktionellen Verhaltensmuster zu übernehmen; Vorgeschichte über mangelndes Gesundheitsförderung anstrebendes Verhalten. Derzeit läßt sich noch nicht abschätzen, ob ein anderes wichtiges Kennzeichen dieser Pflegediagnose – erwiesener Mangel an Kenntnissen in bezug auf grundlegende, gesundheitserhaltende Maßnahmen – in diesem Fall eine Rolle spielt. Das Versäumnis der Klientin, den jährlichen Pap-Test oder eine Basismammographie machen zu lassen sowie ihre ungesunde Ernährungsweise, ihr Übergewicht und der Mangel an regelmäßiger Bewegung stützen allesamt diese Pflegediagnose. Der Mangel an Kenntnissen in bezug auf gesundheitserhaltende Maßnahmen, die ständige Rücksichtnahme auf die Bedürfnisse ihrer Mutter und die daraus resultierende Erschöpfung können beeinflussende, ätiologische Faktoren dieser Pflegediagnose sein.

Die nächste Pflegediagnose, die aufgrund der vorliegenden Kennzeichen naheliegend erscheint, lautet *Gefahr einer Rollenbelastung pflegender Angehöriger/Laien.* Die Verlockung ist groß, die aktuelle Pflegediagnose *Rollenbelastung pflegender Angehöriger/Laien* zuzuordnen, doch ergibt die Überprüfung der Definitionen und Kennzeichen, daß es sich hier eher um eine *Risiko-Pflegediagnose* handelt. Die *Gefahr einer Rollenbelastung pflegender Angehöriger/Laien* ist wie folgt definiert: „Der Zustand, in dem der pflegende Angehörige/Laie anfällig für die Wahrnehmung von Schwierigkeiten in der Ausübung der familiären Fürsorgerolle ist."[3] Es gibt bei dieser Pflegediagnose viele pathophysiologische, entwicklungsbezogene, psychologische und situationsbedingte Risikofaktoren. Die folgenden gehören bei diesem Fall zu den wichtigsten: Schwere der Krankheit des zu Pflegenden (Alzheimersche Krankheit im fortgeschrittenen Stadium); der pflegende Angehörige ist weiblichen Geschlechts (Tochter); abweichendes, bizarres Verhalten des Empfängers der Pflege (ein potentielles Problem, das durch die Diagnose des Empfängers der Pflege bedingt ist); Isolierung des pflegenden Angehörigen (hat weder Zeit noch Energie, soziale Kontakte zu pflegen); Mangel an Ruhepausen/Erholungsmöglichkeiten für den pflegenden Angehörigen (keine Entlastung bei der Betreuung); pflegender Angehöriger ist entwicklungsmäßig noch nicht reif für diese Rolle (hat den Beruf aufgegeben, um sich um die Pflege der Mutter zu kümmern); Verschlechterung des Gesundheitszustandes des pflegenden Angehörigen (überwältigende Erschöpfung im Alter von 51 Jahren); Dauer der Pflegesituation (Pflege rund um die Uhr; Unfähigkeit, die notwendigen täglichen Aufgaben zu bewältigen).

Die aktuelle Pflegediagnose *Rollenbelastung pflegender Angehöriger/Laien* ist definiert als „der Zustand, in dem der pflegende Angehörige/Laie Schwierigkeiten in der Ausübung der familiären Fürsorgerolle empfindet."[3] Eine Vielzahl der Kennzeichen dieser Pflegediagnose ist identisch mit den Risikofaktoren. Die Betreuerin hat bis jetzt jedoch noch nicht geäußert, daß sie Schwierigkeiten bei der Durchführung der Betreuung hat, was ein ganz wesentliches Kennzeichen dieser Pflegediagnose ist. Gegenwärtig sind lediglich Risikofaktoren vorhanden. In weiteren Gesprächen mit der Klientin über ihre wahrgenommenen Möglichkeiten, die Betreuung ihrer Mutter zu gewährleisten, können sich durchaus Daten ergeben, die eine aktuelle Pflegediagnose rechtfertigen. Bis dahin ist die Pflegediagnose *Gefahr einer Rollenbelastung pflegender Angehöriger/Laien* jedoch angemessener.

Auch die Pflegediagnose *Beeinträchtigte Haushaltsführung* scheint in diesem Fall angemessen zu sein. Ihre Definition lautet: „Unfähigkeit zur unabhängigen Aufrechterhaltung einer sicheren, wachstumsfördernden, unmittelbaren Umgebung."[3] Diese Pflegediagnose hat viele Hauptkennzeichen, z. B. Haushaltsmitglieder berichten von Schwierigkeiten, die Wohnung in einem komfortablen Zustand zu erhalten oder von bestehenden Schulden oder von finanziellen Sorgen; Unordnung; überforderte Familienmitglieder. Zwar sind nicht alle Hauptkennzeichen dieser Pflegediagnose anwesend, aber wenigstens zwei: zunehmende Schwierigkeiten bei der Bewältigung der notwendigen täglichen Aufgaben; Überforderung eines Familienmitglieds. Zum gegenwärtigen Zeitpunkt ist dies zwar keine Pflegediagnose mit hoher Priorität, aber sie ist akkurat.

Die Pflegediagnose *Schmerzen* ist ebenfalls korrekt, weil sie mit den Kriterien der Definition übereinstimmt, die lautet: „Berichte über starke Beschwerden oder die Anwesenheit von Indikatoren für starke Beschwerden (Schmerzen)."[3] Die Klientin klagt über anhaltende dumpfe Kopfschmerzen – eine Übereinstimmung mit dem Kennzeichen „Äußerungen über Schmerzen". Auch hier gilt, daß diese Pflegediagnose zwar akkurat, doch im Hinblick auf die Gesamtsituation keine Pflegediagnose mit höchster Priorität ist. Weitere Daten, welche die Vorgeschichte der Kopfschmerzen vor der Zunahme der betreuerischen Aufgaben erhellen, wären von Nutzen, wenn es darum geht zu entscheiden, wie wichtig dieses Kennzeichen ist. Wenn die Klientin keine Probleme mit Kopfschmerzen hatte, bevor sie ihre Mutter pflegte, dann könnten die dumpfen Kopfschmerzen durch pflegerische Interventionen zur Behandlung der Pflegediagnosen *Erschöpfung* und *Rollenbelastung pflegender Angehöriger/Laien* vermutlich beseitigt werden. Es ist besser, die anhaltenden dumpfen Kopfschmerzen als Kennzeichen dieser beiden Pflegediagnosen und nicht als Kennzeichen der gesonderten Pflegediagnose *Schmerzen* zu betrachten.

Die Kennzeichen, die unter dem allgemeinen Problembereich „keine sozialen Kontakte" subsumiert sind, lassen sich schwer unter einem Titel zusammenfassen. Für dieses Zusammenfassung von Kennzeichen kommen drei Pflegediagnosen in Frage: *Beeinträchtigte soziale Interaktionen, Soziale Isolation* und *Beschäftigungsdefizit*. Die Pflegediagnose *Beeinträchtigte soziale Interaktionen* ist wie folgt definiert: „Ein ungenügendes oder übermäßiges Maß an sozialem Austausch oder eine unwirksame Art des sozialen Austauschs."[3] Hauptkennzeichen sind: geäußertes oder beobachtetes Unbehagen in sozialen Situationen; geäußerte oder beobachtete Unfähigkeit, einen zufriedenstellenden Sinn für Zugehörigkeit, Fürsorge, Interessen oder gemeinsame Geschichte zu erfahren oder zu vermitteln; beobachtete Anwendung erfolgloser Verhaltensweisen in sozialen Interaktionen und gestörte Interaktionen mit Gleichaltrigen, der Familie und/oder anderen. Keines der Kennzeichen stimmt im Fall dieser Klientin mit den Hauptkennzeichen dieser Pflegediagnose überein, die folglich nicht zutrifft und deshalb nicht weiter berücksichtigt werden muß.

Soziale Isolation ist die nächste Pflegediagnose, die in diesem Fall angemessen erscheint. Sie ist wie folgt definiert: „Zustand des Alleinseins, den ein Mensch als von anderen auferlegt empfindet und als negativ oder bedrohlich erlebt."[3] Die beiden entscheidenden subjektiven Kennzeichen – äußert Gefühle des Alleinseins auferlegt durch andere; äußert Gefühle der Ablehnung – fehlen in den Daten. Ein Hauptkennzeichen, das Fehlen unterstützender Bezugspersonen, ist anwesend. Es bedarf jedoch noch weiterer Daten, um die aktuelle Pflegediagnose *Soziale Isolation* stellen zu können. Anhand der vorhandenen Kennzeichen und aufgrund der Kenntnis der Pflegeperson über den Verlauf der Alzheimerschen Krankheit und ähnlicher Pflegesituationen ist *Verdacht auf soziale Isolation* jedoch die Pflegediagnose, an der sich die Sammlung weiterer Daten orientiert, um diese Pflegediagnose entweder zu stützen oder ausschließen.

Beschäftigungsdefizit ist eine Pflegediagnose, die es sich zu überprüfen lohnt. Sie ist definiert als „Vermindertes Engagement in bezug auf Erholung oder Freizeitaktivitäten."[3] Die Kennzeichen sind unter anderem: Bericht über Langeweile, wie z. B. der geäußerte Wunsch, etwas tun, etwas lesen zu können; Unfähigkeit, gewohnte Hobbys oder Aktivitäten durchzuführen (z. B. im Krankenhaus). Die Überprüfung der Kennzeichen zeigt, daß diese Pflegediagnose nicht akkurat ist. Die Klientin hat nicht von Langeweile berichtet. Die Schwierigkeiten besteht bei ihr gerade darin, daß sie nicht genug Zeit hat, das zu tun, was getan werden muß. Wenn Sie diese Pflegediagnose ausgewählt haben, dann vielleicht deshalb, weil Sie Ihre eigenen Wertvorstellungen auf die Klientin übertragen haben. Man kann der Ansicht sein, daß ein Mensch, der sich ausschließlich um die Pflege seiner kranken Mutter kümmern muß, Langeweile hat. Dies trifft aber auf die Situation dieser Klientin bestimmt nicht zu.

6.

Nach Überprüfung aller diagnostischen Hypothesen bleiben folgende Pflegediagnosen übrig:

PD: Erschöpfung

beeinflußt durch (b/d)
■ Fortwährende Verantwortung für die Pflege der Mutter

PD: Veränderte Gesunderhaltung

beeinflußt durch (b/d)
- Anhaltende Pflegebedürftigkeit der Mutter
- Zustand der Erschöpfung

PD: Gefahr einer Rollenbelastung pflegender Angehöriger/Laien

beeinflußt durch (b/d)
- Fortwährende Verantwortung für die Pflege der Mutter, die an der Alzheimerschen Krankheit leidet

---

PD: Beeinträchtigte Haushaltsführung

beeinflußt durch (b/d)
- Anhaltende Pflegebedürftigkeit der Mutter
- Zustand der Erschöpfung

PD: Verdacht auf soziale Isolation

beeinflußt durch (b/d)
- Unfähigkeit, sozialen Aktivitäten nachzugehen
- Fehlende Unterstützung
- Zustand der Erschöpfung

7.

In diesem Fall läßt sich eine Pflegediagnose mit höchster Priorität nicht eindeutig bestimmten. Die Pflegediagnosen *Erschöpfung* und *Gefahr einer Rollenbelastung pflegender Angehöriger/Laien* sind beide von großer Bedeutung und erfordern die sofortige Einleitung entsprechender pflegerischer Interventionen. Auch die Pflegedia-gnose *Veränderte Gesunderhaltung* ist wichtig, wenn auch nicht von gleicher Dring-lichkeit wie die beiden Prioritätspflegediagnosen. Interventionen zur Behandlung dieser Pflegediagnose werden geplant, nachdem die Situation stabilisiert wurde.

Die vollständige Formulierung der beiden Pflegediagnosen mit höchster Priorität lau-tet wie folgt:

PD: Erschöpfung

beeinflußt durch (b/d)
- Fortwährende Verantwortung für die Pflege der Mutter

angezeigt durch (a/d)
- Überwältigendes Gefühl der Erschöpfung
- Zunehmende Schwierigkeiten bei der Durchführung der täglichen Aufgaben
- Gelegentliche Konzentrationsschwierigkeiten
- Mangelnde Energie, soziale Kontakte zu pflegen
- Anhaltende dumpfe Kopfschmerzen

PD: Gefahr einer Rollenbelastung pflegender Angehöriger/Laien

beeinflußt durch (b/d)
- Anhaltende Pflegebedürftigkeit der Mutter, die an der Alzheimerschen Krank-heit leidet

---

7.25 Fallbeispiel 25

7.25.1 Fallbeispiel 25 – Teil I

1. Im Fall dieses Klienten erhöhen eine Vielzahl von Faktoren die Komplexität der Situation. Die Schwere der Erkrankung und der ungewisse Ausgang sind ein Faktor. Daneben gibt es im Zusammenhang mit der Diagnose „Krebs" eine ganze Reihe psy-chosozialer Probleme. Ein weiterer Faktor ist die Tatsache, daß die Behandlung der Hodgkin-Krankheit langwierig ist und nicht nur den Klienten, sondern die ganze Fa-milie belastet. Die Krankheit und ihre Behandlung haben tiefgreifende Auswirkungen auf das Leben und die Zukunft des Klienten und der anderen Familienmitglieder so-wie auf die Lebensgestaltung und -planung zu Hause und im Beruf.

Wenn Sie zu den Auszubildenden gehören, fehlt Ihnen vermutlich noch das nötige umfassende medizinische Wissen und die entsprechende Erfahrung, die für die Einschätzung, Diagnostik und Behandlung des Klienten und seiner Familie erforderlich sind. Wenn dies zutrifft, dann nehmen Sie für die Bearbeitung dieser Fallstudie ein medizinisch-chirurgisches Lehrbuch zur Hand, in dem Sie nachschlagen können. Bevor Sie weiter arbeiten, benötigen Sie Grundkenntnisse über die Hodgkin-Krankheit und ihre Behandlung ebenso wie Kenntnisse über die psychosozialen und familiären Probleme, die mit einer Krebsbehandlung verbunden sind.

2. Die Begegnung mit dem Klienten findet in der onkologischen Klinik statt. Der Besuch in der Klinik hat zwei Gründe. Zum einen soll überprüft werden, ob der Klient fähig ist, die Katheterpflege für den zentralen Zugang durchzuführen, zum anderen soll die Chemotherapie verabreicht werden; in diesem Zusammenhang sollten die Reaktionen auf die vorangegangene Chemotherapie überprüft werden. Eine weitere wichtige Komponente, die es bei der Untersuchung des Besuchskontextes zu beachten gilt, ist die Tatsache, daß die Ehefrau des Klienten bei dem Besuch anwesend ist. Dies gibt Ihnen Gelegenheit, die Interaktionen des Ehepaares zu beobachten, ihre gemeinsamen und individuellen Unterstützungssysteme einzuschätzen und die Stressoren und Sorgen beider Partner zu identifizieren.

Die Pflegeperson hat eine Vielzahl von Daten zusammengetragen; von denen viele Zeichen und Symptome der Hodgkin-Krankheit sind. Als Pflegeperson müssen Sie über Grundkenntnisse des Krankheitsverlaufs verfügen, damit Sie Befunde erkennen können, die zu den pathophysiologischen Merkmalen dieser Erkrankung gehören. Diese Befunde sind Erschöpfung, Gewichtsverlust, Fieber, Schluckstörungen, Kurzatmigkeit und unproduktiver Husten. Diese Symptome stützen in erster Linie die medizinische Diagnose, sie können aber auch bei der Identifizierung der Pflegediagnose helfen.

Trotz der Vielzahl der vorliegenden Daten hat es die Pflegeperson in diesem Fall versäumt, Informationen zu sammeln, die mit einem der Gründe für den Besuch des Klienten in der Klinik in Zusammenhang stehen – die Einschätzung seiner Fähigkeit, den zentralen Zugang zu pflegen. Es gibt keine Anhaltspunkte, die darauf hindeuten, daß die Pflegeperson sich die Pflege des zentralen Venenkatheters vom Klienten erklären oder sich bestimmte Versorgungstechniken zeigen ließ. Die verfügbaren Daten reichen zwar aus, um Pflegediagnosen zu erstellen, aber sie lassen keine Rückschlüsse auf die Selbstversorgungsfähigkeit des Klienten zu. Es ist wichtig, daß man sich bei der Datensammlung immer den Situationskontext des Klienten sowie die Absicht der Interaktion zwischen Klient und Pflegeperson vergegenwärtigt. Geschieht dies nicht, versäumt man es unter Umständen, Informationen über wichtige Probleme des Klienten zu sammeln.

Ergänzen sie die Datensammlung dieses Klienten durch folgende Daten:

Verhaltensmuster: Wahrnehmung und Umgang mit der eigenen Gesundheit

1. Bei der Demonstration der Methode zur Spülung des Vorhofkatheters hat der Klient:
   a. Sich erst die Hände gewaschen, als er von der Pflegeperson daran erinnert wurde
   b. Bei der Vorbereitung der Spülung den Katheteranschluß 10 Sekunden mit einem alkoholischen Desinfektionsmittel desinfiziert
   c. Versucht, den Alkohol durch Pusten schnell verfliegen zu lassen

2. Er gibt an, sich nicht mehr genau an alles erinnern zu können, was er über die Katheterpflege gehört hat

3. Kann keine Zeichen oder Symptome benennen, die auf Probleme mit dem zentralen Zugang hindeuten

Verhaltensmuster: Rollen und Beziehungen

1. Die Ehefrau äußert, sie wolle die Pflege des Zentralzugangs nicht erlernen, weil sie meint, daß sie mit der Arbeit, die sie im Beruf, zu Hause und bei der Versorgung von Ehemann und Kind leistet, bereits mehr tut als sie kann

2. Die Ehefrau sagt: „Er kann nicht akzeptieren, daß er Krebs hat und vermutlich sterben wird. Er weigert sich, mir bei der Planung einer Zukunft ohne ihn behilflich zu sein, er glaubt einfach, daß es ihm mit einer Chemotherapie und irgendeiner Wundermedizin schon besser gehen wird. Ich will ihn nicht aufregen, also rede ich einfach nicht mehr darüber."

3. Die Ehefrau sagt: „ Ich versuche, jeden zusätzlichen Streß von ihm fern zu halten, und darum habe ich ihm nichts davon gesagt, daß ich meinen bezahlten Urlaub ganz aufgebraucht habe und meinen Job verlieren kann, wenn ich noch mehr Urlaub nehme. Ich muß jetzt mit allen Problemen in der Familie allein fertig werden – ich weiß nicht, ob ich das durchhalten kann."

Schauen Sie sich noch einmal die Aufgaben auf S. 128 an.

7.25.2   Fallbeispiel 25 – Teil II

3. Bei diesem Klienten gibt es eine ganze Reihe allgemeiner Problembereiche, nach denen die neu zusammengefaßten Daten strukturiert sind:

a. Appetit und Ernährung
   1. Gewichtsverlust von 9 kg vor der Diagnose
   2. Bekommt zur Zeit eine Chemotherapie wegen der Hodgkin-Krankheit, Stadium III (B)

3. Weiterer Gewichtsverlust von 1,8 kg nach der ersten Dosis der Chemotherapie

4. 2 Tage andauernde Übelkeit und Erbrechen nach der ersten Dosis der Chemotherapie

5. Verringerung des Appetits nach der Chemotherapie

6. Schluckstörungen

b. Veränderung des Energie-/Aktivitätsniveaus

1. Berichtet über Müdigkeit und Schwäche

2. Kurzatmigkeit bei Belastung und in Ruhe

3. Kann die Aufgaben des alltäglichen Lebens bewältigen

4. Hämoglobinwert: 10 g/dl; Hämatokritwert: 30 %

5. Kann wegen Erschöpfung, Schwäche und Kurzatmigkeit schon seit mehreren Wochen nicht mehr arbeiten

6. Herz- und Atemfrequenz erhöhen sich bei Belastung

c. Pflege des zentralen Venenzugangs

1. Hat sich vor der Katheterpflege nicht die Hände gewaschen

2. Hat den Katheteranschluß mit alkoholischen Desinfektionsmittel desinfiziert

3. Ließ das Desinfektionsmittel 10 Sekunden trocknen

4. Versuchte, das Desinfektionsmittel durch Pusten verfliegen zu lassen

5. Ist nicht in der Lage, Zeichen und Symptome zu benennen, die auf Probleme mit dem zentralen Zugang hindeuten

6. Gibt an, er habe sich an die Pflege des zentralen Zugangs noch nicht gewöhnt

7. Möchte gern, daß seine Ehefrau die Pflege des zentralen Zugangs erlernt; die Ehefrau lehnt dies jedoch ab

d. Sexuelle Probleme

1. Berichtet über eine Veränderung der Libido und der sexuellen Aktivitäten infolge von Müdigkeit, Schwäche und Kurzatmigkeit

2. Gibt an, die Veränderung der sexuellen Aktivität sei „das Schlimmste an der ganzen Sache"

e. Veränderung der Selbstwahrnehmung und der Rolle

1. Ist nicht fähig, zu arbeiten; ist aus medizinischen Gründen beurlaubt

2. Sagt „Ich glaube, daß ich in der letzen Zeit kein sehr guter Ehemann bzw. Vater bin"

3. Veränderung der Libido und der sexuellen Aktivitäten

4. Macht sich Sorgen um seine Zeugungsfähigkeit in der Zukunft

f. Auswirkungen der Krankheit auf die Ehefrau und sonstige Angehörige

1. Ehefrau geht einer Vollzeitbeschäftigung außer Haus nach

2. Klient sagt „Ich wünschte, meine Frau würde mich mehr selbst machen lassen statt mich so zu verhätscheln"

3. Meint, seine Frau sei seit der Diagnose wegen jeder Kleinigkeit besorgt und beunruhigt

4. Möchte, daß seine Frau die Pflege des zentralen Zugangs erlernt

5. Die Ehefrau will die Pflege des zentral Zugangs nicht erlernen

6. Klient gibt an, die Ehefrau sei wegen der Krankheit mehr in Sorge als er

7. Die Ehefrau ist der Ansicht, sie leiste mit der Arbeit im Beruf, zu Hause und bei der Versorgung von Ehemann und Kind bereits mehr als sie kann

8. Die Ehefrau sagt: „Ich muß jetzt mit allen Problemen in der Familie allein fertig werden – ich weiß nicht, ob ich das durchhalten kann."

9. Die Ehefrau sagt: „ Er kann nicht akzeptieren, daß er Krebs hat und vermutlich sterben wird. Er weigert sich, mir bei der Planung einer Zukunft ohne ihn behilflich zu sein."

10. Die Ehefrau sagt, alternative Heilmethoden seien albern und eine Zeitverschwendung

11. Die Ehefrau versucht Streß von ihm fernzuhalten; deshalb hat sie ihm nicht mitgeteilt, daß sie ihren Arbeitsplatz verlieren könnte; sie spricht nicht mit ihm, um ihn nicht aufzuregen

4. Diagnostische Hypothesen

a. Appetit und Ernährung
   1. *Mangelernährung*
   2. *Schluckstörung*

b. Veränderung des Energie-/Aktivitätsniveaus
   1. *Erschöpfung*
   2. *Aktivitätsintoleranz*

c. Pflege des Zentralzugangs
   1. *Infektionsgefahr*

d. Sexuelle Probleme
   1. *Verändertes Sexualverhalten*

e. Veränderung der Rolle/Selbstwahrnehmung
   1. *Gestörte Rollenausübung*
   2. *Störung des Selbstwertgefühls*

f. Auswirkungen der Krankheit auf die Ehefrau und sonstige Angehörige
   1. *Ungenügendes Coping der Familie*
   2. *Veränderte Familienprozesse*
   3. *Rollenbelastung pflegender Angehöriger (Ehefrau des Klienten)*

5.

Wie Sie sehen, lassen sich aus den vorliegenden Daten viele diagnostische Hypothesen generieren. Das ist bei einem komplexen Fall, bei dem viele physiologische, psychologische und soziale Aspekte zu berücksichtigen sind, nicht ungewöhnlich. Wir wollen nachfolgend jede diagnostische Hypothese auf ihre Akkuratesse hin untersuchen.

Mangelernährung ist in diesem Fall die falsche Pflegediagnose. Das Gewicht des Klienten im Verhältnis zu seiner Größe liegt trotz seiner Krankheit und des behandlungsbedingten Gewichtsverlustes im Normalbereich. Es kann allerdings sein, daß bei ihm die *Gefahr einer Mangelernährung* besteht, da das Gewicht aufgrund der Übelkeit und Anorexie unter Umständen noch weiter abnehmen wird.

Die Pflegediagnose *Schluckstörung* läßt sich weder bestätigen noch vollständig ausschließen. Der Klient hat von Schwierigkeiten beim Schlucken berichtet. Dies ist ein normaler Befund für einen Klienten, der an der Hodgkin-Krankheit leidet und bei dem die mediastinalen Lymphknoten in Mitleidenschaft gezogen sind. Aus den vorliegenden Daten läßt sich nicht ersehen, wie stark die Schluckstörungen des Klienten sind und ob dadurch tatsächlich die Fähigkeit beeinträchtigt ist, Flüssigkeiten oder feste Nahrung vom Mund in den Magen zu befördern. Das Hauptkennzeichen dieser Pflegediagnose ist: Beobachtete Anzeichen für Schluckschwierigkeiten: Verbleib von Nahrungsbestandteilen in der Mundhöhle, Husten oder Würgen beim Schlucken. Ein weniger wichtiges Kennzeichen ist: Aspiration von Nahrungsbestandteilen oder Flüssigkeiten. In Anbetracht der vorliegenden Daten kommt *Schluckstörung* nur als Verdachts-Pflegediagnose in Frage, was bedeutet, daß weitere Daten benötigt werden, um diese Pflegediagnose entweder bestätigen oder ausschließen zu können.

Die Pflegediagnose *Erschöpfung* trifft in diesem Fall eindeutig zu; sie ist ein üblicher Befund bei Krebspatienten und bei diesem Klienten liegen die Hauptkennzeichen vor: Bericht über einen anhaltenden und überwältigenden Mangel an Energie und die Unfähigkeit, gewöhnliche Routinen zu bewältigen. Des weiteren sind bei ihm auch Nebenkennzeichen anwesend: Lethargie und verminderte Libido. Es gibt ebenfalls Daten, die für die Pflegediagnose *Aktivitätsintoleranz* sprechen. Deren Hauptkennzeichen ist: Bericht über Erschöpfung oder Schwäche. Darüber hinaus ist bei dem Klienten das Nebenkennzeichen „Dyspnoe bei Anstrengung" anwesend. Seine niedrigen Hämoglobin- und Hämatokritwerte deuten auf einen verminderten Sauerstofftransport hin – ein beeinflussender, ätiologischer Faktor der Pflegediagnose *Aktivitätsintoleranz*.

Die Pflegediagnosen *Erschöpfung* und *Aktivitätsintoleranz* sind sich ähnlich und verlangen ähnliche Interventionen; aus diesem Grunde müssen in die Pflegeplanung nicht beide Pflegediagnosen einbezogen werden. Da mit der Pflegediagnose *Aktivitäts-*

intoleranz sowohl das Konzept der Erschöpfung als auch das allgemeinere Problem der Unfähigkeit, bestimmte Aktivitäten zu tolerieren, erfaßt werden, ist dies im Hinblick auf die Pflegeplanung die sinnvollere Pflegediagnose.

Infektionsgefahr ist ebenfalls eine akkurate Pflegediagnose. Bei dem Klienten gibt es verschiedene Risikofaktoren, die eine Infektion begünstigen: Zentraler Venenkatheter, niedriger Hämoglobinwert, chronische Krankheit (Krebs), Chemotherapie sowie mangelnde Kenntnisse darüber, wie eine Kontamination des Zentralzugangs zu vermeiden ist.

Die NANDA definiert *Wissensdefizit* als „Die Unfähigkeit, in bezug auf Behandlungsverfahren, -techniken einer Krankheit und/oder zur Selbstbehandlung, Auskunft zu geben oder Informationen zu erläutern bzw. eine erforderliche Fähigkeit zu demonstrieren."[3] Hauptkennzeichen sind: Ungenaues Befolgen einer vorausgegangenen Unterweisung; unzulängliche Ausführung eines Tests oder Demonstration einer Fähigkeit; Äußerung über ein unangemessenes Erinnerungsvermögen für Informationen oder eine inadäquate Verständigung, über Fehldeutungen oder Mißverständnisse. Weil die Definition und die Kennzeichen dieser Pflegediagnose so global sind, ist es oft nicht sinnvoll, die Pflege daran auszurichten. Besser ist es, die Reaktionen eines Klienten auf ein Wissensdefizit zu untersuchen, das heißt, zu fragen, was ohne die entsprechenden Kenntnisse passieren wird. In dem Fall wird die Pflegediagnose *Wissensdefizit* zu einem beeinflussende, ätiologischen Faktor für das Problem eines Klienten und nicht zu einem eigenständigen Problem, z. B.

PD: Infektionsgefahr

beeinflußt durch (b/d)
■ Wissensdefizit in bezug auf die Pflege des zentralen Zugangs

---

Aus dieser diagnostischen Aussage geht hervor, daß der Klient durch sein Wissensdefizit in bezug auf die Pflege des zentralen Zugangs der Gefahr einer Infektion ausgesetzt ist. Damit sind der Pflege klare Anweisungen an die Hand gegeben.

Verändertes Sexualverhalten ist auch eine akkurate Pflegediagnose, die als eigenständiges Problem und auch als Komponente der veränderten Rolle/Selbstwahrnehmung aufgefaßt werden kann. Der Klient hat seine Besorgnis über seine verminderte Libido und die Veränderung seiner sexuellen Aktivitäten zum Ausdruck gebracht. Er hat geäußert, dies sei „das Schlimmste an der ganzen Sache". Es liegt eine ausreichende Anzahl von Assessmentdaten vor, die die Richtigkeit dieser Pflegediagnose bestätigen.

Die Richtigkeit der Pflegediagnose *Verändertes Rollenverhalten* läßt sich anhand einer Vielzahl von Kennzeichen belegen. Der Klient hat geäußert, er sei aufgrund seiner

Krankheit kein sehr guter Vater und Ehemann. Er ist körperlich nicht mehr in der Lage, seiner Arbeit nachzugehen oder das frühere Niveau seiner sexuellen Aktivität aufrechtzuerhalten. Auch seine Frau merkt, daß er seine familiäre Rolle nicht mehr ausüben kann und daß sie dies kompensieren muß. Diese Befunde stimmen mit den Kennzeichen der Pflegediagnose *Verändertes Rollenverhalten* überein. Die Pflegediagnose *Störung des Selbstwertgefühls* kann als Reaktion auf eine verändertes Rollenverhalten auftreten. Allerdings sind bei diesem Klienten nur wenige Kennzeichen dieser Pflegediagnose vorhanden. Er macht zwar selbstnegierende Äußerungen, doch sind es nur wenige. Er äußert keine Scham oder Schuld, sondern lediglich den Wunsch, er könne mehr für seine Familie tun. Weder lehnt er ein positives Feedback ab, noch übertreibt er ein negatives Feedback, er verleugnet keine Probleme und projiziert Tadel/Schuld dafür auch nicht auf andere. Aus diesem Grund ist die Pflegediagnose *Geringes Selbstwertgefühl* unzutreffend.

Es wurden ferner zwei Pflegediagnosen vorgeschlagen, die die Familie betreffen: *Unwirksames, Unterstützung ermangelndes Coping der Familie* und *Veränderte Familienprozesse*. Die erste Pflegediagnose beschreibt folgende Situation: „Eine gewöhnlich hilfreiche Bezugsperson (hier die Ehefrau des Klienten) gewährt ungenügende, unwirksame oder eingeschränkte Unterstützung, Trost, Hilfe oder Ermutigung, die vom Patienten benötigt wird, um die erforderlichen Aufgaben in bezug auf die Anforderungen an die Gesundheit zu bewältigen oder zu meistern."[3] Um diese Pflegediagnose stellen zu können, müssen sowohl der Klient als auch die Bezugsperson in die Einschätzung durch die Pflegeperson mit einbezogen werden. Bei dem Klienten und seiner Ehefrau sind viele Kennzeichen dieser Pflegediagnose vorhanden: die Wahrnehmung des Klienten, daß seine Frau mehr um seine Krankheit besorgt ist als er; daß sie ihn verhätschelt, daß sie seinetwegen besorgt und beunruhigt ist; daß sie ihn selbst die Dinge nicht tun läßt, die er tun könnte. Ein anderer Befund, der mit dieser Pflegediagnose übereinstimmt ist die Tatsache, daß die Ehefrau mit ihren eigenen Reaktionen auf die Krankheit ihres Mannes beschäftigt ist: mit ihrer Befürchtung, daß er sterben wird und mit der Tatsache, daß sie ihn pflegen und gleichzeitig arbeiten und ihr Kind und den Haushalt versorgen muß. Sie möchte zum gegenwärtigen Zeitpunkt auch nicht lernen, wie man den Zentralzugangs pflegt, weil sie durch ihre Verpflichtungen bereits übermäßig stark in Anspruch genommen wird. Ihr überfürsorgliches Verhalten sowie ihre veränderte Kommunikation sind weitere Daten, die diese Pflegediagnose stützen, die folglich einen sehr hohen Übereinstimmungsgrad aufweist.

Die zweite diagnostische Hypothese, *Veränderte Familienprozesse*, in der es um familiäre Schwierigkeiten geht, ist dagegen nicht akkurat. Die Kennzeichen dieser Pflegediagnose beschreiben eine gestörte Familie, die den körperlichen, emotionalen und geistigen Bedürfnissen ihrer Mitglieder nicht gerecht werden kann. Darüber hinaus offenbart diese Pflegediagnose einen Mangel an Respekt der Familienmitglieder untereinander und belegt, daß die Familie nicht in der Lage ist, Hilfe aufzusuchen oder effektive Entscheidungen zu treffen.[3] Kurzum, sie beschreibt eine Familie, der es an Ressourcen mangelt, mit einer Krise umzugehen. Deshalb trifft sie auf diese Familie nicht zu, die zwar ihre Schwierigkeiten haben mag, mit der Krankheit des Klienten fertig zu werden, die aber dennoch über Stärken und Ressourcen verfügt und wenigstens die Grundbedürfnisse eines jeden Familienmitglieds erfüllt.

Bei der Ehefrau des Klienten sind einige Kennzeichen der Pflegediagnose *Rollenbelastung pflegender Angehöriger* festzustellen: unzureichende Ressourcen für die Durchführung der erforderlichen Pflege; die Sorge über den eigenen emotionalen Zustand; das Gefühl, nicht gleichzeitig Pflegearbeit leisten und den anderen Verpflichtung in ihrem Leben nachkommen zu können. Zum gegenwärtigen Zeitpunkt ist es gerechtfertigt, das Problem als aktuelle Pflegediagnose zu formulieren, deren Übereinstimmungsgrad durch die Sammlung zusätzlicher Daten, die weitere diagnostische Kennzeichen erbringt, erhöht würde.

Der Überblick über die akkuraten Pflegediagnosen:

PD: Mangelernährung

beeinflußt durch (b/d)
- Übelkeit
- Erbrechen
- Anorexie
- Begleiterscheinungen des Krankheitsverlaufs

angezeigt durch (a/d)
- Gewichtsverlust von 10,8 kg

PD: Aktivitätsintoleranz

beeinflußt durch (b/d)
- Erschöpfung
- Schwäche
- Anämie

angezeigt durch (a/d)
- Kurzatmigkeit bei Bewegung
- Unfähigkeit zu arbeiten
- Verminderte sexuelle Aktivität

PD: Verändertes Sexualverhalten

beeinflußt durch (b/d)
- Erschöpfung
- Schwäche
- Übelkeit

angezeigt durch (a/d)
- Bericht des Klienten über Besorgnis bezüglich der Veränderung seiner Libido und seiner sexuellen Aktivität

---

PD: Infektionsrisiko

beeinflußt durch (b/d)
- Wissensdefizit in bezug auf die Pflege des zentralen Venenkatheters
- Begleiterscheinungen der Hodgkin-Krankheit
- Chemotherapie
- Unzureichende Ernährung

PD: Gestörte Rollenausübung

beeinflußt durch (b/d)
- Begleiterscheinungen der Hodgkin-Krankheit und ihrer Behandlung

angezeigt durch (a/d)
- Besorgnis des Klienten über seine veränderte Fähigkeit, den häuslichen, familiären und beruflichen Verpflichtungen nachzukommen

---

PD: Unwirksames, Unterstützung ermangelndes Coping der Familie

beeinflußt durch (b/d)
- Streß im Zusammenhang mit der Krankheit des Ehemannes
- Überbeanspruchte Ressourcen

angezeigt durch (a/d)
- Beeinträchtigte verbale Kommunikationsmuster
- Eine von beiden Partnern wahrgenommene unzureichende Unterstützung
- Gegensätzliche Bedürfnisse und Wertvorstellungen

> **PD: Rollenbelastung pflegender Angehöriger (Ehefrau des Klienten)**
>
> *beeinflußt durch (b/d)*
> - Die Schwere und den ungewissen Ausgang der Krankheit des Ehemannes
> - Die Verantwortung für die häusliche Pflege des Ehemannes
>
> *angezeigt durch (a/d)*
> - Besorgnis der Ehefrau über ihre Fähigkeit, den Klienten auch weiterhin pflegen zu können
> - Ihre Schwierigkeit, die beruflichen und häuslichen Verpflichtungen miteinander in Einklang zu bringen

6.

Aufgabe 4 fordert Sie auf, Ihre eigenen Überzeugungen und Vorurteile zu überprüfen, um herauszufinden, ob diese sich eventuell auf Ihre diagnostischen Überlegungen ausgewirkt haben könnten. Jeder von uns hat bestimmte Überzeugungen, vorgefaßte Meinungen, Vorurteile, Vorlieben und Abneigungen, die seine Reaktionen auf einen Klienten oder auf eine klinische Situation beeinflussen können. Dieselben Faktoren können sich auch nachteilig auf unsere Fähigkeit auswirken, klare Entscheidungen zu treffen, wenn es um Assessment, Pflegediagnosen und Interventionen geht. Die berufliche Rolle verlangt nicht, daß wir unsere innersten Überzeugungen aufgeben sollen, sondern wir sollen sie nur erkennen und überprüfen, um sicherzustellen, daß sie uns nicht daran hindern, vorurteilsfreie, unvoreingenommene und unterstützende Pflegeleistungen zu erbringen.

Um Aufgabe 4 beantworten zu können, sollten sie Ihre Gefühle erforschen, die sich bei dem Gedanken an eine Krebserkrankung, den Einsatz alternativer Therapiemethoden (wie z. B. therapeutische Berührung, Meditation, Visualisierung und Phytotherapie) und an die Bedeutung einstellen, die die Einbindung in ein religiöses System für das Leben eines Menschen hat.

Eine Pflegeperson, die die Überzeugung vertritt, daß Krebs in jedem Fall tödlich ist oder die nicht an alternative Therapiemethoden zur Unterstützung der Behandlung glaubt, hätte vielleicht die Pflegediagnosen *Hoffnungslosigkeit, Machtlosigkeit* oder *Unwirksame Verleugnung* vorgeschlagen. Keine davon trifft jedoch auf diesen Klienten zu. Er ist in Wirklichkeit durchaus voller Hoffnung, was seine Chancen für eine Gesundung anbelangt, und es gibt auch keine Daten, welche die Pflegediagnose *Hoffnungslosigkeit* stützen. Wenngleich die Heilungschancen bei Klienten mit Hodgkinschen Krankheit im Stadium III (B) nicht so gut sind wie für Klienten mit den Stadien I, II oder III (A), so ist eine Heilung dennoch möglich. Der Optimismus des Klienten ist eine Stärke, die für die Behandlung wertvoll ist.

Es lassen sich bei dem Klienten auch keine Daten finden, die für die Pflegediagnose *Machtlosigkeit* sprechen. Tatsächlich äußert er die Überzeugung, daß er aktiv mitarbeiten muß, um wieder gesund zu werden. Er hat auch begonnen, Visualisierungen als Hilfsmittel auf dem Weg zur Gesundung einzusetzen und würde gerne auch andere alternative Heilverfahren ausprobieren. Selbst wenn die Pflegeperson diese Überzeugung nicht teilt, dann muß sie den Klienten auf eine Art und Weise unterstützen, die ihn befähigt, aktiv an seiner Gesundung mitzuarbeiten.

Die Pflegediagnose *Unwirksame Verleugnung* ist auch falsch. Wenn diese Pflegediagnose auf den Klienten zuträfe, dann würde er leugnen, daß er krank ist, um seine Angst bzw. Furcht zu vermindern. Die folgenden diagnostische Kennzeichen in seinen Assessmentdaten könnten dahingehend interpretiert werden: er sucht keine medizinische Hilfe auf, er hält die Termine für die Chemotherapie nicht ein, er erkennt die Schwere seiner Erkrankung nicht an. Es gibt aber auch eine Reihe nicht übereinstimmender Kennzeichen in seinen Daten. Er macht Äußerungen, die zeigen, daß er über seine Krankheit, die Behandlung und die Prognose Bescheid weiß. Er hat bewiesen, daß er sich an die verordnete Therapie hält. Diese Befunde widersprechen der Pflegediagnose *Unwirksame Verleugnung*. Wenn, wie in diesem Fall, falsche Pflegediagnosen gestellt werden, dann häufig deshalb, weil die Pflegeperson sich in die Situation des Klienten versetzt und ihren eigenen Befürchtungen und Problemen Ausdruck verleiht.

Die Pflegediagnose *Existentielle Verzweiflung* ist ein weiteres Beispiel dafür, wie ein persönliches Vourteil verhindert, daß eine akkurate Pflegediagnose gestellt wird. Der Klient geht zwar nicht in die Kirche und er gehört auch keiner religiösen Vereinigung an, doch liegen keine Kennzeichen vor, die belegen, daß er sich wegen spiritueller oder religiöser Überzeugungen in einer verzweifelten Situation befindet. Eine Pflegeperson, die in diesem Fall die Pflegediagnose *Existentielle Verzweiflung* stellt, gibt damit möglicherweise ein persönliches Urteil über einen Klienten ab, der nicht religiös oder kirchlich eingebunden ist. Die Übertragung eigener Überzeugungen oder Wertvorstellungen auf einen Klienten ist nicht selten die Hauptursache diagnostischer Fehler.

7.

Nachdem die akkuraten Pflegediagnosen für diesen Klienten identifiziert wurden, gilt es, Prioritäten zu setzen. Auch bei einem komplexen Fall wie diesem, bei dem alle akkuraten Pflegediagnosen für die Pflegeplanung wichtig sind, gibt es einige Pflegediagnosen, deren Priorität höher zu bewerten ist als die der anderen.

Wenn man die Prioritäten für diesen Klienten feststellen will, dann ist es sinnvoll, zunächst jede Pflegediagnose zu überprüfen und diejenigen zu identifizieren, deren Nichtbehandlung schwerwiegende physiologische, emotionale oder psychologische Folgen hätte.

In diesem Fall stellt die Pflegediagnose *Infektionsgefahr* die größte physiologische Bedrohung für den Klienten dar. Es handelt sich eindeutig um ein Problem, das zu lebensbedrohlichen Komplikationen führen kann. Der Klient ist durch verschiedene Faktoren einem besonders hohen Infektionsrisiko ausgesetzt. Diese Faktoren sind: der zentrale Venenzugang; die falsche Methode der Katheterpflege, die der Klient anwendet; der Krankheitsprozeß als solcher und die schwächenden Nebenwirkungen der Chemotherapie. Die Entwicklung einer Sepsis könnte für diesen Klienten lebensbedrohend sein. Folglich hat diese Pflegediagnose höchste Priorität.

Folgende Pflegediagnosen haben ebenfalls Priorität: *Unwirksames, behinderndes Coping der Familie* und *Verändertes Sexualverhalten.* Die erste dieser beiden Pflegediagnosen ist mit Vorrang zu behandeln, weil sie die Fähigkeit des Klienten gefährdet, seine Krankheit und Behandlung effektiv zu bewältigen und bei Nichtbehandlung auch die Fähigkeit seiner Familie gefährden könnte, den durch die Krankheit des Klienten verursachten Streß zu ertragen. Diese Pflegediagnose eignet sich gut für eine Behandlung mit pflegerischen Maßnahmen. Die Pflegeperson kann sowohl dem Klienten als auch der Ehefrau bei der Identifizierung individueller Stressoren, Kommunikationsstile und Bedürfnisse helfen. Durch pflegerische Betreuung kann die Kommunikation verbessert und die Kenntnisse des Klienten und seiner Ehefrau erweitert werden, darüber hinaus können neue Bewältigungsmuster und neue Ressourcen entdeckt werden, die die Familie effektiv bei dem Umgang mit Streß unterstützen.

Verändertes Sexualverhalten ist die dritte Prioritätspflegediagnose, weil dieses Problem für den Klienten eine Belastung darstellt. Es ist wichtig, ihn zu beteiligen, wenn es darum geht, Prioritäten festzusetzen und die von ihm als dringlich empfundenen Probleme zu lösen, selbst wenn diese keine offensichtliche Bedrohung darstellen oder aus physiologischer Sicht keiner sofortigen Behandlung bedürfen.

8.

Die Pflegediagnosen mit höchster Priorität werden wie folgt formuliert:

PD: Infektionsgefahr

beeinflußt durch (b/d)
- Wissensdefizit in bezug auf die Pflege des zentralen Venenkatheters
- Begleiterscheinungen der Hodgkin-Krankheit
- Chemotherapie
- Unzureichende Ernährung

PD: Unwirksames, behinderndes Coping der Familie

beeinflußt durch (b/d)
- Streß durch die Krankheit des Ehemannes
- Überbeanspruchung der Ressourcen

angezeigt durch (a/d)
- Ineffektive verbale Kommunikationsmuster; von beiden Partnern wahrgenommene unzureichende Unterstützung
- Gegensätzliche Bedürfnisse und Wertvorstellungen

PD: Verändertes Sexualverhalten

beeinflußt durch (b/d)
- Erschöpfung
- Schwäche
- Übelkeit
- Kurzatmigkeit

angezeigt durch (a/d)
- Berichte des Klienten über Sorgen wegen Veränderung der Libido und der sexuellen Aktivität

---

7.26 Fallbeispiel 26

7.26.1 Fallbeispiel 26 – Teil I

1. Allgemeine Problembereiche:
  a. Unbehandelter Diabetes mellitus
  b. Ungesunde Lebensweise
  c. Nässende Wunde am Fuß
  d. Untergewicht
  e. Schwerfälligkeit bezogen auf Emotionen und Bewegungen
  f. Macht einen schlecht gepflegten, unsauberen Eindruck
  g. Schlechtes Sehvermögen ohne Brille
  h. Macht einen niedergeschlagenen Eindruck
  i. Weiß nicht, wo er Hilfe bekommen kann
  j. Hat den Glauben an eine höhere Macht verloren

2. Die Problembereiche, die zum gegenwärtigen Zeitpunkt im Vordergrund stehen:

a. *Unbehandelter Diabetes mellitus.* Die Pflegeschülerin erkennt die Gefahr, die von dem sehr hohen Blutzuckerspiegel ausgeht, und möchte dieses Gesundheitsproblem vorrangig behandelt wissen.

b. *Ungesunde Lebensweise.* Das dringlichste, mit der ungesunden Lebensweise des Klienten zusammenhängende Problem ist die niedrige Körpertemperatur, die von der Kälteexposition und der unzureichenden Bekleidung herrührt. Die Pflegeperson verzichtet zum gegenwärtigen Zeitpunkt darauf, andere, mit der Lebensweise zusammenhänge Probleme, wie z. B. Körperpflege, Hygiene und Zahnpflege, in die Planung einzubeziehen.

c. *Nässende Wunde am Fuß.* Obwohl die eigentliche Behandlung dieser schlimmen Wunde nicht in den Bereich der Pflege fällt, sieht sich die Schülerin gezwungen, die Wunde wenigstens zu baden und sie mit einem sauberen Verband abzudecken. Dies ist eine Situation, in der eine kritisch denkende Pflegeperson den Bereich der Pflege nicht verlassen darf. Sie weiß, daß die eigentliche Behandlung der Wunde nicht zu ihren Aufgaben gehört, doch fällt die Vermeidung weiterer Reizungen und Verunreinigungen der Wunde durchaus in den Bereich der Pflege und kann mit geeigneten pflegerischen Interventionen behandelt werden.

d. *Macht einen niedergeschlagenen Eindruck.* Zwar ist dieses Problem des Klienten aus physiologischer Sicht nicht dringlich, doch beeinträchtigt sein gegenwärtiger emotionaler Zustand die Möglichkeiten der Schülerin, die Informationen zu sammeln, die sie benötigt, um eine akkurate Pflegediagnose zu stellen. Da der Studentin daran liegt, diesen Klienten ungeachtet ihrer persönlichen Einstellung so gut wie möglich zu versorgen, möchte sie das Problem zum gegenwärtigen Zeitpunkt nicht einfach ausklammern.

Die anderen identifizierten Probleme sind zwar wichtig, doch ist die Planung entsprechender Maßnahmen nicht dringlich und kann durchaus aufgeschoben werden. Wichtig ist dagegen, daß der Klient eine neue Brille bekommt. Allerdings hat der Optiker jetzt nicht geöffnet, außerdem sind die anderen Probleme dringlicher. Letztendlich wäre eine gutes Sehvermögen für diesen Mann von Bedeutung, damit er so wichtige Dinge erledigen kann wie seinen Blutzuckerspiegel kontrollieren, ein Telefonbuch benutzen und eine Nummer wählen, einen Brief schreiben oder ein Bewerbungsformular ausfüllen, gesundheitsbezogene Literatur lesen oder ganz einfach zum Spaß lesen, um den Kontakt zum alltäglichen Leben nicht zu verlieren.
Nachdem die Studentin die Problembereiche auf eine überschaubare Anzahl reduziert hat, kann der nächste Schritt getan werden.

3. Zusammenfassung der Daten entsprechend den Problembereichen:

a. Unbehandelter Diabetes mellitus
1. Leidet seit 8 Jahren an einem (Nicht-Insulin-abhängigen) Diabetes mellitus
2. Nimmt derzeit keine Medikamente zur Behandlung des Diabetes ein
3. Klagt über starken Durst
4. Hat ausgetrocknete Haut und trockene Lippen
5. Zufälliger Blutzuckerspiegel: 648 mg/dl
6. Nimmt im hiesigen Obdachlosenasyl täglich eine Mahlzeit ein
7. Blutdruck: 96/64 mm Hg; Pulsfrequenz: 112 Schläge pro Min.; Atemfrequenz: 12 Atemzüge pro Min.
8. Polyurie
9. Der Urinteststreifen auf Azeton ist negativ
10. Ist lethargisch und hypoaktiv

b. Obdachlosigkeit
1. Die Außentemperatur beträgt − 5,5 °C
2. Die Körpertemperatur beträgt 36,1 °C
3. Trägt Jeans und ein Sweatshirt
4. Hat bis jetzt unter einer Brücke geschlafen
5. Nimmt im hiesigen Obdachlosenasyl täglich eine Mahlzeit ein

c. Nässende Wunde am Fuß
1. Nässende, 5 mal 7 cm große Wunde am Knöchel des rechten Fußes
2. Die Körpertemperatur beträgt 36,1 °C

d. Macht einen niedergeschlagenen Eindruck
1. Spricht nur ungern über seinen Lebensstil und über sein Gesundheitsverhalten
2. Ist schlecht gepflegt und hat starken Körpergeruch
3. Ist sehr passiv bei Interaktionen mit dem Personal der Unterkunft
4. Will bei der Untersuchung die Aufforderungen, bestimmte Bewegungen auszuführen, nicht befolgen
5. Vermeidet Blickkontakt mit der Pflegeperson
6. Sitzt mit zusammengesunkenen Schultern, die Hände hängen seitlich herab
7. Sagt: „Ich bin ein Einzelgänger"
8. Sagt: „Gott hat mich schon vor langer Zeit aufgegeben"
9. Entschuldigt sich wiederholt dafür, daß Zeit und Ressourcen für einen „Tippelbruder" aufgewendet werden

Es wäre gut, alle vorliegenden Assessmentdaten zu diesem Zeitpunkt noch einmal schnell zu überprüfen. Gibt es möglicherweise für die Pflegeplanung wichtige Kennzeichen, die nicht berücksichtigt wurden? Da Sie einige allgemeine Problembereiche vor der Zusammenfassung der Daten weggelassen haben, ist die nochmalige Überprüfung sämtlicher Kennzeichen wichtig. Dies gewährleistet, daß keine entscheidenden Kennzeichen übersehen werden, bloß weil der allgemeine Problembereich wegfällt, zu dem sie gehören.

Es könnte beispielsweise sein, daß abdominelle Schmerzen in einem früheren Stadium des kritischen Denkprozesses als Problem identifiziert wurden, dieses aber in keinem der aufgeführten Problembereiche wiederzufinden ist. Dieses Beispiel zeigt, daß eine nochmalige Überprüfung der Daten nötig ist, um sicherzustellen, daß kein wichtiges Kennzeichen zu früh aus den Überlegungen ausgeschlossen wird. Schmerzen müssen immer untersucht werden, da sie erste Anzeichen eines schwerwiegenden Problems sein können. Die mangelnde Kooperationsfähigkeit und Apathie des Klienten erschweren eine genauere Untersuchung dieses Symptoms. Das allgemeine Problem „abdominelle Schmerzen" gehört auf die Liste der allgemeinen Problembereiche, damit es unverzüglich behandelt werden kann.

In einem früheren Stadium des Denkprozesses wurden viele Kennzeichen ausgeschlossen. Bedingt durch den prekären Gesundheitszustand dieses Klienten mußte der kritische Denkprozeß beschleunigt werden. Dies fällt einer erfahrenen Pflegeperson leichter als einem Berufsanfänger. Die erfahrene Pflegeperson erkennt viel besser, welches Problem warten kann und welches nicht.

4.

Die Pflegeschülerin beschließt, ihren für den klinischen Bereich zuständigen Lehrer anzurufen, um mit ihm über die unklaren Symptome im Zusammenhang mit dem Diabetes des Klienten zu sprechen, bevor sie die Pflegediagnosen formuliert. Zu Anfang hatte sie den Eindruck, der Klient befände sich in einem Zustand diabetischer Ketoazidose. Doch die Tatsache, daß der Teststreifen keine Azeton angezeigt hat, verwirrt sie. Außerdem tritt die diabetische Ketoazidose normalerweise bei insulinpflichtigen Diabetikern auf. Der Klient wird jedoch nicht mit Insulin behandelt.

Nach einem kurzen Gespräch über die Situation kommen die Pflegeschülerin und ihr Lehrer zu dem Schluß, daß der Klient vermutlich an einem nicht-ketoazidotischen hyperosmolaren Coma diabetikum leidet und nicht an einer diabetischen Ketoazidose. Die hohe Mortalitätsrate beim hyperosmolaren Coma diabetikum macht es dringend erforderlich, daß die Pflegeschülerin die sofortige Einweisung des Klienten in das örtliche Krankenhaus veranlaßt, damit eine exakte Diagnose gestellt werden kann.

Bei diesem Fall geht es darum, daß die Pflegeperson erkennt, wie schwerwiegend die physiologischen Kennzeichen sind. Es ist nicht so entscheidend, daß die Pflegeschülerin die feinen Unterschiede zwischen einem nicht-ketoazidotischen hyperosmolaren Coma diabetikum und einer Ketoazidose kennt, denn sie ist nicht verantwortlich für die medizinische Diagnose des Klienten. Es kommt allerdings sehr darauf an, daß sie den bedrohlichen Gesundheitszustand erkennt und schnell handelt, damit entsprechende Interventionen eingeleitet werden können.

Während die Schülerin auf den Krankenwagen wartet, der den Klienten ins Krankenhaus bringen soll, formuliert sie folgende Pflegediagnosen:

Potentielle Komplikation
- PK: Nicht-ketoazidotisches hyperosmolares Coma diabetikum

PD: Hypothermie

beeinflußt durch (b/d)
- Unzureichende Bekleidung
- Langfristigen Aufenthalt im Freien bei kalter Witterung

angezeigt durch (a/d)
- Körpertemperatur von 36,1 °C

Potentielle Komplikation
- PK: Nässende Wunde am Fuß

PD: Hoffnungslosigkeit

beeinflußt durch (b/d)
- Schwerwiegende soziale und gesundheitliche Probleme

angezeigt durch (a/d)
- Passivität
- Fehlende Reaktionen
- Vermeidung von Blickkontakt
- Niedergedrückte Haltung

PD: Schmerzen

beeinflußt durch (b/d)
- Unbekannte Ätiologie

angezeigt durch (a/d)
- Verzerrung des Gesichts bei Palpation des Abdomens

Die Pflegediagnose *Schmerzen* kann nicht weggelassen werden, weil die Ursache zum gegenwärtigen Zeitpunkt nicht bekannt ist. Die weitere Einschätzung wird Aufschluß über die Ursache der Beschwerden geben.

5.

Die Überprüfung der Definitionen und Kennzeichen der aufgeführten Pflegediagnosen und der interdisziplinären Probleme zeigt, daß diese allesamt akkurat sind. Aber sie stellen auch fest, daß die potentielle Komplikation „nicht-ketoazidotisches hyperosmolares Coma diabetikum" zu diesem Zeitpunkt höchste Priorität hat. Alle anderen Pflegediagnosen haben einen weniger hohen Übereinstimmungsgrad, weil sie eine geringere Priorität aufweisen.[4]

In Anbetracht der komplizierten Situation, in der sich der Klient aufgrund seines Diabetes befindet, kann die Pflegeschülerin zur Zeit gar nichts tun. Sie hätte den Klienten jedoch zu Anfang mit einer Decke versorgen können, um ihn wieder aufzuwärmen. Sie könnte, während sie auf den Krankenwagen wartet, die nässende Wunde am Fuß mit einem sterilen Verband abdecken, um weitere Verletzungen und Verunreinigungen beim Transport zu vermeiden. Sie könnte außerdem versuchen, den Klienten darauf vorzubereiten, daß er in die Notaufnahme gebracht und höchstwahrscheinlich stationär behandelt wird. Es wäre außerdem sehr freundlich von ihr, wenn sie den Klienten davon überzeugen könnte, daß die Fachleute, die sich um ihn kümmern werden, wirklich an seinem Wohlergehen interessiert sind und nicht über seinen Lebensstil urteilen wollen.

6.

Der Fall könnte die Pflegeschülerin in eine moralisch heikle Situation bringen. Sie gesteht sich ein, daß sie den Klienten unangenehm findet. Sie mag sogar die Auffassung vertreten, er trage selbst die Schuld für seine mißliche Lage. Aber ihr Beruf verpflichtet sie dazu, ihre Voreingenommenheit und ihre Vorurteile auszuklammern und dafür zu sorgen, daß dieser schwerkranke Mann die bestmögliche Versorgung bekommt. Die Schülerin hat offensichtlich verantwortlich und menschlich gehandelt. Es wäre jedoch ratsam, daß sie mit ihrem Lehrer oder einer vertrauten Person über ihre Gefühle gegenüber diesem Klienten spricht, damit unterschwellige Konflikte ausdiskutiert werden können.

7.26.2   Fallbeispiel 26 – Teil II

1. Allgemeine Problembereiche zum Zeitpunkt der Entlassung

a. Bedenken hinsichtlich der Fähigkeit des Klienten, den Diabetes zu behandeln
b. Untergewicht
c. Schlechtes Selbstbild

d. Keine Unterstützung durch die Familie oder Freunde

e. Mangelhaftes Bewältigungsverhalten

f. Seelische Verzweiflung

2. Nochmalige Zusammenfassung der Daten entsprechend den Problembereichen

a. Bedenken hinsichtlich der Fähigkeit des Klienten, den Diabetes zu behandeln
   1. Geäußerte Bedenken hinsichtlich der Fähigkeit, das vorgeschriebene Behandlungsprogramm durchzuführen

b. Untergewicht
   1. Größe 1,77 m; Gewicht 70 kg

c. Schlechtes Selbstbild
   1. Macht viele negierende Bemerkungen über sich selbst und seine Obdachlosigkeit

d. Keine Unterstützung durch die Familie oder Freunde
   1. Hatte keinerlei Besuche während seines Krankenhausaufenthaltes
   2. Hat nie telefoniert, erhält keine Telefonanrufe

e. Mangelhaftes Bewältigungsverhalten
   1. Will nicht über sein Leben oder die Umstände sprechen, die zu seiner Obdachlosigkeit geführt haben
   2. Das Bewältigungsverhalten besteht offenbar aus Verleugnung und Vermeidung

f. Keine religiöse Einbindung
   1. Hat sich geweigert, mit dem Krankenhauspfarrer zu sprechen
   2. Sagt, „Gott hat mich vor langer Zeit aufgegeben"

3.

Frau Berger nimmt die Bedenken des Klienten hinsichtlich seiner Fähigkeit, ein ziemlich kompliziertes Behandlungsprogramm durchzuführen, ernst und hält deshalb die diagnostische Hypothese *Ungenügende Handhabung des Behandlungsempfehlungen* für akkurat. Sie vertreten dagegen die Auffassung, man sollte dem Klienten Gelegenheit geben, sein Behandlungsprogramm durchzuführen, obwohl er Bedenken hinsichtlich seiner diesbezüglichen Fähigkeiten geäußert hat. Sie sehen allerdings ein, daß die Bedingungen für die Durchführung einer exakten Diabeteskontrolle alles andere als ideal sind und einigen sich mit Frau Berger darauf, die Pflegediagnose wie folgt abzuwandeln: *Gefahr einer ungenügende Handhabung des Behandlungsempfehlungen*. Eine solche Pflegediagnose wird die nächste Pflegeperson veranlassen, besonders auf dieses Problem zu achten und entsprechende Maßnahmen zu ergreifen, die verhindern, daß eine aktuelle Pflegediagnose daraus wird.

Da der Klient infolge des Flüssigkeitsverlusts durch das nicht-ketoazidotische hyperosmolare Coma diabetikum in einem stark dehydrierten Zustand eingeliefert wurde, sah er sehr überanstrengt und mager aus. Das Aussehen des Klienten veranlaßte Frau Demarest, die Pflegediagnose *Mangelernährung* vorzuschlagen. Die ausreichende Flüssigkeitszufuhr und die gute Ernährung führten dazu, daß der Klient während seines zehntägigen Krankenhausaufenthaltes 4 kg zunahm. Sie sehen in einer Gewichtstabelle nach und stellen fest, daß das Gewicht des Klienten für seine Größe trotz seines unterernährten Aussehens im unteren Bereich des Normalgewichts liegt. Seine Befunde stimmen nicht mit den Kennzeichen dieser Pflegediagnose überein, die folglich nicht akkurat ist. Ein unterernährtes Aussehen kommt auch keinesfalls als beeinflussender, ätiologischer Faktor in Betracht, da es nicht die Ursache, sondern ein Symptom des Problems ist.

Der Lebensstil des Klienten, der materiell und finanziell bedingte fehlende Zugang zu Nahrungsmitteln, sein aufgrund der nässenden Wunde am Fuß erhöhter Nährstoffbedarf und seine Anorexie lassen Sie aber zu der Ansicht gelangen, daß als Pflegediagnose *Gefahr einer Mangelernährung* in Frage kommt. Diese Pflegediagnose wird andere Gesundheitsberufe darauf aufmerksam machen, daß entsprechende Interventionen zu planen sind, die verhindern, daß aus der Risiko-Pflegediagnose eine aktuelle Pflegediagnose wird.

Sie und Frau Berger sind im Hinblick auf die Pflegediagnose *Störung des Selbstwertgefühls* einer Meinung. Angesichts der selbstnegierenden Äußerungen des Klienten über sich selbst und seine Bemerkungen über seine Wertlosigkeit handelt es sich hier um eine akkurate Pflegediagnose. Sie sind jedoch voller Zuversicht, daß sein verbesserter körperlicher Zustand, die stabileren Lebensverhältnisse und die Umschulungsmaßnahmen dazu beitragen werden, daß sein Selbstwertgefühl wächst.

Sie wundern sich darüber, daß Frau Berger die Pflegediagnose *Veränderte Familienprozesse* für akkurat hält. Als Sie sie nach den Gründen fragen, sagt sie, daß es offenbar Probleme in der Familie gibt, denn sonst hätten einige Familienangehörige den Klienten sicher im Krankenhaus besucht. Als Sie weiter fragen, ob sie mit dem Klienten über diese Pflegediagnose gesprochen hat, sagt sie, sie habe ihn nicht aufregen und nicht zur Sprache bringen wollen, daß seine Familie ihn allein gelassen hat, als er sie brauchte. Sie wenden ein, daß diese Pflegediagnose nicht akkurat ist, weil sie weder durch den Klienten noch durch die vorliegenden Daten bestätigt wird. Es ist nicht einmal bekannt, ob der Klient überhaupt eine Familie hat! Zögernd wischt Frau Berger die Pflegediagnose *Veränderte Familienprozesse* von der Tafel.

Bei der Pflegediagnose *Unwirksames Coping* sind Sie und Frau Berger sich wieder einig. Bei all Ihren Begegnungen mit dem Klienten haben Sie nie erlebt, daß er ein positives Bewältigungsverhalten gezeigt hat, wenn er mit einem Konflikt oder einer Entscheidung konfrontiert wurde, sondern immer nur Verleugnungs- und Vermeidungsstrategien. Zum jetzigen Zeitpunkt sind Sie sich über die Ätiologie des Problems noch nicht im klaren. Vielleicht kennt der Klient keine anderen Möglichkeiten, mit seinen Problemen umzugehen. Oder vielleicht ist er sich seines negativen Bewältigungsverhaltens gar nicht bewußt. Durch weitere Einschätzungen könnte man die Ätiologie des Problems klären und Hinweise für zukünftige Interventionen erhalten. Sie finden, daß diese Pflegediagnose von großer Bedeutung ist und von der Gemeindeschwester unbedingt im Auge behalten werden muß.

Über die Pflegediagnose *Existentielle Verzweiflung* müssen Sie längere Zeit nachdenken. Nachdem Sie die Definition und die Kennzeichen überprüft haben, kommen Sie zu dem Schluß, daß Sie nicht genügend Daten haben, die für diese Pflegediagnose sprechen. Sie meinen jedoch, daß es eine ausreichende Anzahl von Informationen gibt, die an diese Pflegediagnose denken lassen, so daß es gerechtfertigt ist, sie als Verdachts-Pflegediagnose beizubehalten. Dies wird eine Pflegeperson veranlassen, weitere Informationen zusammenzutragen, die diese Pflegediagnose entweder bestätigen oder ausschließen. Sollte sie durch zusätzliche Daten bestätigt werden, müssen entsprechende Pflegeinterventionen geplant werden.

4.

Frau Berger hat bei ihren kritischen Überlegungen zu den Pflegediagnosen, die sie für diesen Klienten ausgewählt hat, folgende Fehler gemacht:
a. Sie hat voreilig den Schluß gezogen, daß der Klient trotz umfassender Anweisungen während seiner stationären Behandlung nicht in der Lage ist, sein Behandlungsprogramm zu handhaben. Vorgefaßte Meinungen und Vorurteile verlocken stets dazu, Ergebnisse vorauszusagen. In diesem Fall gibt es keine Daten, die die Pflegediagnose *Ungenügende Handhabung der Behandlungsempfehlungen"* stützen, wenngleich es sich hier sicher um einen Bereich handelt, der sorgfältiger Kontrolle bedarf.
b. Das Aussehen eines Klienten sollte nie das einzige Kriterium für die Zuordnung einer Pflegediagnose sein. Bei der Pflegediagnose *Mangelernährung* lieferte die Tabelle mit Angaben über Gewicht und Körpergröße die wissenschaftliche Grundlage für die Schlußfolgerung, daß das Gewicht des Klienten nicht unter dem Idealgewicht liegt; folglich ist diese Pflegediagnose nicht richtig.
c. Frau Berger, selbst Mutter und Tochter, war erbost darüber, daß niemand aus der Familie des Klienten zu Besuch kam. Wieder einmal ließ sie sich von Vermutungen leiten, daß:
- Der Klient eine Familie hat
- Die Familie in der Gegend wohnt
- Es dem Klienten etwas ausmacht, daß sie ihn nicht besucht

Die Pflegediagnose *Veränderte Familienprozesse* setzt voraus, daß aus einem funktionierenden ein gestörter Familienprozeß wird. Es fehlen ganz einfach zu viele Informationen, um diese Pflegediagnose in Betracht zu ziehen. Frau Berger hat nicht mit dem Klienten über die Pflegediagnose gesprochen, obwohl dies geklärt hätte, ob diese diagnostischen Hypothese akkurat ist.

d. Ihr letzter Fehler bestand darin, ihre eigenen religiösen Wertvorstellungen auf den Klienten zu übertragen. Frau Berger ist eine religiöse Frau, die davon ausgeht, daß eine höhere Macht im Leben eines jeden Menschen eine Rolle spielt. Die Weigerung des Klienten, mit dem Krankenhauspfarrer zu sprechen, ließ zu der Überzeugung gelangen, daß er sich in einer seelisch verzweifelten Lage befindet. Die Äußerung des Klienten „Gott habe ihn verlassen", läßt zwar an ein solches Problem denken, ist aber als Kennzeichen nicht so relevant, daß es diese Pflegediagnose rechtfertigt.

Frau Berger steht beispielhaft für alle wohlmeinenden, kompetenten Pflegepersonen, die bei der Untersuchung der Probleme ihrer Klienten häufig ihre Intuition und ihre eigenen Überzeugungen ins Spiel bringen. Hätte sie sich die Zeit genommen, die Definitionen und Kennzeichen der von ihr vorgeschlagenen Pflegediagnosen zu überprüfen, dann hätte sie von Anfang an präziser gearbeitet. Durch sorgfältige Anwendung des kritischen Denkprozesses können solche diagnostischen Fehler vermieden werden.

5.

Der Entlassungsbericht enthält folgende Pflegediagnosen:

PD: Gefahr einer ungenügenden Handhabung der Behandlungsempfehlungen

beeinflußt durch (b/d)
■ Komplexität des Behandlungsprogramms
■ Begrenzte Ressourcen

PD: Gestörtes Selbstwertgefühl

beeinflußt durch (b/d)
■ Obdachlosigkeit

angezeigt durch (a/d)
■ Selbstnegierende Äußerungen

PD: Unwirksames Coping

beeinflußt durch (b/d)
- Unbekannte Ätiologie

angezeigt durch (a/d)
- Verleugnungs- und Vermeidungsverhalten

PD: Verdacht auf existentielle Verzweiflung

beeinflußt durch (b/d)
- Obdachlosigkeit

PD: Mangelernährung

beeinflußt durch (b/d)
- Materiell und finanziell bedingter fehlender Zugang zu Nahrungsmitteln
- Erhöhter Nährstoffbedarf infolge von Anorexie und einer nässenden Wunde am Fuß

6.

Die Pflegediagnose mit höchster Priorität lautet *Gefahr einer ungenügenden Handhabung der Behandlungsempfehlungen.* Gegenwärtig ist der Klient in einem physiologisch guten Zustand und sein Diabetes ist unter Kontrolle. Auch die anderen Pflegediagnosen sind zweifellos wichtig, doch wenn er seinen derzeitigen stabilen Gesundheitszustand nicht aufrechterhält, wird er in den anderen Bereichen auch kaum Fortschritte machen. Sobald die Gemeindeschwester sicher sein kann, daß Herr Martin fähig ist, die Behandlungsempfehlungen durchzuführen, kann sie Interventionen zur Behandlung der anderen Pflegediagnosen planen.

7.27   Fallbeispiel 27

7.27.1   Fallbeispiel 27 – Teil I

1. Bei diesem Fall handelt es sich aus verschiedenen Gründen um eine komplexe Situation. Erstens hat die Klientin eine sie stark behindernde Verletzung in einer Phase ihres Lebens erlitten, in der normalerweise Beziehungen zu Gleichaltrigen aufgebaut

werden. Einer der wichtigsten Entwicklungsschritte in diesem Alter ist die Überwindung der Rollenindifferenz zugunsten einer Rollenidentifizierung. Das Selbstkonzept wird entwickelt und die Gruppe der Gleichaltrigen spielt eine große Rolle. Für Jugendliche in diesem Alter ist es wichtig herauszufinden, inwieweit sich die Wahrnehmungen anderer von dem Selbstkonzept unterscheiden. Erikson beschreibt die psychosozialen Phasen von Nähe und Isolation für die Altersstufe 16 bis 22 Jahre. In dieser Altersstufe stehen die Entwicklung intimer Liebesbeziehung mit anderen Menschen und die Entwicklung enger interpersoneller Beziehungen mit Freunden im Vordergrund. Ohne Nähe fühlt der Mensch sich isoliert und allein. Bei der Einschätzung und bei der Planung pflegerischer Interventionen für diese Klientin zieht die Pflegeperson Entwicklungstheorien zu Rate.

Der zweite Grund, der den Fall kompliziert macht, ist die Tatsache, daß die Klientin klar zum Ausdruck bringt, sie wolle in Ruhe gelassen werden, obwohl sie in einer Umgebung lebt, in der sich viele andere Menschen aufhalten. Eileen versucht, die Gesellschaft anderer dadurch zu meiden, daß sie ein Schild an ihrer Tür anbringt, das jedem unmißverständlich klarmacht, das sie in Ruhe gelassen werden will. Die Pflegeperson sollte den Gründen dafür nachgehen. Diese Nachforschungen können weitere Daten ergeben, die eine aktuelle Pflegediagnose rechtfertigen.

Drittens handelt es sich bei einem Druckgeschwür im Stadium IV um die höchste Stufe der Ulzeration. Bei einem solchen Druckgeschwür erstreckt sich die tiefgreifende Zerstörung des Gewebes von subkutanem Gewebe bis zur Muskelhaut und erreicht unter Umständen Muskelschichten, Gelenke und Knochen. Es kann zu Nekrosen, Höhlenbildungen und Infektionen kommen. Die Problematik eines Druckgeschwürs im Stadium IV wird bei dieser Klientin durch seine Lage und durch die erschwerenden Faktoren Stuhlinkontinenz, beeinträchtigte körperliche Mobilität und die fragwürdige Ernährungsweise noch vergrößert. Das Stadium des Druckgeschwürs ist wegen der damit verbunden Gefahr einer Sepsis von Bedeutung.

2. Allgemeine Problembereiche:

a. Eingeschränkte Mobilität
b. Druckgeschwür
c. Fehlender sozialer Kontakt zu Gleichaltrigen
d. Stuhlinkontinenz

3. Zusammenfassung der Daten entsprechend den allgemeinen Problembereichen:

a. Eingeschränkte Mobilität
   1. Paraplegie seit 6 Jahren
   2. Arbeitet als Buchhalterin
   3. Druckgeschwür (Stadium IV) über dem Sitzbein
   4. Sitzt im Rollstuhl

b. Druckgeschwür
   1. Druckgeschwür (Stadium IV) über dem Sitzbein
   2. Stuhlinkontinenz (sehr große, weiche, ungeformte Stühle)
   3. Paraplegie
   4. Die Arbeit als Buchhalterin erfordert langes Sitzen
   5. Neben dem Bett liegen eine leere Cola-Dose und eine Schachtel Kekse

c. Fehlende soziale Kontakte zu Gleichaltrigen
   1. Alter: 22 Jahre
   2. Lebt allein
   3. Verdunkeltes Schlafzimmer (um die Mittagszeit), zugezogene Vorhänge, Unordnung im ganzen Raum
   4. Ungepflegt, ungekämmt
   5. Keine Freunde
   6. Hat ein Schild an der Tür mit der Aufschrift „Laß mich in Ruhe!"
   7. Die Mutter lebt in der Stadt, kommt jedoch nur hin und wieder vorbei
   8. Klientin arbeitet als Buchhalterin

d. Stuhlinkontinenz
   1. Stuhlinkontinenz (sehr große, weiche, ungeformte Stühle)
   2. Hält Kontinenz gewöhnlich dadurch aufrecht, daß sie auf ihre Ernährung achtet und einen Zeitplan für die Darmentleerung einhält

4.

Jeder Problembereich enthält genug Kennzeichen, um diagnostische Hypothesen zu generieren; die Kennzeichen reichen jedoch nicht aus, um Aufschluß über die beeinflussenden, ätiologischen Faktoren der einzelnen Pflegediagnosen zu erhalten. Die weitere Befragung ergibt detailliertere Informationen, die die Pflegeperson für die Planung individualisierter Interventionen benötigt. Sie können andere Fragen stellen, um zusätzliche Daten zu erhalten. Für die Beschäftigung mit dieser Fallstudie sollten sie jedoch die folgenden neuen Daten verwenden.

a. Eingeschränkte Mobilität
Sie leidet seit 6 Jahren an einer Paraplegie. Während dieser Zeit war sie berufstätig und hat unabhängig gelebt. Sie sind neugierig zu erfahren, wie es kommt, daß ihre eingeschränkte Mobilität plötzlich zum Problem wird – ist sie das Problem? Folgende Fragen ergeben sich:
1. Welche Vorstellungen hat die Klientin darüber, wie lange sie die gleiche Position beibehalten sollte?
Sie weiß, daß sie ihre Position in regelmäßigen Abständen verändern muß, aber sie drückt ihren Ärger und ihre Feindseligkeit gegenüber ihrer Mutter, den Mitarbeitern und dem Leistungsanbieter im Gesundheitsteam dadurch aus, daß sie sich trotz deren ständiger Ermahnungen weigert, ihre Sitzposition häufig zu verändern.

2. Wie empfindet die Klientin ihre Paraplegie?

Es wäre zu erwarten, daß sie das Problem der Behinderung noch nicht bewältigt hat. Hat sie sich je beraten lassen, wie sie mit ihrer eingeschränkten Mobilität fertig werden kann? Gibt es einen Menschen, der sie unterstützt?

Sie äußert, daß sie keinerlei Hoffnung in bezug auf ihre Zukunft hat, daß sie sich noch eingeschränkter fühlt als sie aufgrund ihrer Krankheit schon ist und daß sie nicht weiß, was sie mit ihrem Leben anfangen soll.

b. Druckgeschwür

Folgende Fragen sind zu klären:

1. Ist dies ihr erstes Druckgeschwür?

Sie hatte schon früher Druckgeschwüre im Stadium II, die sich durch mehr Sorgfalt bei der Lagerung beheben ließen. Sie hatte noch nie Druckgeschwüre im Stadium IV.

2. Welches sind ihre Selbstpflegemaßnahmen zur Verhinderung von Druckgeschwüren? Was weiß sie über die Verhütung von Druckgeschwüren? Wie lange muß sie während ihrer Arbeitszeit sitzen? Verändert sie ihre Position wenigstens alle zwei Stunden?

Sie kennt die speziellen Pflegemaßnahmen zur Verhütung von Druckgeschwüren recht genau. Gewöhnlich badet sie täglich und von Zeit zu Zeit untersucht sie ihr Steißbein und ihre Fersen auf eventuelle Rötungen. Sie benutzt eine an ihrem Rollstuhl angebrachte Spezialvorrichtung zur Druckentlastung. Sie besitzt keine Spezialmatratze. Sie wird sehr ärgerlich, als die Pflegeperson diese Fragen stellt und deutet dadurch folgendes an: „Natürlich weiß ich, was ich zu tun habe, aber was ändert das schon? Für mein Leben hat das alles sowieso keinen Wert."

3. Wie wurde das Druckgeschwür bisher behandelt? Gibt es Fortschritte? Was meint sie dazu?

Dieses Druckgeschwür hat eine verlängerte Heilungsdauer; die Interventionen beschränkten sich auf einen chirurgischen Eingriff, verschiedene Verbandstechniken und Anweisungen zur Vermeidung von Druckbelastungen. Die Klientin hat dieses Druckgeschwür schon seit mindestens 4 Monaten, und sie findet ihre Situation „ziemlich hoffnungslos".

4. Nimmt sie mehr Kalorien und Protein zu sich, um dem durch das problematische Druckgeschwür verursachten Bedarf gerecht zu werden?

Sie gibt zu, daß sie sich „schlecht" ernährt. Aus ihren Äußerungen läßt sich entnehmen, daß sie die Notwendigkeit einer hochkalorischen, proteinreichen Ernährung einsieht, aber sie hält sich nicht daran, weil sie „keine Lust dazu hat".

c. Fehlende soziale Kontakte zu Gleichaltrigen

Um dieses Problem diagnostizieren zu können, müssen Sie herausfinden, ob sich das Verhalten der Klientin verändert hat. Wenn sie immer nur wenige Freunde hatte, dann können Sie nicht die Schlußfolgerung ziehen, daß es sich um eine Störung handelt. Ebenso können Sie auf eine entsprechende Pflegediagnose verzichten,

wenn die Klientin das Fehlen von Freunden nicht als Problem empfindet. Sie können folgende Fragen stellen:
1. Wie war das Verhalten der Klientin früher in bezug auf Freunde?
2. Wie sagt sie zum Thema „Freunde"?

Es gibt eine Person, die sie manchmal in die Kirche mitnimmt, aber sie sagt, sie habe alle „sogenannten Freunde" nach dem Unfall verloren. Ihr Stimme klingt wütend und schneidend, wenn sie spricht. Sie sagt, es wäre ihr lieber, wenn man sie in Ruhe ließe, anstatt sie zu bemitleiden. Sie fügt hinzu, sie sei gewöhnlich nach der Arbeit sowieso müde und schlafe gern, wenn sie zu Hause ist.

d. Stuhlinkontinenz

Wann traten die weichen Stühle erstmals auf? Ist diese Entwicklung neu? Hat die Klientin irgendeine Vorstellung, was die Ursache für die weichen Stühle ist?

Sie sagt, daß sie „es leid ist, sich an die täglichen Pflichten zu halten". Sie hat heute nur „Durchfall" gehabt. Sie meint, daß die Ursache irgend etwas ist, das sie gestern gegessen hat. Sie hat leichte Temperatur, 38 °C. Die Pflegeperson überlegt, ob die Klientin einen Virus hat oder ob das Druckgeschwür entzündet ist.

Die Aufgaben für den zweiten Teil finden Sie auf S. 136.

5.27.2 Fallbeispiel 27 – Teil II

1. Diagnostische Hypothesen

a. *Beeinträchtigte körperliche Mobilität*
b. *Hautschädigung oder Potentielle Komplikation: (PK) Druckgeschwür (Stadium IV)*
c. *Unwirksame Handhabung der Behandlungsempfehlungen*
d. *Beeinträchtigte Anpassung*
e. *Hoffnungslosigkeit*
f. *Unwirksames Coping*
g. *Beeinträchtigte Haushaltsführung*
h. *Stuhlinkontinenz*

2.

Vielleicht hat die Paraplegie und die offenkundige Einschränkung der Mobilität Sie veranlaßt, die Pflegediagnose *Beeinträchtigte körperliche Mobilität* als die wichtigste auszuwählen. Diese Pflegediagnose ist definiert als „eingeschränkte Fähigkeit, sich ohne Hilfe in der Umgebung zu bewegen."[3] Wenn man lediglich die Definition betrachtet, kommt man zu dem Schluß, daß die Mobilität der Klientin eingeschränkt ist; die Überprüfung der Kennzeichen zeigt allerdings, daß diese Pflegediagnose nicht akkurat ist, denn Eileens maximale Funktionsfähigkeit ist wiederhergestellt (das heißt, sie ist berufstätig und lebt allein). Des weiteren trifft auf sie das Kennzeichen „Unfähigkeit, zielgerichtete Bewegungen durchzuführen" nicht zu, weil sie sich selbst versorgt, einen Rollstuhl benutzt und berufstätig ist. Sie leidet auch nicht an einer eingeschränkten aktiven Beweglichkeit der Gelenke, weil sie die alltäglichen Aktivitäten bewältigt.

Während Sie sich alle vorgeschlagenen Pflegediagnosen anschauen und versuchen, die Pflegediagnose mit der höchsten Priorität auszuwählen, die am besten für die Planung von Pflegeinterventionen geeignet ist, bedenken Sie bitte, daß die Paraplegie eine Tatsache ist, an der die Pflegeperson nichts ändern kann. Sie muß sich aber überlegen, ob dieser Faktor das zentrale Problem sein könnte, der für das veränderte Verhalten der Klientin bei der Selbstversorgung verantwortlich ist. Aus den Daten ist ersichtlich, daß die Selbstversorgung früher zufriedenstellend war. Jetzt weigert Eileen sich aber, den Plan für die pflegerische und medizinische Behandlung einzuhalten; sie hat es zugelassen, daß sich ein schlimmes Druckgeschwür entwickelt hat, und sie scheint nicht in der Lage oder nicht willens zu sein, Maßnahmen durchzuführen, die zur Heilung des Druckgeschwürs beitragen. Dies läßt den Schluß zu, daß „Beeinträchtigte körperliche Mobilität" bestenfalls ein beeinflussender, ätiologischer Faktor ihres Problems aber keine Pflegediagnose ist.

Die Pflegeperson macht diesen Hausbesuch, um den Verband über dem Druckgeschwür (Stadium IV) am Sitzbein zu wechseln. Dieses Druckgeschwür kann in Übereinstimmung mit der zur Zeit gültigen NANDA-Definition als *Hautschädigung* diagnostiziert werden. Carpenito[5] macht geltend, daß ein Druckgeschwür im Stadium IV korrekterweise als interdisziplinäres Problem bezeichnet werden muß – also *Potentielle Komplikation: (PK) Druckgeschwür im Stadium IV* – da die Pflegeperson das Druckgeschwür nicht selbständig behandeln kann. Die Autorinnen empfehlen in diesem Fall, die Bezeichnung *Potentielle Komplikation* zu verwenden.

In diesem Fall muß die Pflegeperson den Problemen nachgehen, die mit der Ätiologie des Druckgeschwürs zusammenhängenden. Aus den Daten geht hervor, daß die Klientin die Ischiasregion möglicherweise einer zu großen Belastung aussetzt. Sie ist Buchhalterin (Muß sie lange sitzen?) Sie liegt auch häufig in Rückenlage im Bett (Wie oft ändert sie ihre Position? Entlastet sie die Ischiasregion mit einem Kissen?) Das Druckgeschwür ist zweifellos zum Teil auf ihre beeinträchtigte körperliche Mobilität zurückzuführen, aber es kann auch andere Ursachen haben, z. B. Feuchtigkeit und Verunreinigungen infolge der Stuhlinkontinenz, unzureichende Ernährung und psychische und emotionale Faktoren.

Bei dem Blick auf die Daten – aus einem Verhaltensmuster und auch aus verschiedenen Verhaltensmustern – fällt unweigerlich der emotionale Zustand der Klientin auf. Es scheint, daß Eileen in keiner Weise gut für sich sorgt. Im Zusammenhang mit ihren psychischen Reaktionen müssen verschiedene diagnostische Hypothesen untersucht werden:

a. *Beeinträchtigte Anpassung*
b. *Hoffnungslosigkeit*
c. *Unwirksames Coping*
d. *Ungenügende Handhabung der Behandlungsempfehlungen*

Beeinträchtigte Anpassung ist definiert als „Unfähigkeit einer Person den eigenen Lebensstil, das eigene Verhalten so zu verändern, daß dieser/s mit dem veränderten Gesundheitszustand übereinstimmt."[3] Das relevante Hauptkennzeichen ist bei der Klientin ihre nicht erfolgversprechende Fähigkeit, in Problemlösungsprozesse oder Zielsetzung mit einbezogen zu werden. Die Skala von Lunney[4] zeigt für diese Pflegediagnose keinen hohen Übereinstimmungsgrad an, weil sie lediglich durch ein Kennzeichen gestützt wird. *Beeinträchtige Anpassung* kommt eventuell als Ätiologie eines anderen Problems in Frage, und deshalb sollten Sie diese Pflegediagnose bei Ihrer Planung nicht aus dem Auge verlieren.

Hoffnungslosigkeit ist die nächste Pflegediagnose, die überprüft werden muß; sie ist definiert als „Eine subjektive Wahrnehmung, bei dem eine Person für sich begrenzte oder keine Alternativen sieht, bzw. ihr keine Alternativen oder persönliche Auswahlentscheidungen zur Verfügung stehen, und sie unfähig ist, Energien für seine eigenen Interessen zu mobilisieren."[3] Bei der Klientin sind folgende Hauptkennzeichen vorhanden: Passivität und verbale Kennzeichen, wie z. B. die Feststellung, daß sie Hoffnungslosigkeit empfindet und nicht weiß, was sie mit ihrem Leben anfangen soll. Weniger wichtige Kennzeichen sind auch anwesend: Mangel an Initiative, vermehrter Schlaf und mangelnde Beteiligung an der Pflege. Angesichts der Anwesenheit vieler relevanter Kennzeichen handelt es sich um eine Pflegediagnose mit einem hohen Übereinstimmungsgrad. Die Hoffnungslosigkeit der Klientin könnte außerdem ein wichtiger beeinflussender, ätiologischer Faktor bei anderen Pflegediagnosen sein.

Die dritte Pflegediagnose, die durch die Daten nahegelegt wird, lautet *Unwirksames Coping,* das die NANDA so definiert: „Störung der Anpassungs- und Problemlösungsfähigkeit im Hinblick auf die Erfüllung täglicher Anforderungen und Rollen. Die Art und Weise, wie mit belastenden Lebenssituationen umgegangen wird ist nicht ausreichend, um Angst, Furcht oder Zorn zu kontrollieren."[3] Die Hauptkennzeichen, bezogen auf diesen Fall, sind: Unfähigkeit, Probleme wirkungsvoll zu lösen; destruktives Verhalten gegen sich selbst. Darüber hinaus ist die Aussage der Klientin, daß ihr „Leben so nicht lebenswert ist" eine verbale Äußerung über die Unfähigkeit, Probleme zu bewältigen (Hauptkennzeichen). Die Pflegediagnose ist folglich akkurat.

Die vierte Pflegediagnose, die aufgrund der Kennzeichen vorgeschlagen wurde, lautet *Ungenügende Handhabung der Behandlungsempfehlungen* und wird von der NANDA wie folgt definiert: „Ein Verhaltensmuster, das spezifische Gesundheitsziele nicht erreicht, das darin besteht, ein Behandlungsprogramm für Krankheiten oder Krankheitsspätfolgen zu steuern und in das alltägliche Leben zu integrieren."[3] Ein

Hauptkennzeichen ist anwesend: wirkungslose Auswahlentscheidungen des täglichen Lebens, um die Ziele eines Behandlungs- oder Präventionsprogramms zu erreichen. Es gibt auch weniger wichtige Kennzeichen: erwartete oder unerwartete Verschlimmerung der Krankheitssymptome; Aussagen darüber, daß noch keine Schritte unternommen wurden, um das Behandlungsprogramm in die Alltagsroutinen zu integrieren; Aussagen darüber, daß noch keine Schritte unternommen wurden, um Risikofaktoren für das Fortschreiten der Erkrankung und Spätfolgen zu reduzieren. Auch diese Pflegediagnose ist im Falle von Eileen akkurat.

Die Pflegediagnose *Beeinträchtigte Haushaltsführung* ist definiert als „Unfähigkeit zur unabhängigen Aufrechterhaltung einer sicheren, wachstumsfördernden unmittelbaren Umgebung."[3] Wenngleich subjektive Daten fehlen, so gibt es doch objektive Daten – die Unordnung im Zimmer, das schmutzige Geschirr und die schmutzige Wäsche sowie die Abfälle von der Nahrung und Körperpflege – die diese Pflegediagnose stützen, deren Ätiologie mit der *Hoffnungslosigkeit* der Klientin in Verbindung gebracht werden kann.

Stuhlinkontinenz ist die nächste Pflegediagnose, die es zu untersuchen gilt. Die NANDA definiert *Stuhlinkontinenz* wie folgt: „Eine Veränderung des gewohnten Defäkationsmusters, die durch einen unfreiwilligen Stuhlabgang gekennzeichnet ist".[3] Das einzige Kennzeichen ist unfreiwilliger Stuhlabgang. Die Klientin gibt an, sie habe ihre Stuhlinkontinenz in der Vergangenheit dadurch in den Griff bekommen, daß sie auf ihre Ernährung geachtet und sich an einen Zeitplan für die Darmentleerung gehalten hat. Gegenwärtig scheidet sie jedoch ständig große Mengen von weichem ungeformtem Stuhl aus. Da das Kennzeichen vorhanden ist, hat die Pflegediagnose einen hohen Übereinstimmungsgrad; die Ätiologie scheint mit der Unterbrechung der gewohnten Maßnahmen in Verbindung zu stehen. Der Grund für die leicht erhöhte Temperatur muß untersucht werden, um feststellen zu können, ob die Diarrhoe als Ursache in Frage kommt oder ob ein anderer Prozeß dafür verantwortlich ist. Die Pflegeperson muß außerdem herausfinden, was Eileen am Tag vorher gegessen hat, damit sie nachprüfen kann, ob dies möglicherweise der Grund für die Inkontinenz ist.

Bei der Formulierung der Pflegediagnosen mit höchster Priorität als vollständige Pflegediagnosen haben Sie mehrere Möglichkeiten. Wir haben die folgenden ausgewählt und gehen auf die Gründe dafür ein:

a. *Potentielle Komplikation: (PK) Druckgeschwür, Stadium IV*
Bei interdisziplinären Problemen müssen keine beeinflussenden, ätiologischen Faktoren angegeben werden.[5]

Wenn Sie sich für die von der NANDA anerkannte Pflegediagnose entschieden haben, dann schreiben Sie folgendes:

PD: Hautschädigung

beeinflußt durch (b/d)
- Andauernde Druckbelastung
- Feuchtigkeit
- Unzureichende Ernährung

angezeigt durch (a/d)
- Druckgeschwür (Stadium IV)

PD: Ungenügende Handhabung der Behandlungsempfehlungen

beeinflußt durch (b/d)
- Beeinträchtigte körperliche Mobilität
- Beeinträchtigte Anpassung
- Hoffnungslosigkeit

angezeigt durch (a/d)
- Entwicklung eines Druckgeschwürs (Stadium IV)
- Abneigung gegen die Durchführung des Behandlungsprogramms

Nach gründlicher Analyse der Daten kommen Sie zu dem Schluß, daß die mangelnde Selbstversorgung eines der Hauptproblem der Klientin ist; sie führt das Behandlungsprogramm nicht ordnungsgemäß durch. Damit diese Pflegediagnose effektiv behandelt werden kann, ist eine Beschäftigung mit der komplexen Ätiologie unerläßlich.

Vielleicht haben Sie sich entschieden, anstatt einer Pflegediagnose, bei der verschiedene andere Pflegediagnosen als beeinflussende, ätiologische Faktoren aufgeführt sind, vier einzelne Pflegediagnosen auszuwählen (*Ungenügende Handhabung der Behandlungsempfehlungen; Beeinträchtigte körperliche Mobilität; Beeinträchtigte Anpassung; Hoffnungslosigkeit*). Das ist nicht falsch und kommt bei Berufsanfängern mit wenig diagnostischer Erfahrung tatsächlich häufiger vor, weil sie vieles noch nicht im Zusammenhang sehen.

Mit zunehmendem Wissen und Erfahrung in der Pflege und in der Pflegediagnostik werden Sie die Zusammenhänge zwischen den einzelnen Diagnosen jedoch leichter erkennen und sich bei dieser Art, diagnostische Aussagen zu machen, sicherer fühlen. Gordon[2] betont, daß Sie bei der Verwendung eines Pflegediagnosetitels als beeinflussender, ätiologischer Faktor ebenso exakt bei der Auswahl des Titels vorgehen müssen. Die Entscheidung, welcher Pflegediagnosetitel das Problem beschreibt und welcher die Ätiologie, setzt Kenntnisse in der Anwendung von Theorien, Forschungsbefunden und Erfahrung oder eine Kombination aus allen dreien voraus. Die Verwendung von Pflegediagnosentiteln als beeinflussende, ätiologische Faktoren ist sinnvoll, weil diese Bezeichnungen kurz und prägnant sind und weil eine ausreichende Menge von Zeichen und Symptomen als Beweis für die Richtigkeit zur Verfügung steht.

PD: Unwirksames Coping

beeinflußt durch (b/d)
- Hoffnungslosigkeit
- Eine Vielzahl von medizinischen Problemen

angezeigt durch (a/d)
- Verbale Äußerungen über Verzweiflung

Die Aussage der Klientin, das Leben sei jetzt wertlos für sie, stellt ein relevantes Kennzeichen dar, das sofort behandelt werden muß. Die Identifizierung dieses Kennzeichens veranlaßt die Pflegeperson zu folgenden Maßnahmen: Zuhören, Hilfe anbieten, Unterstützung bei der Problemlösung und Überweisung an einen erfahrenen Psychotherapeuten zur Behandlung der Probleme, die nicht in den Zuständigkeitsbereich der Pflegeperson fallen.

PD: Beeinträchtigte Haushaltsführung

beeinflußt durch (b/d)
- Hoffnungslosigkeit

angezeigt durch (a/d)
- Unordentliche und unsaubere Wohnung

Es müssen pflegerische Maßnahmen zur Beseitigung der Hygieneprobleme geplant werden, die durch den derzeitigen Zustand der Hoffnungslosigkeit entstanden sind.

PD: Stuhlinkontinenz

beeinflußt durch (b/d)
■ Unterbrechung der gewohnten Maßnahmen

angezeigt durch (a/d)
■ Ausscheidung großer, ungeformter, inkontinenter Stühle

Durch das Druckgeschwür (Stadium IV) bekommt die Stuhlinkontinenz der Klientin ein größeres Gewicht. Die Pflegeperson arbeitet mit Eileen, damit sie ihre früheren effektiven Maßnahmen wieder durchführen kann.

3.

Es ist wichtig, den Kontext zu berücksichtigen, in dem die pflegerische Betreuung durchgeführt wird. Die Pflegeperson besucht die Klientin in deren häuslicher Umgebung. Dies kann sich auf die Dynamik der therapeutischen Beziehung auswirken. Die Klientin befindet sich „im eigenen Revier". Die Pflegeperson besinnt sich auf Informationen darüber, wie man eine therapeutische Beziehung aufbaut und die therapeutische Kommunikation aufrechterhält. Dies gehört zum Grundwissen in der Pflege; jedoch entwickeln sich die Fähigkeiten, die bei der therapeutischen Kommunikation und beim Aufbau therapeutischer Beziehungen maßgebend sind, erst im Laufe der Zeit durch die vielen Erfahrungen, die man in unterschiedlichen Situationen macht.

Die Dunkelheit im Schlafzimmer der Klientin ist sowohl ein verknüpfendes Kennzeichen als auch ein Faktor, der bei der Untersuchung und Betreuung der Klientin zu berücksichtigen ist. Worauf deutet dieses Kennzeichen Ihrer Ansicht nach hin? Es kann ein Anzeichen dafür sein, daß die Klientin deprimiert ist und versucht, sich von der Umgebung abzukapseln. Die Klientin muß die Richtigkeit dieser Annahme bestätigen. Abgesehen davon benötigt die Pflegeperson eine gute Beleuchtung, um der Klientin so gut wie möglich versorgen zu können. Sie sollte jedoch die Klientin fragen: „Stört Sie das Licht?" – „Kann ich es anmachen, während ich den Verband wechsele?" – und so weiter.

Die häusliche Pflege unterscheidet sich in vielerlei Hinsicht von der Pflege im Krankenhaus, aber der entscheidende Unterschied ist die Unabhängigkeit bei der pflegerischen Betreuung. Es gibt keine andere Fachkraft, an die sich die Pflegeperson direkt wenden kann, wenn sie Unterstützung oder Beratung braucht. Wenn sie Fragen hat oder Hilfe benötigt, muß sie telefonisch jemanden herbeirufen.

In der häuslichen Umgebung verrichtet die Pflegeperson ihre Arbeit und geht. Das macht es schwierig, direkte Überprüfungen und direkte Beobachtungen weiterzuverfolgen. Unter Umständen ist ein ständiger telefonischer Kontakt mit dem Klienten nötigt, damit die Pflegeperson sich fortlaufend über die Effektivität der pflegerischen Interventionen oder über veränderte Bedürfnisse des Klienten informieren kann.

7.27.3 Nachtrag der Autorinnen

7.27.3.1 Die Konsequenzen, die entstehen können, wenn keine akkuraten Pflegediagnosen gestellt werden

Dieses Beispiel (Nr. 27) beruht auf Tatsachen. Die mit der Pflege von Eileen betrauten Pflegepersonen arbeiteten im Auftrage eines häuslichen Pflegedienstes. Sie waren auch für die Behandlung des Druckgeschwürs verantwortlich. Es wurden keine zusätzlichen Daten gesammelt; deshalb wurden auch nie Pflegediagnosen gestellt oder beeinflussende, ätiologische Faktoren ermittelt. Deshalb wurden auch keine pflegerischen Interventionen zur Behandlung der Pflegediagnosen durchgeführt, die sich aufgrund der Analyse der Fallstudie dieser Klientin als entscheidend herausgestellt haben:

PD: Ungenügende Handhabung der Behandlungsempfehlungen

beeinflußt durch (b/d)
- Beeinträchtigte körperliche Mobilität
- Beeinträchtigte Anpassung

PD: Hoffnungslosigkeit und unwirksames Coping

beeinflußt durch (b/d)
- Hoffnungslosigkeit
- Komplexe medizinische Probleme

angezeigt durch (a/d)
- Verbale Äußerungen über Verzweiflung

Bei der pflegerischen Betreuung steht folgende Frage im Mittelpunkt: „Welche Konsequenzen hat es, wenn keine akkurate Pflegediagnosen gestellt werden?" Antwort: Wenn keine akkurate Pflegediagnosen gestellt werden, wird der Pflegeprozeß nicht zum Abschluß gebracht; folglich findet keine adäquate pflegerische Betreuung statt.

Im Fall dieser Klientin wurde das Druckgeschwür weiterhin verunreinigt, sie ernährte sich weiterhin schlecht und wurde auch weiterhin nicht in die Pflege einbezogen. Infolge der Infektion des Druckgeschwürs trat bald eine Sepsis auf, sie erlitt im Krankenhaus einen septischen Schock und starb kurze Zeit später.

Rückblickend auf dieses tragische Ereignis muß die Frage gestellt werden: „Was wurde falsch gemacht?" Die lakonische Antwort lautet, daß bei dieser Klientin der diagnostische Denkprozeß nicht zur Anwendung kam. Als Folge davon wurde eine unzureichende pflegerische Betreuung durchgeführt. Im Endeffekt bedeutete dies, daß dieser Klientin eine effektive pflegerische Betreuung verweigert wurde.

Dieser Fall zeigt beispielhaft die Folgen auf, die sich in letzter Konsequenz ergeben können, wenn man auf konsequente Anwendung des diagnostischen Denkprozesses verzichtet. Die Autorinnen hoffen, daß dieses Arbeitsbuch dazu beiträgt, daß alle Pflegenden ihre diagnostischen Fähigkeiten weiterentwickeln, denn:

Pflegediagnosen sind der Dreh- und Angelpunkt des gesamten Pflegeprozesses.

Anhang

A Auswahlliste von NANDA-Pflegediagnosen, ihren Definitionen und Kennzeichen

Aktivitätsintoleranz

Definition
Abnormale Reaktion auf energieverbrauchende körperliche Bewegung in Verbindung mit notwendigen oder gewollten täglichen Aktivitäten.

Hauptkennzeichen
Äußerungen über Dyspnoe/Kurzatmigkeit oder Beobachtung von Atemnot in Verbindung mit körperlicher Aktivität; Berichte über Erschöpfung (in Zusammenhang mit anderen Kennzeichen bewerten); Veränderung der Herzfrequenz (besonders bei Herz- und Atemproblemen); Muskelschwäche, Unwohlsein, Schmerzen (besonders bei neuromuskulären Problemen und Problemen des Bewegungsapparates); und/oder die folgenden energieverbrauchenden Aktivitäten; Herzfrequenz sinkt nach ca. 3 Minuten nicht auf den Ausgangswert ab. **Sofortige Beachtung und Bewertung erfordern** Berichte über Unwohlsein/Brustschmerzen in Verbindung mit körperlicher Aktivität (spezifiziere Grad der Aktivität); Arrhythmien in Verbindung mit körperlicher Aktivität; ein Anstieg des diastolischen Blutdrucks über 15 mm Hg in Verbindung mit körperlicher Aktivität; EKG-Veränderungen, die auf eine Ischämie hinweisen in Verbindung mit körperlicher Aktivität; ein nicht Ansteigen des Blutdrucks unter körperlicher Belastung; Ruhedyspnoe (außer, wenn dies für die betreffende Person „normal" ist).

Angst

Definition
Ein unbestimmtes, unsicheres Gefühl, dessen Ursache dem Individuum oft unklar oder unbekannt ist.

Hauptkennzeichen
Äußerungen von Gefühlen wie „ängstlich sein", angespannt sein, besorgt sein, Ungewißheit, Furcht, Verzweiflung, Sorge; Äußerungen über ein unbestimmtes, unsicheres Gefühl; über unklare Konsequenzen oder Veränderungen im Leben. Und eines oder mehrere der folgenden Kennzeichen: Äußerungen über die Unfähigkeit sich zu entspannen, über das Gefühl der Nervosität; Erhöhter Muskeltonus, Scharren mit den Füßen, Hand-Armbewegungen, Zittern, Tremor der Hand, innerliches Beben; Anspannung der Gesichtsmuskulatur; mangelnde Konzentrationsfähigkeit; Schlafstörungen, Schlaflosigkeit; Sympathikusreaktionen (Herz-, Atemfrequenzanstieg, geweitete Pupillen).

Nebenkennzeichen

Selbstbezogenheit; Äußerungen über schmerzliche und anhaltende Gefühle zunehmender Hilflosigkeit, Unzulänglichkeit, Reue (siehe auch unwirksames Coping); Unruhe, vermehrtes Schwitzen; wirkt übererregt, zitternd, nervös, verängstigt; gesteigertes Mißtrauen, ständiges Umherschauen, kaum Blickkontakt, bebende Stimme.

Anpassung, beeinträchtigte

Definition

Unfähigkeit einer Person den eigenen Lebensstil, das eigene Verhalten so zu verändern, daß dieser/s mit dem veränderten Gesundheitszustand übereinstimmt.

Hauptkennzeichen

Unfähigkeit den eigenen Lebensstil zu verändern: Kein oder erfolgloses Setzen von Zielen und Lösen von Problemen, Mangel an zukunftsorientiertem Denken, Nichtbefolgen von Behandlungsempfehlungen; Äußerungen mangelnder Akzeptanz über den veränderten Gesundheitszustand oder mangelnde Akzeptanz hinsichtlich notwendiger Veränderungen des Lebensstils; lang andauernder Zustand des schockiert seins, der Ungläubigkeit, Verleugnung oder Verärgerung hinsichtlich der Veränderung des Gesundheitszustandes.

Nebenkennzeichen

Verzögertes Streben nach Unabhängigkeit; selbstzerstörerisches Verhalten, Berichte über Suizidgedanken, Schweigen; Berichte über Gefühle der Angst, Furcht, Beunruhigung, Sorge; Berichte über Unzufriedenheit mit der Rollenausübung; Feindseligkeit; wirkt still, zurückgezogen, tränenüberströmt.

Aspirationsgefahr

Definition

Das Vorliegen von Risikofaktoren für das Eindringen von Sekreten aus Magen, Rachen und Mund oder festen/flüssigen Nahrungsmitteln in den tracheobronchialen Raum.

Risikofaktoren

Verminderter, unterdrückter Husten- und Schluckreflex; beeinträchtigter Bewußtseinszustand; Schluckstörung (kurzfristig auftretende Erstickungsanfälle infolge einer Verlegung der Atemwege durch aspirierte Sekrete, Nahrungsbestandteile oder Flüssigkeiten); Sondenernährung/Medikamentenverabreichung; erhöhter Restmageninhalt; bestehende Tracheostomie, liegende(r) Magensonde oder endotrachealer Tubus; Situationen, die eine Oberkörperhochlagerung behindern; Operation oder Trauma im Gesichts-, Mund- oder Halsbereich; verminderte gastrointestinale Motilität; verzögerte Entleerung des Magens; Kieferverdrahtung; erhöhter Magendruck; unvollständiger Schluß des Kardiasphinkters.

Atemvorgang, ungenügender

Definition
Unzureichende Atmung (respiratorische Kompensationsversuche) zur Aufrechterhaltung einer ausreichenden zellulären Sauerstoffversorgung.

Hauptkennzeichen
Berichte des Patienten über Kurzatmigkeit/Atembeschwerden; Belastungs-/Ruhedyspnoe; Atemveränderung bzgl. Atemtiefe/-frequenz (zu spezifizieren); Einsatz der Atemhilfsmuskulatur; Hypoxie; Unruhe; Hyperkapnie; Berichte des Patienten über Angstgefühle/Sorgen.

Nebenkennzeichen
Atmen mit Lippenbremse; Reizbarkeit; verminderte Thoraxbewegungen/verlängerte Ausatmungsphase; Zyanose; Husten; Nasenflügelatmung; abnorme arterielle Blutgaswerte; Fremitus (Brustwandvibration); erhöhter Thoraxdurchmesser (Faßthorax); Einnehmen der Kutscherstellung.

Beschäftigungsdefizit

Definition
Vermindertes Engagement in bezug auf Erholung oder Freizeitaktivitäten.

Hauptkennzeichen
Geäußerter Wunsch etwas zu tun, z. B. etwas lesen zu können etc.; Aussage, daß gewohnte Hobbys oder Aktivitäten nicht ausgeübt werden können (z.B. im Krankenhaus).

Nebenkennzeichen
Bericht über Langeweile oder „Nickerchen" während des Tages.

Denkprozesse, veränderte

Definition
Eine Unterbrechung kognitiver Operationen/Aktivitäten in Bezug auf die für das kalendarische Alter zu erwartenden Leistungen. (Spezifiziere die Art der Veränderung, dies ist ein sehr weit gefaßter Begriff).

Hauptkennzeichen
Eines oder mehrere der folgenden Kennzeichen: Beeinträchtigte Wahrnehmung, Urteilsfähigkeit, Entscheidungsfähigkeit; beeinträchtigte Aufmerksamkeitsspanne, leicht ablenkbar; beeinträchtigte Fähigkeit, Vorstellungen zu erfassen (zu konzeptualisieren) oder Vorstellungen zu ordnen (Verstand und Reflexion); unangemessenes Verhalten; unrealistisches Denken.

Nebenkennzeichen

Beeinträchtigtes Erinnerungsvermögen (siehe nicht kompensierter Gedächtnisverlust); vermehrter Selbstbezug (Egozentrik); erhöhte/verminderte Wachheit des Bewußtseins (Vigilanz).

Diarrhöe

Definition

Die häufige nicht pathologisch bedingte Ausscheidung von dünnflüssigem, wäßrigem und ungeformten Stuhl.

Hauptkennzeichen

Dünnflüssige, wäßrige Stühle; häufigere Darmentleerungen; häufigere Darmgeräusche, erhöhtes Stuhlvolumen.

Nebenkennzeichen

Defäkationsdrang; abdominelles Unbehagen; Bauchschmerzen, -krämpfe; Farbveränderungen der Stühle.

Durchblutungsstörung

Definition

Eine Reduzierung der Blutversorung mit Sauerstoff und Nährstoffen auf zellulärem Niveau, die sich aus einem Defizit der kapillären Blutversorung ergibt (spezifiziere cerebral, kardiopulmonal, renal, gastrointestinal, peripher).

Kennzeichen

Kalte Extremitäten; Extremitäten verfärben sich blau oder livide bei Tieflagerung, werden blaß bei Hochlagerung; Farbe kommt nicht zurück, wenn die Extremität wieder flach gelagert wird; abgeschwächte arterielle Pulse, glänzende Hautoberfläche; Mangel an Flaumbehaarung (Lanugo); runde Narben bedeckt mit atrophierter Haut; Gangrän; langsam wachsende trockene, dicke, brüchige Nägel; Claudicatio; Blutdruckveränderungen in den Extremitäten; auskultatorisches Geräusch; verzögerte Wundheilung bei Verletzungen.

Dysreflexie

Definition

Der Zustand, in dem ein Individuum mit einer Rückenmarksverletzung in Höhe von Th7 oder darüber eine lebensbedrohliche ungehemmte, autonome Sympathikusreaktion des vegetativen Nervensystems auf einen schädlichen Reiz erlebt.

Kennzeichen

Individuum mit einer Wirbelsäulenverletzung in Höhe von Th7 oder darüber; anfallsweise Blutdruckerhöhung (plötzlich, periodisch ansteigender Blutdruck; systolischer Blutdruck über 140 mm Hg und diastolischer Blutdruck über 90 mm Hg); Schwitzen (oberhalb der Verletzung); Kopfschmerzen (ein diffuser Schmerz an verschiedenen Stellen des Kopfes; nicht begrenzt auf bestimmte Nervenbahnen); Bradykardie oder Tachykardie (Pulsfrequenz weniger als 60 oder über 100 Schläge pro Minute); rote Flecken auf der Haut oberhalb der Verletzung; Frösteln, Gänsehaut, wenn sich die Haut abkühlt; Sensibilitätsstörung, Parästhesie; verschwommenes Sehen; Anschwellen der Nasenschleimhäute und Augenbindehäute; Horner Syndrom (Pupillenverengung, Ptosis, Enophthalmus, manchmal fehlende Schweißsekretion auf der betroffenen Gesichtshälfte); Metallgeschmack im Mund; Thoraxschmerzen.

Elterlichen Fürsorge, Gefahr der einer veränderten

Definition

Das Vorliegen von Risikofaktoren, während der vorgeburtlichen Periode oder der Zeit der Kindererziehung, die sich störend im Prozeß der Anpassung an die Elternschaft auswirken (spezifiziere Art der Veränderung).

Risikofaktoren

Nicht verfügbares oder ungeeignetes Rollenmodell/Vorbild; Vorgeschichte von körperlichem und psychosozialem Mißbrauch(durch die Erziehungsperson); Mangel an sozialer Unterstützung (zwischen/von Bezugspersonen); nicht befriedigte soziale, emotionale, entwicklungsbezogene Bedürfnisse (der Eltern, eines Elternteils); Unterbrechung des Bindungsprozesses (d. h. von Seiten der Mutter, des Vaters oder anderer Personen); unrealistische Erwartungen (Selbst, Kleinkind, Partner) wahrgenommene Bedrohung für das eigene Überleben (physisch und emotional); körperliche Behinderung (Blindheit, usw.); körperliche oder psychische Erkrankung; familiäre oder persönliche Belastungen durch finanzielle, juristische Probleme, kulturelle Veränderungen, häufige Schwangerschaften, aktuelle Lebenskrisen); Mangel an Kenntnissen und Fähigkeiten (zu spezifizieren: elterliche Fähigkeiten, Entwicklungsstufen, usw.); begrenzte kognitive Fähigkeiten; fehlende Rollenidentität; fehlende oder unpassende Reaktionen gegenüber dem Kind; Furcht (spezifiziere Gegenstand).

Elternrollenkonflikt

Definition

Rollenkonfusion und Rollenkonflikt eines oder beider Elternteil(e) als Reaktion auf eine Krisenerfahrung.

Hauptkennzeichen

Eines oder mehrere der folgenden Kennzeichen: Eltern(teil) äußern Sorgen/Gefühle über unangemessene Pflege bei körperlichen und emotionalen Bedürfnissen des

Kindes, während eines Krankenhausaufenthaltes oder zu Hause; Eltern(teil) zeigen Widerwillen an gewöhnlichen elterlichen Fürsorgeaktivitäten teilzunehmen, selbst wenn sie dazu ermuntert werden; Eltern(teil) äußern Sorgen hinsichtlich von Veränderungen in Elternrolle, Zusammenleben, Kommunikation, Gesundheit der Familie; Eltern(teil) zeigen Brüche in elterlichen Fürsorgeroutinen; Eltern(teil) äußern Sorgen über einen wahrgenommenen Verlust an Kontrolle bei Entscheidungen, die sich auf das Kind beziehen; Eltern(teil) äußeren/zeigen Gefühle von Schuld, Ärger, Furcht, Besorgnis, und/oder Frustrationen über die Folgen der Erkrankung des Kindes für das Familienleben.

Entscheidungskonflikt

Definition
Der Zustand der Ungewißheit über den Verlauf eines Ereignisses, wenn die Entscheidung zwischen konkurrierenden, alternativen Handlungsmöglichkeiten Risiken, Verluste oder eine Herausforderung an die persönliche Lebensperspektive/-werte einschließt (spezifiziere den Gegenstand des Konflikts – z. B. chirurgischer Eingriff, Therapie, Abtreibung, Scheidung oder andere Lebensereignisse).

Hauptkennzeichen
Verzögerte Entscheidungsfindung oder Schwanken zwischen Alternativen; geäußerte Unsicherheit über Auswahl; geäußertes Gefühl von Verzweiflung, angesichts des Versuchs eine Entscheidung zu treffen; physische Zeichen von Verzweiflung oder Anspannung (z. B. erhöhte Herzfrequenz, erhöhte Muskelspannung oder Unruhe).

Nebenkennzeichen
Äußerungen über unerwünschte Konsequenzen von alternativen Handlungen, die in Betracht gezogen wurden; in Frage stellen von persönlichen Werten, während des Versuches eine Entscheidung zu finden; Selbstbezogenheit.

Erschöpfung

Definition
Überwältigendes, anhaltendes Gefühl von Ermattung mit verminderter körperlicher und geistiger Leistungsfähigkeit.

Hauptkennzeichen
Äußerungen über einen anhaltenden und überwältigenden Mangel an Energie und Körperkräften; Unfähigkeit, gewöhnliche Alltagsroutinen zu bewältigen.

Nebenkennzeichen
Wahrgenommenes Bedürfnis nach zusätzlicher Energie/Kraft für die Bewältigung von Routineaufgaben; verminderte Konzentrationsfähigkeit; lethargisch oder teilnahmslos; reduzierte Leistungsfähigkeit; Unfallgefährdung; Desinteresse/Gleichgül-

tigkeit gegenüber sich und seiner Umgebung; Zunahme von körperlichen Beschwerden; emotionale Labilität oder Gereiztheit; verminderte Libido.

Familienprozesse, veränderte

Definition
Die Unfähigkeit des Systems Familie, der Mitglieder eines Haushaltes, den Bedürfnissen seiner Mitglieder zu entsprechen, familiäre Funktionen zu erfüllen oder die
Kommunikation zum Zweck gemeinsamer Entwicklung und Reife aufrechtzuerhalten.

Kennzeichen
Unfähigkeit von Familienmitgliedern, sich aufeinander zum Zweck gemeinsamer
Entwicklung und Reifung zu beziehen; Versagen im Senden und Empfangen klarer
Botschaften; kaum vermittelte Familienregeln, Rituale, Symbole; nicht hinterfragte
Mythen; ungesunde Entscheidungsfindungsprozesse innerhalb der Familie; Unfähigkeit von Familienmitgliedern eine großes Spektrum von Gefühlen auszudrücken und
anzunehmen; Unfähigkeit von Familienmitgliedern einander zu helfen, voneinander
Hilfe anzunehmen; Familie zeigen keinen Respekt für Individualität und Autonomie
von Familienmitgliedern; Unbeweglichkeit in Funktionen und Rollen; Versagen bei
der Erfüllung aktueller (oder vergangener) Aufgaben betreffs der Entwicklung der Familie; unangemessene (unproduktive) Aufrechterhaltung von Grenzen; Unfähigkeit,
sich an Veränderungen anzupassen; Unfähigkeit, sich konstruktiv mit traumatischen
oder krisenhaften Erfahrungen auseinanderzusetzen; Eltern zeigen keine Wertschätzung für die jeweils eigene Sicht des anderen hinsichtlich der Kindererziehung;
unangemessenes (unproduktives) Maß und Richtung des Einsatzes von Kräften und
Energie; Unfähigkeit, die Bedürfnissen von Familienmitgliedern zu befriedigen (körperlich, Sicherheit, emotional, religiös); die Familie ist nicht in Aktivitäten der Gemeinde einbezogen.

Familienprozesse, alkoholismusbedingte veränderte

Definition
Eine chronisch desorganisierte psychosoziale, spirituelle und physiologische Funktionen der Familie, die zu Konflikten, Verleugnung von Problemen, Widerständen
gegenüber Veränderungen, ungenügenden Problemlösungen und einer Reihe von
selbsterhaltenden, ständig in gleicher Weise fortdauernden Krisen führen.

Hauptkennzeichen
Gefühle. Geringes Selbstwertgefühl; Wert- und Nutzlosigkeit; Unsicherheit; Ärger/
unterdrückte Wut; Frustration; Machtlosigkeit, Hoffnungslosigkeit; Angst, Spannun-
gen, Belastungen; unterdrückte Gefühle; sich verantwortlich fühlen für das Verhalten des Alkoholkranken; ausgedehnte, zurückbleibende Gefühle wie Schmerz, Scham,

Verlegenheit, Blamage und Vorurteile; unglücklich sein; emotionale Isolation/Vereinsamung; Zurückweisung; Schuld; Verletzbarkeit, Vulnerabilität; Mißtrauen.

Rollen und Beziehungen. Verschlechterung der Beziehungen innerhalb der Familie; gestörte Familiendynamik; ungenügenden Kommunikation der Ehepartner/Eheprobleme; verändertes Rollenverhalten/Unterbrechung der Familienrollen; widersprüchliche elterliche Fürsorge/geringe Wahrnehmung der elterlichen Unterstützerrolle; Verleugnung der Familie; Störungen der Intimität; Schwierigkeiten mit intimen Beziehungen; chronische Familienprobleme; geschlossene Kommunikationssysteme.

Verhaltensweisen. Unangemessene Ausdrucksformen der eigenen Verärgerung, Wut; Kontrollverlust beim Trinken; beeinträchtigte Kommunikation; ungenügende Problemlösungsfähigkeiten; Rationalisierung/Verleugnung von Problemen; Unterstützung/Ermöglichen des Trinkverhaltens; Unfähigkeit die Bedürfnisse der Familienmitglieder zu befriedigen; Manipulation; Abhängigkeit; Krittelei; Alkoholmißbrauch; Brechen von Versprechungen; sich weigern nach Hilfe zu suchen/Unfähigkeit in angemessener Form zu helfen und Hilfe anzunehmen; Beschuldigungen; unangemessenes Verständnis oder Wissen über Alkoholismus.

Nebenkennzeichen

Gefühle. Furcht; anders als andere sein; Depression; Feindseligkeit; emotionale Kontrolle durch andere; Verwirrtheit; Verlust der Identität; Unzufriedenheit; Launenhaftigkeit; Verlust; verlassen sein; mißverstanden sein; enttäuschte(s) Liebe und Mitgefühl; Versagen; Gefühl nicht geliebt zu werden.

Rollen und Beziehungen. Triangulation von Familienbeziehungen, Aufbau von Dreiecksbeziehungen; Verminderte Fähigkeit der Familienmitglieder sich aufeinander zu beziehen, um sich gemeinsam zu entwickeln und zu reifen; mangelnde Beziehungsfähigkeit; mangelnder Familienzusammenhalt; unterbrochen Familienrituale; Unfähigkeit der Familie, die Sicherheitsbedürfnisse ihrer Mitglieder zu befriedigen; zurückweisende Verhaltensmuster; Familie zeigt keinen Respekt für die Individualität und Autonomie ihrer Mitglieder; ökonomische Probleme; vernachlässigte Verpflichtungen.

Verhaltensweisen. Unfähigkeit die spirituellen Bedürfnisse der Familienmitglieder zu befriedigen; Unfähigkeit von Familienmitgliedern eine großes Spektrum von Gefühlen auszudrücken und anzunehmen; Orientierung im Hinblick auf die Reduzierung von Spannung anstelle einer Orientierung auf bestimmte Ziele hin; bei besonderen Anlässen in der Familie steht Alkohol im Mittelpunkt; Eskalierende Konflikte; Lügen; widersprüchliche, paradoxe Kommunikation; harte Beurteilung der eigenen Person; Isolation; Suchtmittelmißbrauch neben Alkohol; Nikotinabhängigkeit; Schwierigkeiten Freuden zu genießen; Selbstbeschuldigung; ungelöste Trauerarbeit; Kontrolle von Kommunikation/Machtkämpfe; Unfähigkeit sich an Veränderungen anzupassen; Unreife; streßbedingte körperliche Erkrankung; Unfähigkeit mit traumatischen Erfahrungen konstruktiv umzugehen; Suchen nach Anerkennung und Bestätigung; mangelnde Zuverlässigkeit; Störungen der schulischen Leistungen der Kinder; Konzentrationsstörungen; chaotische Verhaltensweisen; Versagen bei der Erfüllung aktueller (oder vergangener) Entwicklungsaufgaben und Schwierigkeiten mit Übergängen im Laufe des Lebenszyklus; verbaler Mißbrauch von Ehepartner(in) oder Eltern; Agitiertheit; verminderte Körperkontakt

Flüssigkeitsmangel

Definition
Zustand einer intravasale, intrazelluläre oder interstitielle Dehydratation.

Kennzeichen
Veränderte Urinausscheidung; veränderte Urinkonzentration; Durst; plötzlicher Gewichtsverlust oder Gewichtszunahme; verminderte Venenfüllung; Eindickung des Blutes; Veränderung des Serumnatriumspiegels; Hypotension; verminderte Pulsfüllung, verminderter Pulsdruck; erhöhte Pulsfrequenz; verminderter Hautturgor; trockene Haut; trockene Schleimhäute; veränderungen im Bewußtseinszustand; erhöhte Körpertemperatur; Schwäche.

Flüssigkeitsmangels, Gefahr eines

Definition
Vorliegen von Risikofaktoren für der Verminderung von Körperflüssigkeiten (intravasale, intrazelluläre oder interstitielle Dehydratation).

Risikofaktoren
Beeinträchtigte Fähigkeit Flüssigkeit zu sich zu nehmen; übermäßiger Flüssigkeitsverlust auf natürlichem Wege (z. B. Diarrhöe); Flüssigkeitsverlust über künstliche Ableitungen (z. B. Sonden, Katheter); übermässiger unmerklicher Flüssigkeitsverlust durch Haut und Atmung ohne Beteiligung der Schweißdrüsen (Perspiratio insensibilis); körperliche oder psychische Veränderungen, die den Zugang zu Flüssigkeiten, deren Einnahme oder Absorption beeinflussen (körperliche Immobilität, Bewußtlosigkeit); Medikamente (z. B. Diuretika); Faktoren, die den Flüssigkeitsbedarf eines Menschen beeinflussen (z. B. hypermetabolische Zustände; Fieber; trockene, heiße Umgebung); Altersextreme; Wissensdefizit (täglicher Flüssigkeitsbedarf); erhöhte Flüssigkeitsausscheidung; Häufigkeit der Urinausscheidung; Körpergewichtsextreme.

Flüssigkeitsüberschuß

Definition
Erhöhtes lokales oder auf den ganzen Körper bezogenes Flüssigkeitsvolumen.

Kennzeichen
Ödeme, Anasarka, Ergüsse; Kurzatmigkeit, Dyspnoe, Orthopnoe; abnormale Atemgeräusche (Knistern, Rasseln), Veränderungen im Atemmuster; plötzliche Gewichtszunahme; Lungenstauung – aus dem Röntgenbild ersichtlich; Flüssigkeitsaufnahme

höher als Flüssigkeitsabgabe, Oligurie, Veränderungen des spezifischen Uringewichts; Veränderungen des Blutdrucks, ZVD, Pulmonalarteriendrucks; Jugularvenenstauung, positiver hepatojugularer Reflex, S3-Herzgeräusch; verminderter Hämoglobin- und Hämatokritspiegel; Elektrolytveränderungen; Unruhe oder Angst; Veränderung des Bewußtseinszustandes; Azotämie.

Furcht

Definition
Gefühl der Bedrohung, bezogen auf eine identifizierbare Quelle, die als eine Bedrohung oder Gefahr für das Selbst wahrgenommen wird (spezifiziere den Gegenstand der Furcht – z. B.: Krankheitsprognose, Ergebnis eines chirurgischen Eingriffs, Tod, Behinderung).

Hauptkennzeichen
Bericht über ein Gefühl der Bedrohung, Nervosität oder Sorge im Hinblick auf bedrohliche Ereignisse, Personen oder Objekte, die eine Gefahr für das Selbst darstellen; beschreibt, mit oder ohne Hilfe, den Gegenstand der wahrgenommenen Bedrohung oder Gefahr (potentiell, aktuell oder imaginär); die Fokussierung der Aufmerksamkeit schreitet bis zur Fixierung fort (schwerwiegendes Kennzeichen) und eines oder mehrere der folgenden Kennzeichen: Unruhe; vermehrtes Fragen oder Suchen nach Informationen; erhöhte Herzfrequenz; erhöhte Atemfrequenz; erhöhte Muskelspannung; vermehrte verbale Äußerungen, gesteigertes Sprechtempo; vermehrtes Beben der Stimme, Veränderungen der Tonhöhe; Zittern der Hand.

Gasaustausch, beeinträchtigter

Definition
Störung des Sauerstoff- oder Kohlendioxidaustausches in den Lungen oder auf zellulärer Ebene.

Kennzeichen
Hypoxie; Berichte des Patienten über Kurzatmigkeit/Atembeschwerden; Belastungs-/Ruhedyspnoe; Hyperkapnie; Unruhe; Atemveränderung bzgl. Atemtiefe/-frequenz (zu spezifizieren); Unfähigkeit Sekrete abzuhusten; Verwirrtheit, Somnolenz, Reizbarkeit.

Gedächtnisleistung, beeinträchtigt

Definition
Unfähigkeit, sich an bestimmte Gedächtnisinhalte zu erinnern oder bestimmte Verhaltensweisen abzurufen. (Eine beeinträchtigte Gedächtnisleistung kann in Verbindung mit pathophysiologischen oder situativen Faktoren auftreten und vorübergehend oder dauerhaft sein).

Kennzeichen

Beobachtungen oder Berichte über Vergessenserfahrungen; Unfähigkeit zu bestimmen, ob eine bestimmte Handlung ausgeführt wurde; Unfähigkeit, neue Verhaltensweisen oder Informationen zu erlernen oder zu behalten; Unfähigkeit, ein zuvor erlerntes Verhalten auszuführen; Unfähigkeit, sich an Faktenwissen zu erinnern; Unfähigkeit, sich an jüngste oder vergangene Ereignisse zu erinnern; Vergessen, eine Verhaltensweise zu einem festgelegten Zeitpunkt auszuführen.

Gesunderhaltung, veränderte

Definition

Die Unfähigkeit grundlegende gesunderhaltende Maßnahmen zu erkennen, die eigene Gesundheit zu erhalten oder Hilfe zur Aufrechterhaltung der Gesundheit aufzusuchen (spezifiziere die Art der Veränderung).

Hauptkennzeichen

Erwiesener Mangel an Kenntnissen in bezug auf grundlegende, gesundheitserhaltende Maßnahmen (Unfähigkeit Aussagen darüber zu machen) und/oder mitgeteilte oder beobachtete Unfähigkeit Verantwortung für die Befriedigung grundlegender, gesundheitserhaltender Maßnahmen im Bereich einiger oder aller funktionellen Verhaltensmuster zu übernehmen.

Nebenkennzeichen

Vorgeschichte über mangelndes Gesundheitsförderung anstrebendes Verhalten; geäußertes Interesses an der Verbesserung des Gesundheitsverhaltens; gezeigter Mangel an Anpassungsvermögen in bezug auf innere oder äußere Veränderungen.

Gesundheitsförderung anstrebende Verhaltensweisen

Definition

Ein Zustand bei dem ein gesunder Mensch aktiv nach Wegen sucht, um sein persönliches Gesundheitsverhalten und/oder Umweltbedingungen zu verändern, um einen optimalem Gesundheitszustand zu erreichen. („Gesund" in diesem Zusammenhang meint, daß eine Person altersangemessene Krankheitsprävention betreibt, über eine guten bis ausgezeichneten Gesundheitszustand berichtet und vorhandene Zeichen oder Symptome von Erkrankungen unter Kontrolle sind).

Hauptkennzeichen

Ein oder mehrere der folgenden Kennzeichen: Geäußerter oder beobachteter Wunsch einen besseren Gesundheitszustand zu erreichen, bzw. mehr Informationen über Gesundheitsförderung zu erhalten; geäußerter oder beobachteter Wunsch mehr Kontrolle über das eigene Gesundheitsverhalten zu erlangen; Aussagen oder Beobachtungen über mangelnde Kenntnisse in bezug auf gesundheitsbezogene Ressourcen in der Gemeinde; gezeigter oder beobachteter Mangel an Kenntnissen über gesundheitsförderndes Verhalten.

Gewebeschädigung

Definition
Schädigung der Schleimhaut, der Hornhaut, der Oberhaut oder des Subkutangewebes (spezifiziere Gewebeart und Schädigung).

Kennzeichen
Beschädigtes oder zerstörtes Gewebe (Hornhaut, Schleimhaut, Oberhaut oder Subkutangewebe).

Handhabung von Behandlungsempfehlungen, ungenügende

Definition
Ein Verhaltensmuster, das spezifische Gesundheitsziele nicht erreicht, das darin besteht ein Behandlungsprogramm für Krankheiten oder Krankheitsspätfolgen zu steuern und in das alltägliche Leben zu integrieren; (spezifiziere: Medikamenteneinnahme, Bewegung, andere Behandlungsprogramme oder Maßnahmen zur Gesundheitsförderung/Krankheitsprävention).

Hauptkennzeichen
Bericht oder Beobachtung, daß bestimmte Gesundheitsziele nicht erreicht werden (spezifiziere Ziele). Eines oder mehrere der folgenden Kennzeichen: Aussagen darüber, daß keine Schritte unternommen wurden, um das Behandlungsprogramm in die Alltagsroutinen zu integrieren; Aussagen darüber, daß keine Schritte unternommen wurden, um Risikofaktoren für das Fortschreiten der Erkrankung und Spätfolgen zu reduzieren.

Nebenkennzeichen
Entscheidungen des täglichen Lebens zur Erreichung der Ziele eines Behandlungs- oder Präventionsprogramms sind ineffektiv (zu spezifizieren); erwartete oder unerwartete Verschlimmerung der Krankheitssymptome; Äußerung über Regulations- und Integrationsprobleme hinsichtlich eines oder mehrerer Behandlungsprogramme für Krankheiten, Krankheitsfolgen oder die Vorbeugung von Komplikationen; Äußerung des Wunsches mit der Behandlung der Krankheit und/oder der Vorbeugung von Spätkomplikationen zurechtzukommen.

Handhabung von Behandlungsempfehlungen, ungenügende familiäre

Definition
Ein Verhaltensmuster, das spezifische Gesundheitsziele nicht erreicht, das darin besteht, ein Behandlungsprogramm für Krankheiten oder Krankheitsspätfolgen zu steuern und in das alltägliche Familienleben zu integrieren.

Kennzeichen
Unangemessene Aktivitäten der Familie zur Erreichung der Ziele des Behandlungs-
oder Präventionsprogramms; erwartete oder unerwartete Verschlimmerung der
Krankheitssymptome eines Familienmitgliedes; mangelnde Aufmerksamkeit für eine
Erkrankung und Krankheitsfolgen; Äußerung des Wunsches mit der Behandlung der
Krankheit und/oder der Vorbeugung von Spätkomplikationen zurechtzukommen;
Äußerung über Regulations- und Integrationsprobleme hinsichtlich eines oder mehrerer Behandlungsprogramme für Krankheiten, Krankheitsfolgen oder die Vorbeugung von Komplikationen; Aussagen darüber, daß die Familie keine Schritte unternommen hat, um Risikofaktoren für das Fortschreiten der Erkrankung und Spätfolgen zu reduzieren.

Urinausscheidungsmuster, verändertes

Definition
Eine Störung der gewohnten Urinausscheidung.

Kennzeichen
Dysurie; Frequenz (Häufiges Wasserlassen); Verzögerung (verzögertes Wasserlassen);
Nykturie; Harnverhalt; Harndrang; Inkontinenz.

Harnverhalt

Definition
Eine unvollständige Entleerung der Blase.

Hauptkennzeichen
Blasenüberdehnung; häufige, geringe oder fehlende Urinausscheidung; Restharn
(100 ml oder mehr) nach Katheterisierung.

Nebenkennzeichen
Inkontinenz durch eine Überlaufblase; Aussage über das Gefühl einer vollen Blase;
Harnträufeln; Dysurie.

Haushaltsführung, beeinträchtigte

Definition
Unfähigkeit zur unabhängigen Aufrechterhaltung einer sicheren, wachstumsfördernden, unmittelbaren Umgebung.

Hauptkennzeichen
Haushaltsmitglieder berichten von Schwierigkeiten, die Wohnung in einem komfortablen Zustand zu erhalten; Haushaltsmitglieder verlangen Unterstützung im Haushalt. Eines oder mehrere der folgenden Kennzeichen: Unordnung; wiederholte Hy-

gieneprobleme, Verseuchung oder Infektionen; starke Geruchsbildung; Ansammlung von Schmutz, Essensresten oder Abfällen; unangemessene Raumtemperatur; schmutziges oder nicht vorhandenes Geschirr, Kleider oder Wäsche; überforderte Familienmitglieder (z.B. erschöpfte, besorgte, verängstigte Familienmitglieder); Mangel an notwendigen Geräten oder Hilfsmitteln; Haushaltsmitglieder berichten von bestehenden Schulden oder finanziellen Sorgen.

Hautschädigung

Definition
Eine Beschädigung der Hautintegrität (falls diese in Verbindung mit Druck, z. B. durch Bettruhe oder langes Sitzen auftritt).

Hauptkennzeichen
Verletzung der Hautoberfläche; Zerstörungen von Hautschichten; Schädigung von Körperstrukturen (tiefe Ulzeration).

Hautschädigung, Gefahr einer

Definition
Das Vorliegen von Risikofaktoren für die Ausbildung von Hautulzerationen/-abschürfungen.

Risikofaktoren
Unfähigkeit einen Lagewechsel alle 1,5-2 Stunden auszuführen (beeinträchtigte Mobilität; Immobilisierung); gerötete Hautareale (veränderte Gewebedurchblutung), insbesondere an Knochenvorsprüngen; Äußerungen über Schmerzen und Unbehagen an lokalisierbaren Körperteilen, insbesondere an Knochenvorsprüngen (mögliche tief reichende Gewebeschädigung); Auftreten von Scherkräften, Druck, Reibung (Fixiergurte, anhaltender Druck durch Gips, Fixiergurte); Ernährungsmangel (z. B. Protein-, Ascorbinsäuremangel); Exkretionen/Sekretionen auf die Haut; Veränderungen des Hautturgors (Veränderungen der Hautelastizität); veränderte Hautsensibilität, kognitive Beeinträchtigung (veränderte Bewußtseinslage); veränderte Stoffwechsellage, Anämie; Durchblutungsveränderungen, Ödeme, Arteriosklerose; psychogene Faktoren; hohe Luftfeuchtigkeit und Umgebungstemperatur; Hypo- oder Hyperthermie; Medikamente, die Hautschädigungen hervorrufen; Pigmentveränderungen; vermindertes Fettgewebe, Knochenvorsprünge; immunologische Faktoren; chemische, hautirritative Substanzen auf der Haut; Bestrahlung.

Herzleistung, verminderte

Definition
Vorliegen von Anzeichen für eine Verminderung der Herzauswurfleistung.

Kennzeichen

Schwankende Blutdruckwerte; Jugularvenenstauung; Verminderung des peripheren Pulsschlages; Arrhythmie; Galopprhythmus; Farbveränderung der Haut und der Schleimhäute; kalte, feuchtklebrige Haut; Brustschmerz; Erschöpfung; Schwäche; Gewichtszunahme; Oligurie; Rasselgeräusche; anfallsweise nächtliche Dyspnoe; Atemfrequenzanstieg; Gebrauch der Atemhilfsmuskulatur; Orthopnoe; Unruhe; Veränderung des Bewußtseinszustandes; Synkope, Schwindel; Husten, schaumiger Sputum; Ödeme.

Hoffnungslosigkeit

Definition

Eine subjektive Wahrnehmung, bei dem eine Person für sich begrenzte oder keine Alternativen sieht, bzw. ihr keine Alternativen oder persönliche Auswahlentscheidungen zur Verfügung stehen, und sie unfähig ist, Energien für eigenen Interessen zu mobilisieren.

Kennzeichen

Äußerungen verzagten oder hoffnungslosen Inhalts (z. B.: „Ich kann nicht", Seufzen, „ich fühle mich leer und verbraucht", „das Ende der Fahnenstange ist erreicht", Gefühl der Deprivation, Unmöglichkeiten im Leben); Mangel an Initiative/persönlichen Ambitionen, Zielen (z. B.: mangelnde Beteiligung an der Pflege/passives Erdulden der Pflege); verminderte Gefühlsäußerungen und eines oder mehrere der folgenden Kennzeichen: allgemeine Passivität; verminderter Appetit; verringerte sprachliche Äußerungen; vermehrter Schlaf; Zusammenzucken als Reaktion auf Ansprache; Schließen der Augen; sich abwenden vom Gesprächspartner; verminderte Reaktion auf äußere Reize; Ausdruck der Wahrnehmung keine Alternativen mehr zu haben (schwerwiegendes Kennzeichen).

Hyperthermie

Definition

Erhöhung der Körpertemperatur über das normale Maß hinaus.

Kennzeichen

Anstieg der Körpertemperatur über das normale Maß hinaus.

Nebenkennzeichen

Gerötete Haut; überwärmte Haut; erhöhte Atemfrequenz; Tachykardie; Krampfanfälle/Fieberkrämpfe (als Folgeerscheinung).

Hypothermie

Definition

Verminderung der Körpertemperatur unter das normale Maß.

Hauptkennzeichen
Abfall der Körpertemperatur unterhalb des normalen Maßes.

Nebenkennzeichen
Leichtes Frösteln, kühle Haut, leichte Blässe, Gänsehaut; verlangsamte kapilläre Füllung; Tachykardie; zyanotische Nagelbetten; erhöhter Blutdruck.

Identität, Störung der persönlichen

Definition
Unfähigkeit, zwischen dem Selbst, dem Nicht-Selbst und der Außenwelt zu unterscheiden.

Kennzeichen
Unfähigkeit, sich selbst von anderen Personen oder Gegenständen zu unterscheiden; Äußerungen wie „nicht wissen, wer ich bin".

Immobilitätssyndroms, Gefahr eines

Definition
Vorliegen von Risikofaktoren für die Beeinträchtigung von Körpersystemen infolge von verordneter oder unvermeidbarer Bewegungseinschränkung der Skelettmuskulatur.

Risikofaktoren
Lähmung; mechanische Ruhigstellung (z. B. Gipsverbände an den unteren Extremitäten, Streckverband, Infusionsschläuche); verordnete Ruhigstellung, Bettruhe; starke Schmerzen; veränderte Bewußtseinslage; schwere Depression.

Bei der Prävention eines Immobilitätssyndroms sind die folgenden aktuellen und potentiellen Gesundheitsprobleme abzuwenden (Anm. d. Hrsg.]: Obstipationsgefahr; Infektionsgefahr; Thrombosegefahr; Verletzungsgefahr; Gefahr einer veränderten Atemfunktion; Gefahr der Aktivitätsintoleranz; Gefahr einer beeinträchtigten körperlichen Mobilität; Verwirrtheit; Körperbildstörung; Machtlosigkeit; Gefahr einer Hautschädigung; Dekubitusgefahr.

Infektionsgefahr

Definition
Das Vorliegen eines erhöhten Risikos für das Eindringen von pathogenen Mikroorganismen in den menschlichen Körper (spezifiziere – z. B. Atemwege, Harnwege, Haut).

Risikofaktoren
Gewebezerstörung (chirurgische Wunde, traumatisiertes Gewebe, invasive Eingriffe, Bisse, Verbrennungen); Hautzerstörung (z. B. Druckgeschwür); Stase von Körperflüssigkeiten oder Sekreten (z. B. Blase, Lungen, Nebenhöhlen); Immunsuppression (z. B. Chemotherapie, Steroidtherapie, Streß, Erkrankung); erhöhte Exposition gegenüber pathogenen Erregern (spezifiziere Art der Erreger); Mangelernährung; Leukopenie (z. B. Bestrahlung, Chemotherapie); Kachexie; Chronische Krankheit mit auszehrendem Effekt; Veränderung der normalen Körperflora (Antibiotika, Virostatika, Antimykotika); unzureichende erworbene Immunität; warme, feuchte, dunkle Körperstellen (z. B. Hautfalten); unterdrückte Entzündungsreaktion; Einreißen von Amnionmembranen; veränderte Peristaltik; Veränderungen des pH-Wertes von Sekreten; Vorliegen von Stressoren; verminderte Bewegung der Flimmerhäärchen; ungenügendes Wissen über die Expositionsprophylaxe gegenüber pathogenen Erregern; Hyperglykämie; Bestrahlungstherapie; verminderter Hämoglobin- und Sauerstofftransport.

Inkontinenz, Drang

Definition
Ein unfreiwilliger Urinabgang, der rasch nach einem starken Harndrang auftritt.

Hauptkennzeichen
Unfähigkeit, die Toilette rechtzeitig vor Urinabgang zu erreichen; Harndrang nicht einhalten/unterdrücken können.

Nebenkennzeichen
Ausscheidungsfrequenz häufiger als zweistündlich; Blasenkontraktion/Spasmus; Nykturie (mehr als zweimal pro Nacht); Urinieren in kleinen (weniger als 10 ml) oder großen Mengen (über 550 ml).

Inkontinenz, funktionelle

Definition
Ein unwillkürlicher, unvorhersehbarer Urinabgang.

Hauptkennzeichen
Der Harndrang oder die Blasenkontraktionen sind so stark, daß sie zum Urinabgang führen bevor ein entsprechender Auffangbehälter erreicht wird.

Inkontinenz, Reflex

Definition
Ein unwillkürlicher Urinabgang, der in einigermaßen voraussagbaren Zeitabständen auftritt, dann nämlich, wenn eine bestimmte Blasenfüllung erreicht ist.

Hauptkennzeichen

Kein Harndrang oder fehlendes Gefühl der Blasenfüllung; keine Wahrnehmung der Blasenfüllung; ungehemmte Blasenkontraktion/Spasmen in regelmäßigen Zeitabständen, die zu einen unkontrollierten Harnabgang führen.

Inkontinenz, Streß

Definition

Ein unkontrollierbarer Urinabgang von weniger als 50 ml, der bei erhöhtem abdominellen Druck auftritt.

Hauptkennzeichen

Berichtetes oder beobachtetes Harnträufeln bei erhöhtem intraabdominellen Druck (Schneutzen, Husten, Lachen, von einem niedrigen Stuhl aufstehen).

Nebenkennzeichen

Berichte über Harndrang; Ausscheidungsfrequenz häufiger als zweistündlich.

Inkontinenz, totale

Definition

Ein ständiger und nicht vorhersehbarer Harnabgang.

Hauptkennzeichen

Konstanter Abgang von Urin, der zu unvorhersehbaren Zeiten, ohne Blasenfüllung oder ungehemmte Blasenkontraktionen/-krämpfe erfolgt; fehlendes Empfinden für die Blasenfüllung; fehlendes Bewußtsein für die Inkontinenz.

Nebenkennzeichen

Nykturie; erfolglose Inkontinenzbehandlung.

Körperbildstörung

Definition

Negative Gefühle oder Wahrnehmungen im Hinblick auf Eigenschaften, Funktionen oder Grenzen des Körper oder eines Körperteils.

Hauptkennzeichen

Äußerungen über tatsächliche oder wahrgenommene Veränderungen des Körpers oder eines Körperteils in Struktur und/oder Funktion; Äußerungen über Gefühle der Hilflosigkeit, Hoffnungslosigkeit und/oder Machtlosigkeit in bezug auf den Körper und Äußerungen über Gefühle der Furcht vor der Ablehnung oder Reaktionen anderer und eines oder mehrere der folgenden Kennzeichen; Äußerung negativer Gefühle hinsichtlich des Körpers (schmutzig, groß, klein, unansehnlich); wiederholte

Äußerung negativer Gefühle im Hinblick auf den Verlust oder Ersatz von Körperflüssigkeiten oder die Anwendung von Maschinen; wiederholte Äußerungen, die
sich auf vergangene Stärke, Funktion oder Aussehen beziehen.

Nebenkennzeichen
Äußerungen über Veränderung der Lebensweise aufgrund negativer Gefühle oder
Wahrnehmungen des Körpers; ausschließliche Beschäftigung mit Veränderungen des
Körper oder dem Verlust eines Körperteils; Weigerung, tatsächliche Veränderung des
Körpers oder von Körperteilen zu überprüfen; Veränderungen der Fähigkeit, die
räumliche Beziehung des Körpers zur Umgebung einzuschätzen; Äußerung von
Scham-/Schuldgefühlen; Vermenschlichung von Körperteilen oder Verlust durch
Namengebung; Depersonalisation von Körperteilen oder Verlust durch unpersönli-
che Pronomen; Ausdehnung der Körpergrenze auf Gegenstände der Umwelt (z. B.
Dialysemaschine, Sauerstoffgerät, Respirator); Betonung der verbliebenen Kräfte
oder erhöhten Leistungsfähigkeit; traumatisches Verhältnis zum nicht funktionierenden Körperteil (absichtlich oder unabsichtlich); Veränderung in sozialen Kontakten oder sozialen Beziehungen; Verbergen oder zur Schau stellen eines Körperteils;
nicht Berühren eines Körperteils; nicht Ansehen eines Körperteils; Vermissen eines
Körperteils; tatsächliche Veränderung des Körpers oder eines Körperteils in Struktur
und/oder Funktion.

Körpertemperatur, Gefahr einer veränderten

Definition
Das Vorliegen von Risikofaktoren, die die Aufrechterhaltung der Körpertemperatur
innerhalb normaler Grenzen gefährden.

Risikofaktoren
Krankheit oder Verletzung, die die Temperaturregulation beeinflußt (z. B. Koma,
Hirndruckanstieg, Hirntumor, Apoplex); veränderte Stoffwechselrate; Dehydratation;
Altersextreme; Sedativa; Anästhesie; Einnahme von Medikamenten, die eine Gefäß-
eng-/-weitstellung bewirken; Exposition gegenüber einer kühlen/kalten oder war-
men/heißen Umgebung (Kälte, Regen, Schnee, Hitze, Sonne, Wind); Inaktivität
oder extreme Aktivität; eine der Umgebungstemperatur nicht angemessene Kleidung; Körpergewichtsextreme.

Kommunikation, beeinträchtigte verbale

Definition
Eine verminderte oder nicht vorhandene Fähigkeit, die Sprache in der menschlichen
Interaktion zu benutzen.

Hauptkennzeichen

Schwierigkeiten, Gedanken in Worte zu fassen (Stottern, undeutliche Aussprache von Worten oder Sätzen) oder Unfähigkeit zu sprechen und oder Aussagen über Schwierigkeiten eine gesprochene Sprache zu verstehen.

Nebenkennzeichen

Unangemessene Äußerungen; Dyspnoe; Desorientierung; Unfähigkeit, die vorherrschende Sprache zu sprechen.

Kooperationsbereitschaft, fehlende

Definition

Nichtbefolgung einer therapeutischen Empfehlung nach einer auf eingehenden Informationen basierenden Entscheidung und der ausdrücklich geäußerten Absicht die aufgestellten therapeutischen Ziele zu erreichen (spezifiziere Medikamente oder Behandlungsform, Diät, Beobachtung, Bericht von Symptomen, Nachsorgeuntersuchung).

Hauptkennzeichen

Eines oder mehrere der folgenden Kennzeichen: Direkte Beobachtung einer fehlenden Kooperationsbereitschaft; Aussagen des Patienten oder seiner Angehörigen, die eine fehlende Kooperationsbereitschaft beschreiben; objektive Tests, die eine fehlende Kooperationsbereitschaft erkennen lassen (physiologische Messungen, Entdeckung von Markersubstanzen).

Nebenkennzeichen

Anzeichen für die Entwicklung fehlender Kooperationsbereitschaft; Anzeichen für die Verschlimmerung von Krankheitszeichen; Nichteinhalten von Terminen; keine nachweisbareren Behandlungsfortschritte zur Lösung des Gesundheitsproblems.

Machtlosigkeit

Definition

Ein wahrgenommener Verlust an Kontrolle über eine Situation und die Wahrnehmung, daß eigene Entscheidungen und Handlungen zu keinem nennenswerten Ergebnis führen.

Hauptkennzeichen
Schwere Machtlosigkeit

Äußerungen über einen Verlust an Kontrolle über 1. eine Situation, 2. Handlungsergebnis(se), 3. die Selbstversorgung; keine Teilnahme bei dem Bemühen um eine Entscheidung im Hinblick auf gesundheitliche Fragen, Teilnahmslosigkeit, Apathie.

Nebenkennzeichen

Niedergeschlagenheit angesichts physischer Verschlechterung, die trotz Befolgung der Behandlung eintritt.

Mäßige Machtlosigkeit

Passivität und eines oder mehrere der folgenden Kennzeichen: zum Ausdruck gebrachte Zweifel hinsichtlich der Rollenausübung; zum Ausdruck gebrachte Unzufriedenheit oder Frustration über die Unfähigkeit frühere Aufgaben/Rollen/Aktivitäten wieder aufzunehmen, Abhängigkeit von Anderen, die zu Reizbarkeit, Vorurteilen, Ärger und Schuldzuweisung führen kann, keine Teilnahme an der Pflege oder beim Bemühen um eine Entscheidungsfindung, selbst wenn sich die Gelegenheit dazu bietet, Widerwille, seine wahren Gefühlen auszudrücken, aus Furcht sich von den Pflegenden, oder pflegenden Angehörigen/Laien zu entfremden; Keine Notiz nehmen von Behandlungsfortschritten, keine Fragen nach Informationen bezüglich der Selbstversorgung, oder nicht bestehen auf der Ausführung von Selbstversorgungstätigkeiten, selbst wenn dies angeboten wird.

Leichte Machtlosigkeit

Ausgedrückte Unsicherheit angesichts sich verändernder Körperkräfte und Energien.

Mangelernährung

Definition

Eine zur Deckung des Stoffwechselbedarfs unzureichende Nährstoffaufnahme.

Hauptkennzeichen

Gewichtsverlust (mit oder ohne angemessene Nahrungszufuhr); Körpergewicht 20% oder mehr unter dem Idealgewicht; Berichte oder Beobachtungen über eine, im Vergleich zum minimalen täglichen Nährstoffbedarf, unzureichende Nährstoffaufnahme.

Nebenkennzeichen

Erschöpfung; kapilläre Brüchigkeit; blasse Konjunktiven oder Mundschleimhaut; starker Haarausfall; schwacher Muskeltonus, übermäßige Darmgeräusche, Bauchkrämpfe, Schmerzen; Diarrhöe und/oder Fettstühle.

Mundschleimhaut, veränderte

Definition

Eine Schmerzen und Unbehagen bereitenden Veränderung der Schleimhäute, der Speichelproduktion oder der Strukturen der Mundhöhle (spezifiziere Art der Veränderung).

Hauptkennzeichen

Schmerzäußerungen oder -zeichen oder Äußerungen des Unbehagen in bezug auf die Mundschleimhäute und eines oder mehrere der folgenden Kennzeichen: Verminderte Speichelmenge oder fehlender Speichel Ödeme der Mundschleimhaut; Hyperämie, Rötung der Mundschleimhaut; Mundschleimhautschädigungen: Ulzerationen, Abschilferungen, Bläschen, Blutungen, Gingivitis, Leukoplakie; Stomatitis; Plaques; kariöse Zähne; belegte Zunge, Xerostomie (Mundtrockenheit).

Nebenkennzeichen

Halitosis (Mundgeruch)

Neglect, halbseitig

Definition

Zustand, bei dem ein Mensch eine Körperhälfte [und den Raum auf der betroffenen Seite] nicht bewußt wahrnimmt und ihr keine Aufmerksamkeit schenkt.

Hauptkennzeichen

Mangelnde Körperhaltung und Lagerung und/oder nicht ausreichende Vorsichtsmaßnahmen in bezug auf die betroffene Seite; anhaltende Unaufmerksamkeit gegenüber Reizen, von der betroffenen Seite: 1. Schaut nicht zur betroffene Seite, ignoriert Objekte auf der betroffenen Seite, 2. läßt Essen auf der Tellerhälfte der betroffenen Seite stehen.

Nebenkennzeichen

Unzureichende Selbstversorgung auf der betroffenen Seite [Waschen, Rasieren, Kleiden].

Neurovaskulären Störung, Gefahr einer peripheren

Definition

Das Vorliegen von Risikofaktoren für die Unterbrechung der Durchblutung, des Empfindungsvermögens oder der Bewegungsfähigkeit einer Extremität.

Risikofaktoren

Ruhigstellung, Immobilisierung; mechanischer Druck (z.B. Stauschlauch, Blutdruckmanschette, Gips/Binde, Fixiergurte, einengende Kleidung); orthopädischer operativer Eingriff; Trauma; Verbrennungen; Gefäßverschluß; Frakturen.

Obstipation

Definition

Ein regelmäßig auftretender, nicht pathologisch bedingter Zustand, der mit harten, trockenen oder fehlenden Stuhlausscheidungen einhergeht.

Hauptkennzeichen

Berichtete oder beobachtete Episoden, die 2–3 mal im Monat oder häufiger auftreten und mit hartem, trockenen Fäzes oder ausbleibender Defäkation einhergehen; Pressen beim Stuhlgang.

Nebenkennzeichen

Schmerzhafte Defäkation; Äußerungen über ein abdominelles oder rektales Völlegefühl; abdominelles Druckgefühl; Äußerungen über ein rektales Druckgefühl; Gebrauch von Laxantien; Kopfschmerzen; abdominelle Schmerzen, Krämpfe; palpierbare Masse; Übelkeit; Rückenschmerzen.

Obstipation, Kolon

Definition

Ein Ausscheidungsmuster, das mit harten, trockenen Stuhl aufgrund einer verzögerten Passage von Nahrungsrückständen einhergeht.

Hauptkennzeichen

Verminderte Defäkationsfrequenz; harter, trockener Fäzes; Pressen beim Stuhlgang.

Nebenkennzeichen

Schmerzhafte Defäkation; abdominelles Drückgefühl; rektales Druckgefühl; Kopfschmerz, Appetitstörungen; palpierbare Masse; abdominelle Schmerzen.

Obstipation, subjektive

Definition

Die Selbstdiagnose einer Obstipation und die Sicherstellung der täglichen Defäkation mit Hilfe von Laxantien, Einläufen und/oder Suppositorien.

Hauptkennzeichen

Erwartungshaltung täglich Stuhlgang haben zu müssen, mit daraus folgendem übermäßigen Gebrauch von Laxantien, Einläufen und/oder Suppositorien; Erwartungshaltung, daß Stuhlgang jeden Tag zur selben Zeit erfolgt.

Orientierungsstörung

Definition

Ein über 3 bis 6 Monate anhaltender Orientierungsmangel in bezug auf Person, Ort, Zeit oder eigene Lebenssituation, der eine geschützte Lebensumgebung erfordert.

Kennzeichen

Anhaltende Desorientierung in bekannten und unbekannten Umgebungen über einen Zeitraum von mehr als 3 bis 6 Monate; chronische Verwirrtheitszustände; Verlust von Beschäftigung und sozialen Funktionen durch schwindende Gedächtnisleistungen; Unfähigkeit einfachen Anweisungen und Anleitungen zu folgen; Unfähigkeit zu schlußfolgerndem Denken; Unfähigkeit sich zu konzentrieren; verlangsamte Reaktion auf Fragen.

Posttraumatische Reaktion

Definition
Eine anhaltend schmerzhafte Reaktion auf ein oder mehrere überwältigende/s (unerwartete/s und außergewöhnliche/s) traumatische/s Lebensereignis/se.

Hauptkennzeichen
Wiedererleben eines traumatischen Ereignisses, daß in kognitiven, affektiven, und/oder sensorisch-motorischen Aktivitäten wiedererkannt werden kann: 1.Rückblenden (flashbacks), 2. Sich aufdängende Gedanken, 3. Sich wiederholende Träume oder Alpträume; übermäßig häufig wiederholtes Erzählen des traumatischen Ereignisses; Äußerung von Schuld noch am Leben zu sein oder Äußerungen von Schuldgefühlen im Hinblick auf Verhaltensweisen, die für das Überleben notwendig waren.

Nebenkennzeichen
Psychisch/emotionale Benommenheit; beeinträchtigte Interpretation der Wirklichkeit; Verwirrtheit; Gedankendissoziation oder Amnesie; Unklarheit über das traumatisches Ereignis; unterdrückte Gefühle; veränderte Lebensweise (Selbstzerstörung, wie z. B. Suchtmittelmißbrauch, Suizidversuch oder anderes Formen des Ausagierens von selbstzerstörerischem Verhalten); Schwierigkeit in zwischenmenschlichen Beziehungen; Entwicklung einer Phobie im Hinblick auf das Trauma; geringe Kontrolle von Impulsen, leichte Reizbarkeit und Jähzorn.

Selbstwertgefühls, Störung des

Definition
Negative Selbstbewertung/Gefühle in bezug auf sich selbst oder die eigenen Fähigkeiten, die direkt oder indirekt ausgedrückt werden.

Hauptkennzeichen
Wiederholte selbstnegierende Äußerungen (negative Gefühle in bezug auf Selbstkonzept/sich selbst; Selbstbewertung als unfähig, mit bestimmten Situationen/Ereignissen umzugehen) und eines oder der folgenden Kennzeichen; fehlender Blickkontakt; Senken, Hängenlassen des Kopfes; Beugen, Hängenlassen der Schultern.

Nebenkennzeichen
Zögern, sich neuen Dingen/Situationen auszusetzen; Rationalisierungen/Ablehnung von positivem/r Feedback/Rückmeldung; Übertreiben, Übersteigern negativer Rückmeldungen bezogen auf sich selbst; Überempfindlichkeit gegenüber Kränkungen

oder Kritik; Äußerung von Scham-/Schuldgefühlen; Kompensationsmechanismen: 1. Hochtrabendes, grandioses Verhalten, 2. Verleugnung von Problemen, die für andere offensichtlich sind, 3. Projektion von Tadel/Verantwortung für Probleme auf andere, 4. Rationalisierung von persönlichem Versagen.

Relokationsstreßsyndrom

Definition
Eine physiologische und/oder psychosoziale Störungen, die aus einem Wechsel von einer Umgebung in eine andere resultiert.

Hauptkennzeichen
Umgebungswechsel/Ortswechsel/Verlegung; Angst, Besorgnis; Äußerungen die das Betroffensein und die Bestürzung über den Umgebungswechsel zum Ausdruck bringen; reaktive Depression, Traurigkeit und/oder zunehmende Verwirrtheit (bei ältere Menschen); Äußerungen des Gefühls der Einsamkeit; Gefühl von Machtlosigkeit in bezug auf den Umzug; Schlafstörung und/oder Veränderung der Essensgewohnheiten, gastrointestinale Beschwerden.

Nebenkennzeichen
Mäßig bis hoher Grad von Umgebungswechsel; unvorteilhafter Vergleich des Pflegeteams vor und nach dem Umgebungswechsel; wenig oder keine Vorbereitung des bevorstehenden Ortswechsels; Geschichte früherer Ortswechsel gleichen oder unterschiedlichen Typs; Verluste, die mit der Umzugsentscheidung verbunden sind; gleichzeitige, vor kurzem erfolgte, frühere Verluste ; Äußerungen darüber nicht umziehen zu wollen; Abhängigkeit; Unsicherheit, Mangel an Vertrauen; Mangel an sozialer Unterstützung; Unruhe, erhöhte Wachsamkeit oder Rückzugsverhalten; Gewichtsveränderungen; beeinträchtigter Gesundheitszustand (psychosozial/körperlich).

Rollenbelastung pflegender Angehöriger/Laien

Definition
Der Zustand, in dem der pflegende Angehörige/Laie Schwierigkeiten in der Ausübung der familiären Fürsorgerolle empfindet.

Hauptkennzeichen
Pflegende Angehörige/Laien berichten über:
Unzureichende Ressourcen für die Durchführung der erforderlichen Pflege; Schwierigkeiten bei der Durchführung spezifischer pflegerischer Maßnahmen; die Sorge um den zu Pflegenden (z. B. dessen Gesundheitszustand und dessen emotionaler Zustand, die Notwendigkeit der Verlegung des zu Pflegenden in eine Institution, und/oder wer wird sich um den zu Pflegenden kümmern, wenn dem pflegenden Angehörigen/Laien etwas zustoßen sollte); das Gefühl, daß die Pflege des Angehörigen sich

auf andere wichtige Rollen im Leben des Pflegenden störend auswirkt; Gefühl des Verlusts, da der zu Pflegende „ein ganz anderer Mensch" ist, verglichen mit der Zeit bevor die pflegerische Versorgung begann; im Falle eines Kindes, Gefühl des Verlusts, da das pflegebedürftige Kind nicht das Kind ist, das die pflegenden Angehörigen sich erwartet hatten; Familienkonflikte im Hinblick auf die Frage wer die Pflege übernimmt; Belastung oder Nervosität in der Beziehung des pflegenden Angehörigen/Laien mit dem Pflegeempfänger; Depression.

Rollenverhalten, gestörtes

Definition
Ein Zustand bei dem Veränderungen, Konflikte, Verleugnungen im Hinblick auf Rollenverantwortungen auftreten oder die Unfähigkeit besteht Verantwortung für soziale Rollen zu übernehmen (zu spezifizieren, da es sich hier um einen sehr umfassenden Begriff handelt).

Kennzeichen
Ablehnung, Verleugnung einer Rolle; Rollenkonflikt; Veränderung in der Selbstwahrnehmung einer Rolle; Veränderung in der Fremdwahrnehmung einer Rolle; Veränderung in der physischen Möglichkeit eine Rolle auszuführen; Mangelnde Kenntnisse über die Rolle; Veränderung in üblichen Verantwortungsmustern.

Schlafstörung

Definition
Eine Unterbrechung der Schlafzeit und -qualität, die Unbehagen oder die Beeinträchtigungen von erwünschten Lebensaktivitäten verursacht (spezifiziere die Art der Schlafstörung, z. B. unterbrochenes Schlafmuster, Schlafmusterumkehr, Einschlafstörung).

Hauptkennzeichen
Verbale Klagen darüber, nicht ausgeruht zu sein. Eines oder mehrere der folgenden Kennzeichen: Berichte über Unterbrechungen des gewohnten Schlafmusters; häufige Unterbrechungen während des Schlafes, verbale Klagen über Schwierigkeiten einzuschlafen (Einschlafstörung); veränderter Schlaf-Wach-Rhythmus.

Nebenkennzeichen
Berichte des Patienten über Erschöpfungszustände; verminderung der Leistungsfähigkeit (Arbeit, Schule, Zuhause); zunehmende Reizbarkeit; Unruhe; frühes Erwachen; häufiges Gähnen; mangelnder Antrieb, Lethargie; dunkle Ringe unter den Augen; Desorientierung (zunehmend); Interesselosigkeit, Teilnahmslosigkeit; ausdruckslose Gesichtszüge; belegte Stimme mit schlechter Aussprache und falscher Wortwahl; Herabhängen des Augenlids (Ptosis); leichter, vorübergehender Nystagmus; geringfügiger Tremor der Hand; Halluzinationen/Delirium/Wahnvorstellungen.

Schluckstörung

Definition
Eingeschränkte Fähigkeit, willentlich Flüssigkeiten und/oder feste Nahrungsmittel vom Mund zum Magen zu befördern.

Hauptkennzeichen
Beobachtete oder berichtete Schluckschwierigkeiten: 1. Husten oder kurzfristig auftretende Erstickungsanfälle beim Schlucken, 2. Verbleib von Nahrungsbestandteilen in der Mundhöhle (in den Wangentaschen).

Nebenkennzeichen
Vorliegen einer Aspiration.

Schmerz, akut

Definition
Berichte über starke Beschwerden oder die Anwesenheit von Indikatoren für starke Beschwerden (Schmerzen).

Hauptkennzeichen
Berichte, Klagen über starke Beschwerden (Schmerzen) und eines oder mehrere der folgenden Kennzeichen: 1. Schonhaltung, Schützen der betreffenden Körperpartie, 2. Erhöhung des Muskeltonus; schmerzverzerrtes, maskenhaftes Gesicht (glanzlose Augen, „zerschlagenes, gerädertes Aussehen", fixierte oder zerstreute Bewegungen, Grimassieren, Stirnrunzeln); Unruhe, Reizbarkeit; vegetative Reaktionen, die bei chronischen, dauerhaften Schmerzen nicht beobachtet werden (Schwitzen, Veränderungen von Blutdruck und Pulsfrequenz, Erweiterung der Pupillen, erhöhte oder erniedrigte Atemfrequenz); Ablenkungsverhalten (Stöhnen, Schreien; Weinen; rastlos, nach anderen Leuten und/oder Aktivitäten fragen); starke Selbstbezogenheit; eingeengte Sichtweise (veränderte Zeitwahrnehmung, Rückzug von sozialen Kontakten, beeinträchtigte Denkprozesse); Teilnahmslosigkeit, Starrheit, Steifheit.

Schmerz, chronischer

Definition
Starke Beschwerden (Schmerzen), die über 6 Monate anhalten.

Hauptkennzeichen
Physischer und sozialer Rückzug; Anorexie, Appetitlosigkeit; Gewichtsveränderungen; Veränderungen im Schlafmuster; Berichte, Klagen oder Beobachtung über das Vorliegen von starken Beschwerden (Schmerzen); starke Beschwerden über mehr als 6 Monate und eines oder mehrere der folgenden Kennzeichen: Schonhaltung; veränderte Fähigkeit, zuvor ausgeübte Tätigkeiten fortzuführen; Furcht vor erneu-

ter Verletzung; schmerzverzerrtes, maskenhaftes Gesicht; physischer und sozialer Rückzug; Anorexie, Kachexie; Gewichtsveränderungen; Veränderungen der Schlafgewohnheiten.

Selbstreinigungsfunktion der Atemwege, ungenügende

Definition
Unfähigkeit zur wirkungsvollen Entfernung von Sekreten und Verlegungen der Atemwege.

Hauptkennzeichen
Abnormale Atemgeräusche (spezifiziere Lokalisation); Rasseln, Knistern, Giemen, Brummen, Pfeifen; Unfähigkeit zur Reinigung der Atemwege (tussive Clearance); bis hin zu Berichten des Patienten über Kurzatmigkeit/Atembeschwerden; Notwendigkeit des häufigen Absaugens; Belastungs-/Ruhedyspnoe; Atemfrequenzanstieg (Tachypnoe) oder Veränderung der Atemtiefe; verminderte Atemgeräusche; Hypoxie.

Nebenkennzeichen
Belastungs-/Ruhedyspnoe; Hyperkapnie; Zyanose.

Selbstschutz, veränderter (zu spezifizieren)

Definition
Die verminderte Fähigkeit sich selbst vor inneren oder äußeren Bedrohungen, wie Krankheiten oder Verletzungen, zu schützen.

Kennzeichen
Geschwächte Körperabwehr; beeinträchtigte Wundheilung; veränderte Gerinnung; unangemessene Streßreaktion; neurosensorische Veränderungen; Frösteln, Schwitzen; Dyspnoe, Husten; Juckreiz; Unruhe; Appetitlosigkeit, Erschöpfung, Schlaflosigkeit, Schwäche; Immobilität; Desorientierung; Druckgeschwüre.

Selbstversorgungsdefizit: Ausscheiden

Definition
Unfähigkeit, Ausscheidungsaktivitäten auf der Toilette zu verrichten oder zu komplettieren.

Hauptkennzeichen
Eingeschränkte Fähigkeit, [oder Widerwille] auf die Toilette oder den Toilettenstuhl zu gehen; eingeschränkte Fähigkeit, die Intimpflege nach der Ausscheidung selbständig ausführen; eingeschränkte Fähigkeit, die Kleidung vor dem Ausscheiden auszuziehen; eingeschränkte Fähigkeit, von der Toilette/dem Toilettenstuhl wieder aufzustehen.

Nebenkennzeichen

Eingeschränkte Fähigkeit auf der Toilette/dem Toilettenstuhl zu sitzen; eingeschränkte Fähigkeit die Toilettenspülung selbständig zu betätigen oder den Toilettenstuhl zu leeren.

Selbstversorgungsdefizit: Körperpflege

Definition

Unfähigkeit, Körperpflegeaktivitäten auszuführen oder zu komplettieren.

Hauptkennzeichen

Eingeschränkte Fähigkeit [oder Widerwille], sich ganz oder teilweise zu waschen und eines oder mehrere der folgenden Kennzeichen: Eingeschränkte Fähigkeit, an Waschwasser zu gelangen; eingeschränkte Fähigkeit, sich zu einem Waschbecken, einer Dusche oder Badewanne zu bewegen; eingeschränkte Fähigkeit den Wasserhahn aufzudrehen, den Wasserdurchfluß oder die Wassertemperatur zu regulieren; eingeschränkte Fähigkeit sich selbständig vom Bett zum Stuhl zu bewegen; eingeschränkte Fähigkeit, die Notwendigkeit der Körperpflege wahrzunehmen.

Selbstversorgungsdefizit: Sich kleiden, äußere Erscheinung

Definition

Unfähigkeit, Aktivitäten zum sich kleiden und zur Pflege der äußeren Erscheinung auszuführen oder zu komplettieren.

Hauptkennzeichen

Eingeschränkte Fähigkeit, sich an- oder auszuziehen; eingeschränkte Fähigkeit, Knöpfe, Reißverschlüsse, Gürtel zu öffnen oder zu schließen.

Nebenkennzeichen

Eingeschränkte Fähigkeit, situationsabhängig Kleidungsstücke zu erhalten oder zu ersetzen; eingeschränkte Fähigkeit, sein äußeres Erscheinungsbild in einem gepflegten Zustand zu halten.

Selbstversorgungsdefizit: Essen

Definition

Unfähigkeit, Aktivitäten zur Nahrungsaufnahme auszuführen oder zu komplettieren.

Hauptkennzeichen

Eingeschränkte Fähigkeit, Nahrung von einer Schüssel oder vom Teller zum Mund zu führen.

Nebenkennzeichen

Eingeschränkte Fähigkeit, Nahrung zu schneiden; Nahrungsmittelverpackungen zu öffnen (situationbezogen); eingeschränkte Fähigkeit, Speisen zuzubereiten(situationbezogen).

Selbstwertgefühls, Störung des

Definition

Negative Selbstbewertung/Gefühle in bezug auf sich selbst oder die eigenen Fähigkeiten, die direkt oder indirekt ausgedrückt werden.

Hauptkennzeichen

Wiederholte selbstnegierende Äußerungen (negative Gefühle in bezug auf Selbstkonzept/sich selbst; Selbstbewertung als unfähig, mit bestimmten Situationen/Ereignissen umzugehen) und eines oder der folgenden Kennzeichen; fehlender Blickkontakt; Senken, Hängenlassen des Kopfes; Beugen, Hängenlassen der Schultern.

Nebenkennzeichen

Zögern, sich neuen Dingen/Situationen auszusetzen; Rationalisierungen/Ablehnung von positivem/r Feedback/Rückmeldung; Übertreiben, Übersteigern negativer Rückmeldungen bezogen auf sich selbst; Überempfindlichkeit gegenüber Kränkungen oder Kritik; Äußerung von Scham-/Schuldgefühlen; Kompensationsmechanismen: 1. hochtrabendes, grandioses Verhalten, 2. Verleugnung von Problemen, die für andere offensichtlich sind, 3. Projektion von Tadel/Verantwortung für Probleme auf andere, 4. Rationalisierung von persönlichem Versagen.

Selbstwertgefühl, chronisch geringes

Definition

Lang andauernde negative Selbstbewertung/negative Gefühle in bezug auf sich selbst oder eigene Fähigkeiten, die direkt oder indirekt ausgedrückt werden.

Hauptkennzeichen

Alle folgenden Kennzeichen sind lang andauernd/chronisch: Selbstnegierende Äußerungen; fehlender Blickkontakt; Senken, Hängenlassen des Kopfes und/oder der Schultern.

Nebenkennzeichen

Selbstbewertung als unfähig, mit bestimmten Situationen/Ereignissen umzugehen; Zögern, sich neuen Dingen/Situationen auszusetzen; Übertreiben, Übersteigern negativer Rückmeldungen bezogen auf sich selbst; häufig fehlender Erfolg in der Arbeit oder bei anderen Lebensumständen; übermäßige Anpassung, Abhängigkeit von der Meinung anderer; wenig selbstbestimmt/passiv; Unentschlossenheit; übermäßig nach Bestätigung suchend; Rationalisierung/Ablehnung positiven Feedbacks; Äußerung von Scham-/Schuldgefühlen, häufige negative Kritik durch Bezugspersonen.

Selbstwertgefühl, situationsbedingt niedriges

Definition
Negative Selbstbewertung/ Gefühle in bezug auf sich selbst oder eigene Fähigkeiten, als Reaktion auf ein/e Ereignis/Situation (z. B. Verlust oder Veränderung); kürzlich erfolgte Selbstbewertung war positiv.

Hauptkennzeichen
Episodisches Auftreten einer negativer Selbstbewertung als Reaktion auf Lebensereignisse (z. B. Verlust, Veränderung) bei einer Person mit einer zuvor positiven Selbstbewertung; selbstnegierende Äußerungen (z. B. Hilflosigkeit, Nutzlosigkeit); fehlender Blickkontakt; Senken, Hängenlassen des Kopfes und/oder der Schultern.

Nebenkennzeichen
Äußerung von Scham-/Schuldgefühlen; Selbstbewertung als unfähig, mit bestimmten Situationen/Ereignissen umzugehen; Schwierigkeit, Entscheidungen zu treffen.

Sensorisches Defizit, nicht kompensiertes

Definition
Nicht kompensierte Qualitätseinbuße, oder Ausfall des Sehvermögens, des Gehörs, des Tastsinns, des Geschmackssinns des Geruchssinns oder des Bewegungssinns (Kinästhesie).

Hauptkennzeichen
Sehvermögen. Die Unfähigkeit, die Zeitung zu lesen, oder Objekte und Personen zu identifizieren. *Gehörsinn.* Unfähigkeit, geflüsterte, leise Geräusche oder normal geäußerte Worte zu identifizieren. *Tastsinn:* Die Unfähigkeit, zwischen verschiedenen Qualitäten oder Tastempfindungen zu unterscheiden, oder das Fehlen von Tastempfindungen. *Geruchssinn:* die Unfähigkeit, Gerüche zu identifizieren. *Bewegungssinn* (Kinästhesie). Die Unfähigkeit, das Ausmaß, die Richtung oder die Gewichtung von Bewegungen des Körpers oder von Körperteilen zu identifizieren.

Sexualstörung

Definition
Ein Problem im Hinblick auf die sexuelle Funktion, das als unbefriedigend, undankbar und unangemessen wahrgenommen wird.

Kennzeichen

Äußerungen über ein Problem in sexuellen Beziehungen; Veränderungen beim Erlangen der wahrgenommenen Geschlechtsrolle; tatsächliche oder von Patienten wahrgenommene Einschränkung aufgrund einer Krankheit und/oder Therapie; Konflikte im Zusammenhang mit Wertvorstellungen; Veränderung im Erreichen sexueller Befriedigung; Unfähigkeit, gewünschte sexuelle Befriedigung zu erlangen; häufiges Suchen nach Bestätigung der eigenen Attraktivität; Veränderung in der Beziehung zu wichtigen Bezugspersonen; Veränderung des Interesses an sich selbst und anderen Personen.

Sexualverhalten, verändertes

Definition
Der Ausdruck von Bedenken/Sorgen bezüglich der eigenen Sexualität.

Kennzeichen
Aussagen über Schwierigkeiten, Einschränkungen oder Veränderungen im sexuellen Verhalten oder bei sexuellen Aktivitäten.

Spontanatmung, ungenügende

Definition
Verminderte Energiereserven/Ressourcen, die zur Unfähigkeit einer Person führen die Atmung angemessen, zur Unterstützung von Lebensprozessen, aufrechtzuerhalten.

Kennzeichen
Dyspnoe; erhöhte Stoffwechselrate; vermehrte Unruhe; Besorgnis; vermehrter Einsatz der Atemhilfsmuskulatur; verminderung des Atemzugvolumens; Beschleunigung der Herzfrequenz; Verminderung von PO_2; Erhöhung von PCO_2; Verminderung der arteriellen Sauerstoffsättigung; verminderte Kooperation.

Stillen, unterbrochenes

Definition
Eine Unterbrechung der Kontinuität des Stillvorgangs, als ein Ergebnis der Unfähigkeit den Säugling zum Stillen anzulegen oder weil es nicht ratsam erscheint zu stillen.

Hauptkennzeichen
Der Säugling erhält keine Milch bei allen oder manchen Stillvorgängen; der Wunsch der Mutter die Stillzeit aufrechtzuerhalten und ihre Muttermilch (gelegentlich) für das Kind bereitzustellen.

Nebenkennzeichen
Mangelnde Kenntnisse über das Abpumpen und die Lagerung der Muttermilch.

Stillprobleme

Definition
Die von der Mutter oder dem Neugeborenen/Kind erfahrene Frustration oder Schwierigkeiten beim Stillvorgang.

Hauptkennzeichen
Berichte oder Beobachtungen über eine oder mehrere der folgenden Frustrationen oder Schwierigkeiten; tatsächlich unzureichende oder als unzureichend wahrgenommene Milchzufuhr; Unfähigkeit des Säuglings die mütterliche Brust richtig zu fassen; keine beobachtbaren Zeichen einer Oxytocinausschüttung; beobachtbare Zeichen einer unangemessenen Nahrungsaufnahme des Säuglings; zu kurze oder nicht ausreichende Gelegenheit an der Brust zu saugen; ungenügendes Entleeren der Brüste beim Stillen; anhaltend wunde Brustwarzen über die erste Stillwoche hinaus; der Säugling ist unruhig und weint innerhalb der ersten Stunde nach dem Stillen; zeigt keine Reaktion auf beruhigende Maßnahmen; der Säugling krümmt sich und und weint an der Brust; sträubt sich gegen das Anlegen.

Nebenkennzeichen
Frühere Mißerfolge beim Stillen.

Stuhlinkontinenz

Definition
Eine Veränderung des gewohnten Defäkationsmusters, die durch einen unfreiwilligen Stuhlabgang gekennzeichnet ist.

Hauptkennzeichen
Unfreiwilliger Stuhlabgang.

Trauern, fehlgeleitetes

Definition
Verlängerte Dauer oder Schwere des Trauerprozesses (nicht abgeschlossene Trauer), bezogen auf einen tatsächlichen oder spürbaren Verlust oder eine Veränderung in Beziehungsmustern (dies schließt Menschen, Besitz, Arbeit, Status, Zuhause, Ideale, Teile und Funktionen des Körpers mit ein).

Hauptkennzeichen
Äußerungen der Verzweiflung bei einem Verlust oder Leugnung eines Verlustes und eines oder mehrere der folgenden Kennzeichen: Innehalten des Trauerprozesses vor Abschluß der Trauerarbeit; anhaltendes Trauern, jenseits des für eine bestimmte kulturelle Gruppe zu erwartenden Zeitraums; emotionale Reaktion ist stärkes als sie für eine bestimmte kulturelle Gruppe zu erwarten wäre.

Nebenkennzeichen

Veränderungen in der Konzentration und/oder der Beschäftigung mit Aufgaben; Äußerung von Schuldgefühlen; Äußerungen über ungelöste Dinge; Traurigkeit, Zorn, Weinen, schwankende Gefühle; Schwierigkeit, die Bedeutung des Verlustes in Worte zu fassen; Veränderungen der Essensgewohnheiten; Veränderungen von Schlaf- oder Traummustern; Veränderung in Aktivitätsniveau, der Arbeit, oder der Sozialkontakte; veränderte Libido; Idealisierung eines verlorenen Objektes/einer verlorenen Person; erneutes Durchleben vergangener Erfahrungen; Entwicklungsbezogene Regression; Störungen im Ablauf des Lebens.

Soziale Interaktionen, beeinträchtigte

Definition

Ein ungenügendes oder übermässiges Maß an sozialem Austausch oder eine unwirksame Art des sozialen Austauschs.

Hauptkennzeichen

Geäußertes oder beobachtetes Unbehagen in sozialen Situationen (z. B.. Unfähigkeit, einen zufriedenstellenden Sinn für Zugehörigkeit, Fürsorge, Interessen oder gemeinsame Geschichte zu erfahren oder zu vermitteln); beobachtete Anwendung erfolgloser Verhaltensweisen in sozialen Interaktionen.

Nebenkennzeichen

Gestörte Interaktion mit Gleichaltrigen, der Familie, und/oder anderen Personen; Aussagen der Familien über Veränderung des Lebensstils oder von Interaktionsmustern.

Trauern, vorwegnehmendes

Definition

Erwartung einer Unterbrechung, eines Verlusts vertrauter Verhaltens- oder Denkmuster oder bedeutungsvoller Beziehungen bevor diese tatsächlich eintreten (dies schließt Menschen, Besitz, Arbeit, Status, Zuhause, Ideale, Teile und Funktionen des Körpers mit ein).

Hauptkennzeichen

Möglichkeit des Verlustes eines/r bedeutungsvollen Gegenstandes, Beziehung, Person; verbale Äußerung von Verzweiflung über einen möglichen (antizipierten/vorweggenommenen) Verlust und eines oder mehrere der folgenden Kennzeichen: Zorn; Traurigkeit, Kummer, Weinen; häufiges Weinen, unterdrückte Gefühle; Veränderungen der Essensgewohnheiten; Veränderung der Schlaf- oder Traummuster; Veränderung im Aktivitätsniveau, veränderte Libido; Idealisierung eines vorweggenommenen Verlustes; entwicklungsbezogene Regression; Veränderungen in der Konzentration und/oder der Beschäftigung mit Aufgaben.

Überernährung

Definition
Eine im Vergleich zum Stoffwechselbedarf übermäßige Kalorienzufuhr.

Hauptkennzeichen
Triceps Hautfalte größer als 15 mm bei Männern und 25 mm bei Frauen; Berichte oder Beobachtungen über gestörtes Eßverhalten; sitzende Lebensweise; Körpergewicht mehr als 20% über dem Idealgewicht nach Größe und Körperbau (Adipositas) oder Körpergewicht 10%-20% über dem Idealgewicht nach Größe und Körperbau (Übergewicht).

Urinausscheidungsmuster, verändertes

Definition
Eine Störung der gewohnten Urinausscheidung.

Kennzeichen
Dysurie; Frequenz (Häufiges Wasserlassen); Verzögerung (verzögertes Wasserlassen); Nykturie; Harnverhalt; Harndrang; Inkontinenz.

Verletzungsgefahr

Definition
Das Vorliegen von Risikofaktoren für körperliche Verletzungen.

Risikofaktoren
Kognition. Übermäßiger Alkoholkonsum; eingeschränktes Beurteilungsvermögen (Erkrankung, Medikamente, Realitätsprüfung, Risikoverhalten); sensorische oder wahrnehmungsbezogene Einschränkungen oder Verluste (Temperatursinn, Tastsinn, Lagesinn, Sehsinn, Gehörsinn); Desorientierung; ungewohnte Umgebung; unvermögen die Rufanlage oder Hausnotrufsysteme zu benutzen.
Mobilität. Beeinträchtigte Mobilität (spezifiziere – z. B. Muskelschwäche, Lähmung, Koordinationsstörungen, Gleichgewichtstörungen, Bewegungseinschränkungen); Berichte über Schwindel, Vertigo, Synkopen
Sicherheit. Rauchen im Bett oder in der Nähe von Sauerstoff (-flaschen, -zelten); Mangel an Sicherungsvorkehrungen, Sicherheitserziehung; Vorgeschichte vorhergehender Verletzungen, Unfälle (Stürze, Autounfälle); Betreten unbeleuchteter Räume; Verwendung von beschädigtem Besteck, Geschirr oder Gläsern; Gebrauch zu dünner, alter Topflappen; Fahren von reparaturbedürftigen Autos, alkoholisiertes Fahren, Fahren nach Einnahme von Drogen; zu schnelles Fahren, Fahren ohne notwendige Sehhilfen; Nichtbenutzung von Sicherheitsgurten, Motorrad- und Fahrradhelmen; übermäßiges langes Sonnenbaden, Benutzen von Solarien.

Kinderbeaufsichtigung. Baden in sehr heißem Wasser, unbeaufsichtigtes Baden von Kleinkindern. Experimentieren mit Chemikalien oder Benzin, Hautkontakt mit Säuren oder Laugen; Spielen oder Arbeiten an Fahrbahnen (Straßen, Wege und Bahngleise); Kinder, die mit Streichhölzern, Kerzen, Zigaretten, Feuerwerkskörpern, Schießpulver, scharfkantigen Spielzeugen spielen; Kinder unter 12 Jahren auf dem Beifahrersitz, nicht in Kindersitzen angeschnallte Kleinkinder im Auto; Kinder, die an ungesicherten Treppen ohne Türen spielen; leicht entflammbare Kinderkleidung und Spielzeuge

Umgebung. Gleiten auf grobgewebten Bettlaken und sich winden in Bettfixiergurten. hochgestellte Betten; rutschige, verschmutzte, verstellte Flure, Treppen, Gehwege (feucht, gewachst, Schnee, Eis); nicht rutschfest fixierte Teppiche, instabile oder fehlende Treppengeländer, wacklige Leitern oder Stühle; Badewannen ohne Handgriffe oder rutschfeste Einlegematten; nicht gesicherte elektrische Drähte; ungeschützt herumliegende Messer; nicht verschlossen aufbewahrte Munition oder Waffen; große Eiszapfen, die von Dach herunterhängen; überlastete Sicherungskästen, defekte Steckdosen, durchgescheuerte Drähte, defekte elektrische Vorrichtungen; möglicherweise sich entzündende Gaslecks, verzögertes Anzünden von Gasbrennern oder Gasöfen; fetthaltiger Abfall, der auf Öfen gesammelt wird; über die Herdkante stehende Topfgriffe; Leben in einem Wohnviertel mit hoher Kriminalitätsrate; unsichere Straßen oder Fußgängerüberwege; Arbeiten an gefährlichen Maschinen, Kontakt mit sich schnell bewegenden Maschinenteilen, Fließbändern, Aufzügen; unangemessen gelagerte brennbare, korrodierende Materialien (Streichhölzer, Öllappen, Laugen); ungesicherte, nicht abschließbare Fenster in Häusern mit Kleinkindern; ungenügende finanzielle Mittel zur Anschaffung von Sicherheitsausrüstungen oder zur Reparatur von gefährlichen Gegenständen

Verleugnung, unwirksame

Definition
Bewußter oder unbewußter, auf die Gesundheit sich nachteilig auswirkender Versuch, das Wissen/die Bedeutung eines Ereignisses zu leugnen, um die eigene Angst/ Furcht zu reduzieren.

Hauptkennzeichen
Eine Person ist unfähig, die Auswirkung einer Krankheit/eines Ereignisses auf seine Lebensweise zu erkennen, angezeigt durch folgende Kennzeichen: Zögern/Weigerung medizinische Hilfe aufzusuchen, zum Nachteil für die Gesundheit; Furcht vor dem Tod oder Invalidität nicht zuzulassen; Verschieben der Furcht vor den Folgen des Zustandes; unrealitische Pläne machen; selektive Integration von Information; die persönliche Bedeutung von Symptomen oder einer Gefahr nicht wahrzunehmen; Verniedlichen der Symptome/des Ereignisses.

Nebenkennzeichen

Abfällige Gesten oder entsprechende Kommentare äußern, wenn Gespräche über besorgniserregende Ereignisse geführt werden; Projektion der Ursache von Symptomen auf andere Organe; widersprüchliche Äußerung von Gefühlen der Furcht und Angst, unangemessenes zur Schau stellen von Gefühlen; Gebrauch von Hausmitteln (z. B. zur Selbst-Behandlung), um die Symptome zu mindern.

Verwirrtheit, akute

Definition

Eine plötzlich einsetzende Ansammlung von allgemeinen, vorübergehenden Veränderungen und Störungen von Aufmerksamkeit, kognitiven Leistungen, psychomotischen Aktivitäten, Bewußtseinszustand und/oder des Schlaf-Wach-Rhythmus.

Kennzeichen

Schwankungen der kognitiven Leistungen; Schwankungen des Schlaf-Wach-Rhythmus; Schwankungen des Bewußtseinszustandes; Schwankungen der psychomotorischen Aktivität; gesteigerte Agitiertheit und Unruhe; Wahrnehmungsstörungen, Fehldeutungen; mangelnde Motivation zielgerichtete oder absichtsvolle Handlungen zu initiieren und/oder durchzuhalten; Halluzinationen.

Verwirrtheit, chronische

Definition

Eine irreversible schon lange bestehende und/oder fortschreitende Verschlechterung des Intellekts und Persönlichkeitsveränderung, gekennzeichnet durch eine verminderte Fähigkeit Umgebungsreize zu interpretieren sowie eine verminderte Fähigkeit intellektuelle Denkprozesse auszuführen, angezeigt durch Gedächtnisstörungen, Orientierungsstörungen und Verhaltensstörungen.

Kennzeichen

Anzeichen einer organischen Verschlechterung des Zustandes; veränderte Interpretation/Reaktion auf Umgebungsreize; fortschreitende/lang anhaltende kognitive Beeinträchtigung, keine Veränderung des Bewußtseinszustandes; beeinträchtigtes Sozialverhalten; Gedächtnisstörungen (Kurzzeit- und Langzeitgedächtnis); Persönlichkeitsveränderung.

Verzweiflung, existentielle

Definition

Eine Unterbrechung im Lebensprinzip, in welchem sich das vollständige Sein einer Person erfüllt, und welches seine biopsychosoziale Natur mit einschließt und zugleich darüber hinausgeht.

Kennzeichen

Ausdruck der Besorgnis über die Bedeutung von Leben/Tod und/oder gegenüber dem eigenen Glaubenssystem angezeigt durch eines oder mehrere der folgenden Kennzeichen: In Frage stellen des Sinn eines Leidens; Äußerung über innere Konflikte mit dem eigenen Glauben und Werte; in Frage stellen der Bedeutung der eigenen Existenz; Hadern mit Gott; äußert Bedenken über die Beziehung zu seiner Gottheit

Nebenkennzeichen

Unfähigkeit, an normalen Gottesdiensten teilzunehmen; i Frage stellen der moralisch-ethischen Implikationen der Behandlung; Suche nach spiritueller Unterstützung; Galgenhumor; Übertragung von Zorn auf religiöse Vertreter; Beschreibung von Alpträumen/Schlafstörungen; Änderung im Verhalten, Stimmungsveränderungen angezeigt durch Zorn, Weinen, Zurückgezogenheit, In-sich-gehen, Besorgnis, Feindseligkeit, Teilnahmslosigkeit.

Wämeregulation, ineffektive

Definition

Schwanken der Körpertemperatur zwischen Hypothermie und Hyperthermie.

Hauptkennzeichen

Schwankungen der Körpertemperatur oberhalb oder unterhalb der Normaltemperatur (siehe Kennzeichen einer *Hypothermie* und *Hyperthermie*)

Wissensdefizit

Definition

Die Unfähigkeit, in Bezug auf Behandlungsverfahren, -techniken einer Krankheit und/oder zur Selbstbehandlung, Auskunft zu geben oder Informationen zu erläutern, bzw. eine erforderliche Fähigkeit zu demonstrieren. (Spezifiziere den Bereich des Wissensdefizits – z. B.: Insulinbehandlung, Bewegungsprogramm, Diätanordnung).

Hauptkennzeichen

Aussagen über nicht ausreichende Wissensgrundlagen; Äußerungen deuten auf ein unangemessenes Erinnerungsvermögen für Informationen oder auf eine inadäquate Verständigung, auf Fehldeutungen oder Mißverständnisse hin und eines oder mehrere der folgenden Kennzeichen: unangemessene Ausführung eines Tests oder unzulängliche Demonstration einer Fertigkeit; ungenaue Antwort auf eine Frage; Unfähigkeit nach einer Anleitung ein Verhalten durchzuhalten.

Nebenkennzeichen

Infragestellung von Schulungsinformationen; Nichtbefolgen von gesundheitsbezogenen Verhaltensempfehlungen; unangemessenes oder übertriebenes Verhalten (z.B. hysterisch, feindselig, agitiert, teilnahmslos).

B Übersicht der Funktionellen Verhaltensmuster

Verhaltensmuster: Wahrnehmung und Umgang mit der eigenen Gesundheit

Es beschreibt die vom Klienten wahrgenommenen Muster von Gesundheit und Wohlbefinden und wie dieser mit seiner Gesundheit umgeht, wie er seine Gesundheit aufrechterhält. Es bezieht die Wahrnehmung des Individuums bezüglich seines Gesundheitszustandes und dessen Bedeutung für gegenwärtige Aktivitäten und zukünftige Planungen mit ein. Weitere Bestandteile dieses Verhaltensmusters sind der Umgang des Individuums mit seinen persönlichen Gesundheitsrisiken, sein allgemeines Gesundheitsverhalten wie seine Teilnahme an Aktivitäten zur Förderung des geistigen und körperlichen Wohlbefindens, die Befolgung von ärztlichen oder pflegerischen Verordnungen und Ratschlägen und seine Teilnahme an Vor- und Nachsorgeuntersuchungen.

Verhaltensmuster: Ernährung und Stoffwechsel

Es beschreibt Muster der Nahrungs- und Flüssigkeitsaufnahme im Vergleich zum Stoffwechselbedarf und zu Indikatoren dieses Musters, die auf die lokale Nährstoffversorgung schließen lassen. Es bezieht die Muster der Nahrungs- und Flüssigkeitsaufnahme des Individuums mit ein wie tägliche Essenszeiten, Art und Menge der aufgenommenen Nahrung und Flüssigkeit, besondere Vorlieben für Speisen und der Gebrauch von Nahrungs- oder Vitaminzusätzen. Es beschreibt Stillmuster und Ernährungsmuster von Säuglingen und Kleinkindern. Es bezieht Angaben über alle möglichen Formen von Haut- und Schleimhautschädigungen und deren Wundheilungstendenz mit ein. Der Zustand von Haut, Haaren, Nägeln, Schleimhäuten und Zähnen sowie die Meßwerte von Körpertemperatur, Körpergröße und Körpergewicht werden einbezogen.

Verhaltensmuster: Ausscheidung

Es beschreibt Muster verschiedener Ausscheidungsfunktionen über Darm, Harnblase und Haut. Es bezieht die vom Individuum wahrgenommene Regelmäßigkeit von Ausscheidungsfunktionen, seine Ausscheidungsgewohnheiten oder den Gebrauch von Abführmitteln zur Förderung des Stuhlgangs und jedwede Veränderung oder Störung bezüglich der Ausscheidungszeiten sowie der Form, Menge und Beschaffenheit der Ausscheidungen mit ein. Alle Hilfsmittel, Geräte und Vorrichtungen zur Kontrolle von Ausscheidungen, werden ebenfalls mit berücksichtigt.

Verhaltensmuster: Aktivität und Bewegung

Es beschreibt Bewegungs-, Aktivitäts- und Erholungsmuster sowie Muster des Freizeitverhaltens. Es schließt körperlich anstrengende Aktivitäten des täglichen Lebens, wie Körperpflege, Kochen, Einkaufen, Essen, Arbeiten und Haushaltsführung, mit ein. Die Art, Häufigkeit und Qualität der körperlichen Bewegung, einschließlich sportlicher Aktivitäten, die das typische Aktivitätsmuster des Individuums beschreiben werden ebenfalls mit berücksichtigt. Faktoren, die erwünschte oder erwartete Aktivitätsmuster eines Individuums beeinträchtigen, wie neuromuskuläre Defizite, Ausfälle und Kompensationen, Dyspnoe, Angina oder Muskelkrämpfe bei körperlicher Belastung, und die - falls angemessen - kardialen oder pulmonalen Ursachen zugeordnet werden können, werden mit einbezogen. Muster des Freizeitverhaltens werden ebenfalls mit berücksichtigt, sie beschreiben die Gruppen- oder Einzelaktivitäten eines Individuums, die zur Erholung unternommen werden. Besonderer Nachdruck wird auf Aktivitäten gelegt, die von großer Bedeutung oder Wichtigkeit für die Person sind.

Verhaltensmuster: Schlaf und Ruhe

Es beschreibt Muster von Schlaf, Ruhe und Entspannung. Es schließt Schlafmuster sowie Ruhe- und Entspannungsperioden im Laufe eines 24-Stunden-Tages mit ein. Es bezieht die Wahrnehmung des Individuums in bezug auf die Qualität und Quantität von Schlaf und Ruhe wie auch die Wahrnehmung seiner geistigen und körperlichen Kräfte und Energie mit ein. Ebenfalls mit berücksichtigt werden alle Ein- oder Durchschlafhilfen, wie Medikamente und Einschlafrituale, von denen das Individuum Gebrauch macht.

Verhaltensmuster: Kognition und Perzeption

Es beschreibt Muster der Sinneswahrnehmung und kognitive Prozesse. Die Angemessenheit und Qualität der Sinne wie Sehen, Hören, Schmecken, Tasten, Riechen sowie propriozeptive Sinne werden mit einbezogen. Ebenso die Nutzung von Hilfsmitteln oder anderen Kompensationsmechanismen im Fall von Einschränkungen der Sinneswahrnehmungen werden mit berücksichtigt. ʄußerungen und Aussagen über Schmerzwahrnehmung und Formen der Schmerzbewältigung werden einbezogen, wenn dies angemessen erscheint. Kognitive, funktionelle Fähigkeiten und Prozesse wie Denken, Einprägen, Wissen, Erinnern, Entscheiden, Urteilen und Sprachvermögen werden darüber hinaus berücksichtigt.

Verhaltensmuster: Selbstwahrnehmung und Selbstkonzept

Es beschreibt Muster des Selbstkonzeptes und der Selbstwahrnehmung. Es bezieht die Einstellung des Individuums zu sich selbst mit ein, einschließlich der Wahrnehmung persönlicher kognitiver, affektiver und motorischer Fähigkeiten, des Körperbildes, der Selbstidentität, der allgemeinen Wertschätzung und grundlegender emotionaler Muster. Verhaltensmuster bezüglich Körperhaltung, -bewegung und Blickkontakt, Sowie Stimm- und von Sprachmustern werden ebenfalls berücksichtigt.

Verhaltensmuster: Rollen und Beziehungen

Es beschreibt die Muster des Engagements in verschiedenen (sozialen) Rollen und Beziehungen. Es bezieht die Wahrnehmung des Individuums bezüglich seiner Hauptrollen und -verantwortlichkeiten in aktuellen Lebenssituationen mit ein. Die Befriedigung oder Störungen dieser Rollen in der Familie, bei der Arbeit oder in bezug auf soziale Beziehungen und Verantwortlichkeiten wird auch berücksichtigt.

Verhaltensmuster: Sexualität und Reproduktion

Es beschreibt Muster der Befriedigung oder Frustration der menschlichen Sexualität; ebenso beschreibt es Reproduktionsmuster. Es berücksichtigt die vom Individuum wahrgenommene Befriedigungen oder Störungen in seiner/ihrer Sexualität. Die jeweilige Entwicklungstufe der Frau im bezug auf die Reproduktion, Prä- oder Postmenopause und alle diesbezüglich wahrgenommenen Probleme werden ebenfalls berücksichtigt.

Verhaltensmuster: Bewältigungsverhalten und Streßtoleranz

Es beschreibt allgemeine Bewältigungsmuster sowie die Wirksamkeit dieser Muster in bezug auf die Entwicklung einer Streßtoleranz. Es bezieht die Ressourcen oder das geistige Vermögen eines Individuums, Herausforderungen zu bestehen, seine Selbstintegrität, seine Art, mit Streß umzugehen, seine Familie oder andere Unterstützungssysteme und die vom Individuum wahrgenommene Fähigkeit, Situationen zu kontrollieren und damit umzugehen mit ein.

Verhaltensmuster: Werte und Überzeugungen

Es beschreibt Muster persönlicher Werte, Ziele oder Überzeugungen (einschließlich religiöser Überzeugungen), die Entscheidungsfindungsprozesse leiten. Es berücksichtigt, was von einer Person als wichtig im Leben angesehen wird und was für sie Lebensqualität bedeutet. Desweiteren alle gesundheitsbezogenen Konflikte im Hinblick auf persönliche Werte, Überzeugungen, und Erwartungen.

Aus: Gordon, M.: Handbuch Pflegediagnosen. Ullstein Medical, Wiesbaden 1998

C Pflegeassessment mit Funktionellen Verhaltensmustern

Demographische Daten

Name, Anschrift, Alter, Beruf

Wichtige medizinische Informationen

Krankengeschichte
Medikamente
Chirurgischer Eingriff oder andere Therapien

Funktionelle Verhaltensmuster

Wahrnehmung und Umgang mit der eigenen Gesundheit

1. Grund der Aufnahme?
2. Wie war bisher Ihr allgemeines gesundheitliches Befinden?
3. Erkältungskrankheiten im zurückliegenden Jahr?
4. Aktivitäten zur Aufrechterhaltung der eigenen Gesundheit? Selbstuntersuchung der Brüste? Selbstuntersuchung der Hoden? Andere routinemäßigen Screeninguntersuchungen?
5. Probleme mit der Befolgung ärztlich/pflegerischer Ratschläge?
6. Krankheitsursache? Maßnahmen gegen die Erkrankung? Ergebnisse?
7. Wichtige Dinge während des Aufenthaltes?
8. Familienanamnese im Hinblick auf Erkrankungen?
9. Risikofaktoren für Erkrankungen und Unfälle: Genuß von Zigaretten, Alkohol und Drogen?
10. Allergien? Impfungen?

Ernährung und Stoffwechsel

1. Beschreiben Sie bitte, welche typischen Nahrungsmittel Sie täglich zu sich nehmen? Verwenden Sie Nahrungsmittelzusätze (Vitamine, Ballaststoffe, Spurenelemente)?
2. Beschreiben Sie bitte, welche typischen Getränke Sie wann täglich in welcher Menge zu sich nehmen?
3. Lieblingsspeisen und Getränke?
4. Nahrungsmittelallergie?
5. Haben Sie an Gewicht zugenommen/verloren (Ausmaß)? Hat sich Ihre Körpergröße verändert? (Zuwachs/Verkleinerung – Ausmaß)?
6. Wie ist Ihr Appetit?
7. Verspüren Sie beim Essen/Trinken Unwohlsein oder Schluckbeschwerden? Müssen Sie eine bestimmte Diät einhalten?
8. Falls angebracht: Stillen Sie? Gibt es Probleme beim Stillen?

9. Heilen Wunden bei Ihnen eher gut oder schlecht?

10. Haben Sie irgendwelche Hautprobleme: Läsionen, trockene Haut?

11. Haben Sie Zahnprobleme?

Ausscheidung

1. Bitte beschreiben Sie Ihre Stuhlausscheidungsgewohnheiten bezüglich Häuilgkeit? Art? Beschwerden? Probleme bei der Kontrolle der Stuhlausscheidung? Benutzung von Abführmitteln? Einläufen?

2. Bitte beschreiben Sie Ihre gewöhnliche Urinausscheidung bezüglich Häufigkeit? Beschwerden? Probleme bei der Kontrolle der Urinausscheidung? Einnahme von Diuretika?

3. Benutzen Sie irgendwelche Hilfsmittel zur Ausscheidung?

4. Schwitzen Sie sehr stark? Leiden Sie unter Körpergeruch?

Aktivität und Bewegung

1. Haben Sie ausreichend Kraft und Energie, um für Sie wünschenswerte/erforderliche Aktivitäten auszuführen?

2. Bewegungsmuster? Welche Art von körperlicher Bewegung führen Sie wie oft aus?

3. Welche Freizeitaktivitäten führen Sie aus?

4. Haben Sie mitunter Atemnot? Brustschmerzen? Herzklopfen? Leiden Sie mitunter unter Steifigkeit? schmerzhaften Beschwerden? Schwäche?

5. Einschätzung der Fähigkeiten zur Selbstversorgung (Kennzeichnen Sie den Grad des Selbstversorgung gemäß dem nachfolgenden

Codierungsschema):

Essen/Trinken	Pflegen der äußeren Erscheinung
Körperpflege	Allgemeine körperliche Beweglichkeit
Ausscheiden	Kochen
Mobilität im Bett	Haushaltsführung
Sich Kleiden	Einkaufen

Code zur Kennzeichnung des Selbstversorgungsgrades:

Grad 0:	Völlige Selbstversorgung
Grad I:	Benötigt Hilfsmittel oder -vorrichtungen
Grad II:	Benötigt Unterstützung oder Aufsicht durch eine andere Person
Grad III:	Benötigt Unterstützung oder Aufsicht durch eine andere Person und Hilfsmittel oder -vorrichtungen
Grad IV:	Ist abhängig und kann nicht mithelfen

Schlaf und Ruhe

1. Sind Sie nach dem Schlafen im allgemeinen ausgeruht und bereit für tägliche Aktivitäten?

2. Haben Sie Einschlafstörungen? Verwenden Sie Einschlafhilfen? Träumen Sie, haben Sie Alpträume? Wachen Sie frühzeitig auf?

3. Einschlafrituale?

4. Schlafgewohnheiten?

Kognition und Perzeption

1. Haben Sie Hörschwierigkeiten? Benutzen Sie ein Hörgerät?

2. Sehfähigkeit? Tragen Sie eine Brille? Wann war Ihr letzter Sehtest?

3. Haben Sie Veränderungen des Geschmacksinns oder Geruchssinns an sich wahrgenommen?

4. Haben Sie kürzlich irgendwelche Veränderungen bezüglich Ihrer Gedächnisleistungen wahrgenommen?

5. Welches ist die leichteste Art für Sie, etwas zu lernen? Haben Sie irgendwelche Lernschwierigkeiten?

6. Haben Sie irgendwelche Beschwerden? Schmerzen? Wie gehen Sie damit um?

7. Kommunikationsfähigkeit?

8. Verständnis der Erkrankung?

9. Verständnis der Therapie?

10. Fällt es Ihnen leicht/schwer, Entscheidungen zu treffen?

Selbstwahrnehmung und Selbstkonzept

1. Wie würden Sie sich selbst beschreiben? Haben Sie meistens ein gutes (nicht so gutes) Gefühl, wenn Sie über sich selbst nachdenken?

2. Gibt es körperliche Veränderungen oder Veränderungen im Hinblick auf Dinge, die Sie tun können? Macht Ihnen das Probleme?

3. Gibt es, seit dem Beginn Ihrer Erkrankung, Veränderungen in der Art und Weise, wie Sie über sich selbst und Ihren Körper denken oder empfinden?

4. Gibt es Dinge, über die Sie sich häufiger geärgert? aufgeregt? oder vor denen Sie sich gefürchtet? geängstigt? haben? Gibt es Dinge, die Sie depressiv gemacht haben? Was hat ihnen in dieser Situation geholfen?

5. Hatten Sie jemals das Gefühl, alle Hoffnung zu verlieren oder nicht mehr fähig zu sein, die Dinge in Ihrem Leben durch Verstehen, Entscheiden oder Handeln kontrollieren zu können? Was hat Ihnen in dieser Situation geholfen?

Rollen und Beziehungen

1. Leben Sie alleine? Leben Sie mit Ihrer Familie zusammen? Familienstruktur (Diagramm)?

2. Gibt es irgendwelche Probleme in der Familie, mit denen Sie nur schwer umgehen können (Betrifft es den Kern der Familie oder den erweiterten Familienkreis)?

3. Wie geht Ihre Familie normalerweise mit Problemen um?

4. Ist Ihre Familie in bestimmten Dingen abhängig von Ihnen? Wie gehen Sie damit um?

5. Falls angebracht: Was denkt Ihre Familie/wie denken andere über Ihre Krankheit/Krankenhauseinweisung?

6. Falls angebracht: Haben Sie Probleme mit Ihren Kindern? Haben Sie Schwierigkeiten, mit Ihren Kindern umzugehen?
7. Gehören Sie bestimmten sozialen Gruppen an? Haben Sie enge Freunde? Fühlen Sie sich alleine? (wie oft?)
8. Wie laufen für Sie im allgemeinen die Dinge auf der Arbeit? (in der Schule?) Falls angebracht: Reicht Ihr Einkommen, um Ihre Bedürfnisse zu befriedigen?
9. Fühlen Sie sich als ein Teil der Nachbarschaft, in der Sie leben oder fühlen Sie sich eher isoliert?

Sexualität und Reproduktion

1. Falls dem Alter/der Situation angemessen: Sind Ihre sexuellen Beziehungen für Sie befriedigend? Haben sich Veränderungen eingestellt? Gibt es Probleme?
2. Falls angebracht: Verwenden Sie Verhütungsmittel? Gibt es diesbezügliche Probleme?
3. Frauen: Wann hatten Sie Ihre erste Periode? Wann hatten Sie Ihre letzte Periode? Haben Sie Menstruationsprobleme? Fehlgeburten? Schwangerschaften?
4. Wie beeinflußt Ihr aktueller Zustand, die aktuelle Behandlung Ihre Sexualität?
5. Sexuell übertragbare Kranheiten?

Bewältigungsverhalten und Streßtoleranz

1. Fühlen Sie sich häufig sehr angespannt? Was hilft Ihnen, damit umzugehen? Nehmen Sie irgendwelche Medikamente, Drogen, Alkohol zu sich?
2. Wer ist ihnen die größte Hilfe, wenn Sie über wichtige Dinge sprechen müssen? Ist dieser Mensch z. Zt. für Sie erreichbar?
3. Gab es in den letzten ein bis zwei Jahren irgendwelche großen Veränderungen/Lebenskrisen in Ihrem Leben?
4. Wenn Sie große Probleme oder überhaupt Probleme in Ihrem Leben haben, wie gehen Sie damit um?
5. Ist/sind diese Lösung(en) zumeist erfolgreich?

Werte und Überzeugungen

1. Sind Sie mit Ihrem Leben zufrieden?
2. Erreichen Sie im allgemeinen das, was Sie sich vom Leben erwarten? Haben Sie wichtige Pläne für die Zukunft?
3. Spielt Ihr Glaube/Ihre Religion eine wichtige Rolle in Ihrem Leben? Falls angebracht: Ist Ihnen Ihr Glaube eine Hilfe, wenn Schwierigkeiten in Ihrem Leben auftreten?
4. Falls angebracht: Wird der Aufenthalt hier mit irgendwelchen Ihrer religiösen Glaubensgrundsätzen oder Praktiken im Widerstreit stehen?

Andere Dinge

1. Gibt es irgend etwas, das Sie erwähnen möchten, worüber wir noch nicht gesprochen haben?
2. Gibt es noch irgendwelche offenen Fragen?

Modifiziert nach: Gordon, M.: Handbuch Pflegediagnosen. Ullstein Medical, Wiesbaden 1998

D Umfassende körperliche Untersuchung

1. Allgemeine Untersuchung

a. Überprüfung des allgemeinen Gesundheitszustandes (Klient sitzt)
- Körperliche Merkmale
- Bewußtseins- und Erregungszustand
- Sprache
- Körperbewegungen
- Körperliche Symptome
- Ernährungszustand
- Körperbau

2. Vitalzeichen

a. Folgende Vitalzeichen werden gemessen
- Blutdruck
- Radialispuls
- Atmung

b. Größe und Gewicht

3. Haut

a. Untersuchung und Palpation der Haut
- Farbe
- Läsionen
- Narben
- Hämatome
- Ödeme
- Feuchtigkeit
- Struktur
- Temperatur
- Hautturgor
- Vaskularisation (Gefäßversorgung)

b. Untersuchung und Palpation der Nägel
- Farbe
- Läsionen
- Größe
- Flexibilität
- Form
- Winkel

4.   Kopf und Hals

a. Untersuchung und Palpation des Kopfes
- Form und Symmetrie des Schädels
- Knoten
- Empfindlichkeit
- Haare
- Kopfhaut
- Haut
- Schläfenschlagader
- Schläfen-Kiefergelenk
- Sensorik (V. Hirnnerv; leichte Berührung und Schmerzen)
- Motorik (VII. Hirnnerv; Zähne zeigen, Lippen stülpen und Augenbrauen heben)
- Nach oben sehen und die Stirn runzeln (VII. Hirnnerv)
- Hochziehen der Schultern gegen Widerstand (XI. Hirnnerv)

b. Untersuchung und Palpation der Augen
- Sehschärfe
- Augenbrauen
- Position und Bewegung der Augenlider
- Gesichtsfeld
- Extraokulare Bewegungen (III., IV., VI. Hirnnerv)
- Kornea, Sklera, Bindehaut
- Pupillenreflex
- Ophthalmoskopische Augenuntersuchung

c. Untersuchung und Palpation der Ohren
- Stellung
- Ohrmuschel
- Hörprüfungen (nach Weber oder Rinne-Versuch, Flüstern, Ticken einer Uhr)
- Warzenfortsatz des Schläfenbeins
- Gehörgang
- Trommelfell

d. Untersuchung und Palpation der Nase und der Höhlen
- Außen
- Form
- Verstopfungen
- Innen
- Durchgängigkeit der Nasengänge
- Form
- Nasenmuschel/Polypen
- Absonderungen
- Stirn- und Kieferhöhlen

e. Untersuchung und Palpation des Mundes
- Lippen (Symmetrie, Läsionen, Farbe)
- Wangenschleimhaut (Stensen-Gang = Ausführungsgang der Ohrspeicheldrüse; Wharton Gang = Ausführungsgang der Unterkieferspeicheldrüse)

- Zähne (Vollständigkeit, Zustand, Farbe)
- Zahnfleisch
- Kraft der Zunge (Asymmetrie, Herausstrecken, zur Seite bewegen, Faszikulation)
- Gaumen
- Tonsillen
- Elevation (Erhebung) der Uvula (Gaumenzäpfchen) (IX. Hirnnerv)
- Hinterer Rachen
- Würgreflex (X. Hirnnerv)
- Kraft der Kiefer (XI. Hirnnerv)
- Feuchtigkeit
- Farbe
- Mundboden

f. Untersuchung und Palpation (von Fall zu Fall: Auskultation) des Halses
- Haut (Vaskularisation und sichtbarer Pulsschlag)
- Symmetrie
- Haltungsmäßige Ausrichtung
- Beweglichkeit
- Puls (Karotis)
- Struktur der Mittellinie (Trachea, Schilddrüse und Knorpel)
- Lymphknoten (vor und hinter den Ohrmuscheln, am Hinterkopf, im Bereich des Kiefers, im Bereich der Tonsillen, unter dem Kinn, im vorderen und hinteren Halsbereich, unter- und oberhalb des Schlüsselbeins)

5. Neurologischer Status

a. Motorik
- Gang
- Zehengang
- Fersengang
- Abweichungen

b. Koordination
- Finger zur Nase
- Romberg' Phänomen (Prüfung der Koordination)

c. Wirbelsäule (Skoliose)

6. Extremitäten

a. Untersuchung
- Größe und Form
- Symmetrie
- Deformationen
- Unwillkürliche Bewegungen

b. Untersuchung und Palpation der Arme, Finger, Handgelenke, Ellbogen und Schultern
- Kraft
- Beweglichkeit
- Krepitation (Knirschen)
- Gelenkschmerzen
- Schwellungen
- Flüssigkeit

c. Überprüfung der Reflexe
- Biceps
- Triceps
- Brachialis
- Patella
- Achillessehne
- Fußsohle

d. Untersuchung und Palpation der Beine
- Kraft der Hüften
- Ödeme
- Behaarung
- Puls (Rückseite des Beines, hinteres Schienbein)
- Gelenkschmerzen
- Flüssigkeit

7. Thorax (Rückseite)

a. Untersuchung
- Muskelentwicklung
- Atembewegungen
- Thoraxdurchmesser (Ein- und Ausatmung)

b. Palpation
- Symmetrie der Atembewegungen
- Dornfortsatz
- Tumore oder Schwellungen
- Taktiler Fremitus

c. Perkussion
- Lungenresonanz

d. Auskultation
- Atemgeräusche

8. Thorax (Vorderseite)

a. Untersuchung der Brust (Klient steht aufrecht)
- Konfiguration
- Symmetrie

- Eindellungen der Haut
- Hautausschläge

b. Untersuchung der Brustwarzen

- Position
- Inversion
- Retraktion

c. Anleitung zur bzw. Überprüfung des Wissens über die Selbstuntersuchung der Brust

d. Untersuchung der Brust

- Herzspitzenstoß
- Andere präkordiale Pulsationen

e. Palpation der Brust

- Vibrationen
- Hypersonor?
- Gedämpft?
- Empfindlichkeit der Präkordialgegend

f. Untersuchung des Halses auf

- Erweiterte Venen
- Vergrößerte Lymphknoten

g. Palpation der Achselhöhlen

h. Untersuchung, Palpation und Überprüfung der Brüste auf Absonderungen (Klientin liegt auf dem Rücken)

i. Umfassende Anleitung zur Selbstuntersuchung der Brust

j. Auskultation

- Herzfrequenz und Herzrhythmus
- Qualität des ersten und zweiten Herztones
- Erster und zweiter Herzton in den Bereichen von Aorta, Lunge, Erb' Punkt, Trikuspidalklappe, Mitralklappe
- Geräusche der Karotis, im Epigastrium
- Atemgeräusche

9. Abdomen

a. Untersuchung:

- Narben
- Form
- Symmetrie
- Ausbuchtungen
- Muskelentwicklung
- Lage und Beschaffenheit des Nabels
- Bewegungen (Atmung, Pulsationen, Peristaltik)

b. Auskultation:

- Darmgeräusche
- Abdominelle Geräusche der Aorta und der Femoralgefäße

c. Perkussion:
- Leberrand
- Alle Quadranten: Tumore oder Knoten

d. Palpation:
- Bestätigung positiver Befunde
- Leber (Größe, Oberfläche, Konturen, Empfindlichkeit)
- Milz, Nieren (Größe, Konturen, Festigkeit, Empfindlichkeit, Beweglichkeit)
- Harnblase (Dehnung)
- Femoralispuls
- Inguino-femorale Knoten

10.   Abschließende Untersuchung der Extremitäten

a. Untersuchung:
- Beweglichkeit von Hüften, Knöcheln, Füßen
- Krepitation („Knirschen")
- Gelenkschmerzen
- Schwellungen
- Flüssigkeit
- Muskelentwicklung
- Koordination (Ferse zum Schienbein)
- Homans' Zeichen (Wadenschmerz bei Dorsalflexion des Fußes)
- Propriozeption (Lageempfindung der großen Zehe)

11.   Männliche Genitalien*

a. Untersuchung des Penis
- Behaarung
- Präputium (Vorhaut von Penis)
- Eichel
- Mündungsbereich der Urethra
- Narben
- Ulzera
- Eruptionen (Hervortretender Hautausschlag)
- Strukturelle Veränderungen

b. Untersuchung der Haut des Skrotums

c. Palpation
- Descensus testis
- Knoten
- Schmerzen

d. Untersuchung der Epidermis, des Perineums und Rektums

12.   Weibliche Genitalien*

a. Untersuchung
- Behaarung
- Schamberg
- Große und kleine Schamlippen
- Mündungsbereich der Urethra
- Bartholin' Drüsen, urethrale Drüsen, Skene' Gänge (die der Prostata entsprechenden drüsigen Ausstülpungen) – falls indiziert, Palpation
- Scheideneingang

b. Untersuchung auf Zystozele, Rektozele, Prolaps (Klientin beugt sich dabei nach unten)

c. Untersuchung der Epidermis, des Perineums und Rektums

---

* Bei entsprechender Ausbildung sollte die Pflegeperson zusätzlich noch folgende Untersuchungen durchführen: Bei Männern Untersuchung der Prostata; bei Frauen Untersuchung mit dem Spekulum und die bimanuelle Untersuchung.

E Pflegediagnosen geordnet nach Marjory Gordon's „Funktionellen Verhaltensmustern"

Verhaltensmuster: Wahrnehmung und Umgang mit der eigenen Gesundheit

Energiefeldstörung
Gesunderhaltung, verändert (zu spezifizieren)
Gesundheitsförderung anstrebende Verhaltensweisen (zu spezifizieren)
Gesundheitsmanagementdefizit (spezifiziere Gebiet)
Gesundheitsmanagementdefizit, Gefahr (spezifiziere Gebiet)
Handhabung von Behandlungsempfehlungen, erfolgreich
Handhabung von Behandlungsempfehlungen, ungenügend, (spezifiziere Gebiet)
Handhabung von Behandlungsempfehlungen, ungenügend, Familie
Handhabung von Behandlungsempfehlungen, ungenügend, Gefahr (spezifiziere Gebiet)
Handhabung von Behandlungsempfehlungen, ungenügend, Gemeinde
Infektionsgefahr (spezifiziere Art/Ort)
Kooperationsbereitschaft, fehlend [Noncompliance] (spezifiziere Gebiet)
Kooperationsbereitschaft, fehlend, Gefahr (spezifiziere Gebiet)
Selbstschutz, verändert (zu spezifizieren)
Verletzungsgefahr (Trauma)
    Erstickungsgefahr
    Lagerungsschaden, perioperativ, Gefahr
    Vergiftungsgefahr

Verhaltensmuster: Ernährung und Stoffwechsel

Aspirationsgefahr
Flüssigkeitsmangel
Flüssigkeitsmangel, Gefahr
Flüssigkeitsüberschuß
Gewebeschädigung (spezifiziere Art)
Hautschädigung
Hautschädigung, Gefahr
    Dekubitus (spezifiziere Grad)
Körpertemperatur, verändert, Gefahr
    Hyperthermie
    Hypothermie
    Wärmeregulation, unwirksam
Mundschleimhaut, verändert (spezifiziere Veränderung)
Mangelernährung (spezifiziere Art)

Überernährung
Überernährung, Gefahr
Saug-/Schluckstörung des Säugling
Schluckstörung (nicht kompensiert)
Stillen, erfolgreich
Stillprobleme
Stillen, unterbrochen

Verhaltensmuster: Ausscheidung

Urinausscheidungsmuster, verändert
Harnverhalt
Dranginkontinenz
Funktionelle Inkontinenz
Reflexinkontinenz
Streßinkontinenz
Totale Inkontinenz
Diarrhoe
Obstipation
Obstipation, Kolon
Obstipation, subjektiv
Stuhlinkontinenz

Verhaltensmuster: Aktivität und Bewegung

Aktivitätsintoleranz (spezifiziere Grad)
Aktivitätsintoleranz, Gefahr
Beschäftigungsdefizit
Dysreflexie
Erschöpfung
Durchblutungsstörung (zu spezifizieren)
Haushaltsführung, beeinträchtigt
Herzleistung, vermindert
Immobilitätssyndrom, Gefahr
Mobilität, körperliche, beeinträchtigt (spezifiziere Grad)
    Fortbewegung, beeinträchtigt
    Gehfähigkeit, beeinträchtigt
    Mobilität im Bett, beeinträchtigt
    Transferdefizit
Kontrakturgefahr
Neurovaskuläre Störung, peripher, Gefahr
Atemvorgang, ungenügend
Beatmungsentwöhnung, erschwert
Gasaustausch, beeinträchtigt

Selbstreinigungsfunktion der Atemwege, ungenügend
Spontanatmung, ungenügend
Selbstversorgungsdefizit, total (spezifiziere Grad)
> **Selbstversorgungsdefizit: Ausscheiden (spezifiziere Grad)**
> **Selbstversorgungsdefizit: Baden/Körperpflege (spezifiziere Grad)**
> **Selbstversorgungsdefizit: Essen (spezifiziere Grad)**
> **Selbstversorgungsdefizit: Sich kleiden/äußere Erscheinung**
> **(spezifiziere Grad)**
> Wachstum und Entwicklung verändert: Selbstversorgungsfähigkeiten
> Grad)
Verhaltensorganisation, kindliche, unausgereift
Verhaltensorganisation, kindliche, unausgereift, Gefahr
Verhaltensorganisation, kindliche, Möglichkeit einer verbesserten
Wachstum und Entwicklung, verändert

Verhaltensmuster: Schlaf und Ruhe

Schlafstörung
> Einschlafstörung
> Schlafentzug
> Schlaf-Wach-Rhythmus-Umkehr

Verhaltensmuster: Kognition und Perzeption

Anpassungsvermögen, intrakraniell, vermindert (Hirndruckanstieg)
Aufmerksamkeits-/Konzentrationsdefizit
Denkprozesse, verändert (zu spezifizieren)
Entscheidungskonflikt (zu spezifizieren)
Gedächtnisleistung, beeinträchtigt
Gedächtnisverlust, nicht kompensiert
Kognitive Fähigkeiten, beeinträchtigt, Gefahr
Neglect, halbseitig
Orientierungsstörung
Schmerzen (spezifiziere Art und Ort)
> **Schmerzen, chronisch (spezifiziere Art und Ort)**
> Schmerzmanagementdefizit (akut, chronisch)
Sensorisches Defizit, nicht kompensiert (spezifiziere Art und Grad)
Sensorische Deprivation (Veränderte Sinneswahrnehmungen)
Sensorische Überstimulation (Veränderte Sinneswahrnehmungen)
Verwirrtheit, akut
Verwirrtheit, chronisch
Wissensdefizit (spezifiziere Bereich)

Verhaltensmuster: Selbstwahrnehmung und Selbstkonzept

Angst
Angst, geringe
Angst, mäßige
Angst, große (Panik)
Angst, vorwegnehmende (gering, mäßig, groß)
Depression, reaktiv (spezifiziere Situation)
Furcht (spezifiziere Gegenstand)
Hoffnungslosigkeit
Machtlosigkeit (leicht, mäßig, schwer)
Persönliche Identität, Störung
Selbstwertgefühl, gering
Selbstwertgefühl, chronisch, gering
Selbstwertgefühl, situativ, gering
Körperbildstörung
Selbstverstümmelungsgefahr
Vereinsamungsgefahr

Verhaltensmuster: Rollen und Beziehungen

Abhängigkeits-Unabhängigkeitskonflikt, ungelöst
Elterliche Fürsorge, verändert (spezifiziere Veränderung)
Elterlichen Fürsorge, verändert, Gefahr (spezifiziere Veränderung)
Eltern-Kind-Bindung, schwach
Eltern-Kind-Bindung, verändert, Gefahr
Eltern-Kind-Trennung
Elternrollenkonflikt
Familienprozesse, verändert (zu spezifizieren)
Familienprozeß, verändert: Alkoholismus
Gewalttätigkeit, Gefahr
Kommunikation, verbal, beeinträchtigt
> Wachstum und Entwicklung, verändert: kommunikative Fähigkeiten
> (spezifiziere Art)

Relokationsstreßsyndrom (Verlegungsstreßsyndrom)
Rollenverhalten, verändert (zu spezifizieren)
Rollenbelastung pflegender Angehöriger/Laien
Rollenbelastung pflegender Angehöriger/Laien, Gefahr
Soziale Interaktion, beeinträchtigt
Soziale Isolation
Soziale Isolation oder soziale Zurückweisung
Soziale Unterstützung, mangelnde
Wachstum und Entwicklung verändert: soziale Fähigkeiten (spezifiziere)
Trauern, vorwegnehmend
Trauern, fehlgeleitet

Verhaltensmuster: Sexualität und Reproduktion

Sexualstörung
Sexualverhalten, verändert
Vergewaltigungssyndrom
Vergewaltigungssyndrom: verstärkte Reaktion
Vergewaltigungssyndrom: stumme Reaktion

Verhaltensmuster: Bewältigungsverhalten (Coping) und Streßtoleranz

Anpassung, beeinträchtigt
Coping, defensiv
Coping, unwirksam
Coping, vermeidend
Coping der Familie: Entwicklungspotential
Coping der Familie, unwirksam, behindernd
Coping der Familie, unwirksam, mangelnde Unterstützung
Coping der Gemeinde/Gemeinschaft, Entwicklungspotential
Coping der Gemeinde/Gemeinschaft, unwirksam
Posttraumatische Reaktion
Verleugnung, unwirksam

Verhaltensmuster: Werte und Überzeugungen

Verzweiflung, existentiell
Wohlbefinden, spirituell, Möglichkeit eines erhöhten

Anmerkung: Die **fett** gedruckten Pflegediagnosen sind die von der NANDA zur Prüfung und Entwicklung in der Pflegepraxis angenommen und akzeptierten Pflegediagnosen. Die *kursiv* gedruckten Pflegediagnosen wurden neu in die NANDA-Liste aufgenommen. Alle weiteren Pflegediagnosen wurden von der Marjory Gordon als praxisrelevant hinzugefügt und befinden sich im Anerkennungsprozeß durch die NANDA.

Aus: Gordon, M.: Handbuch Pflegediagnosen. Ullstein Medical, Wiesbaden 1998

F Alphabetische Liste der NANDA-Pflegediagnosen*

Aktivitätsintoleranz [6.1.1.2/1982]
Aktivitätsintoleranz, Gefahr der [6.1.1.3/1982]
Angst [9.3.1/1973; R 1982]
Anpassung, beeinträchtigte [5.1.1.1.1/1986]
Aspirationsgefahr [1.6.1.4/1988]
Atemvorgang, ungenügender [1.5.1.3/1980]
Beatmungsentwöhnung, erschwerte [1.5.1.3.2/1992]
Beschäftigungsdefizit [6.3.1.1/1980]
Coping, defensives [5.1.1.1.2/1988]
Coping, unwirksames [5.1.1.1/1978]
Copings, familiären, Entwicklungspotential des [5.1.2.2/1980]
Coping, der Familie, behinderndes [5.1.2.1.1/1980; R 1996]
Coping, der Familie, Unterstützung ermangelndes [5.1.2.1.2/1980; R 1996]
Copings, der Gemeinde, Entwicklungspotential des [5.1.3.1.2/1994]
Coping, der Gemeinde, unwirksames [5.1.3.2/1994]
Denkprozesse, veränderte [8.3/1973; R 1996]
Diarrhöe [1.3.1.2/1975]
Durchblutungsstörung [1.4.1.1/1980]
Dysreflexie [1.2.3.1/1988]
Elterlichen Fürsorge, Gefahr der einer veränderten [3.2.1.1.2/1978]
Elterliche Fürsorge, veränderte [3.2.1.1.1/1978]
Elternrollenkonflikt [3.2.3.1/1988]
Eltern-Kind-Bindung, Gefahr einer veränderten [3.2.3.1/1994]
Energiefeldstörung [1.8/1994]
Entscheidungskonflikt [5.3.1.1/1988]
Erschöpfung [6.1.1.2.1/1988]
Erstickungsgefahr [1.6.1.1/1980]
Familienprozesse, veränderte [3.2.2/1982]
Familienprozesse, alkoholismusbedingte veränderte [3.2.2.3.1/1994]
Flüssigkeitsmangel [1.4.1.2.1/1978; R 1996]
Flüssigkeitsmangels, Gefahr eines [1.4.1.2.2/1978]
Flüssigkeitsüberschuß [1.4.1.2.1/1982; R 1996]
Furcht [9.3.2/1980]
Gasaustausch, beeinträchtigter [1.5.1.2/1980; R 1996]
Gedächtnisleistung, beeinträchtigte [8.3.1/1994]
Gesunderhaltung, veränderte
Gesundheitsförderung anstrebende Verhaltensweisen [5.4/19((]
Gewebeschädigung [1.6.2.1/1986]
Gewalttätigkeit, Gefahr der [9.2.2/1980; R 1996]
Handhabung von Behandlungsempfehlungen, erfolgreiche [5.2.4/1994]
Handhabung von Behandlungsempfehlungen, ungenügende [5.2.1/1992]
Handhabung von Behandlungsempfehlungen, ungenügende familiäre [5.2.2/1994]
Handhabung von Behandlungsempfehlungen, ungenügende, der Gemeinde
[5.2.3/1994]

Harnverhalt [1.3.2.2/1986]

Haushaltsführung, beeinträchtigte [6.4.1.1/1980]

Hautschädigung [1.6.2.1.2.1/1975]

Hautschädigung, Gefahr einer [1.6.2.1.2.2/1975]

Herzleistung, verminderte [1.4.2.1/1975; R 1996]

Hoffnungslosigkeit [7.3.1/1986]

Hyperthermie [1.2.2.3/1986]

Hypothermie [1.2.2.3/1986; R 1986]

Identität, Störung der persönlichen

Immobilitätssyndroms, Gefahr eines [1.6.1.5/1988]

Infektionsgefahr [1.2.1.1/1986]

Inkontinenz, Drang [1.3.2.1.3/1986]

Inkontinenz, funktionelle [1.3.2.1.4/1986]

Inkontinenz, Reflex [1.3.2.1.2/1986]

Inkontinenz, Streß [1.3.2.1.1/1986]

Inkontinenz, totale [1.3.2.1.5/1986]

Interaktionen, soziale, beeinträchtigte [3.1.1/1996]

Intrakranielles Anpassungsvermögen, vermindertes [1.7.1/1994]

Isolation, soziale [3.1.2/1982]

Körperbildstörung [7.1.1/1973]

Körpertemperatur, Gefahr einer veränderten [1.2.2.1/1986]

Kommunikation, beeinträchtigte verbale [2.1.1.1/1973]

Kooperationsbereitschaft, fehlende [5.2.1.1/1973]

Lagerungsschadens, perioperativen, Gefahr eines [6.1.1.1.2/1994]

Machtlosigkeit [7.3.2/1982]

Mangelernährung [1.1.2.2/1975]

Mobilität, körperliche, beeinträchtigte [6.1.1.1/1973]

Mundschleimhaut, veränderte [1.6.2.1.1/1982]

Neglect, halbseitig [7.2.1.1/1986]

Neurovaskulären Störung, Gefahr einer peripheren [6.1.1.1.1/1992]

Obstipation [1.3.1.1/1975]

Obstipation, Kolon [1.3.1.2/1988]

Obstipation, subjektive [1.3.1.1.1/1988]

Orientierungsstörung [8.2.1/1994]

Posttraumatische Reaktion [9.2.3/1986]

Selbstwertgefühls, Störung des

Relokationsstreßsyndrom [6.7/1992]

Rollenbelastung pflegender Angehöriger/Laien [3.2.2.1/1992]

Rollenbelastung pflegender Angehöriger/Laien, Gefahr einer [3.2.2.2/1992]

Rollenverhalten, verändertes [3.2.1/1978]

Saug-/Schluckstörung des Säuglings [6.5.1.1/1986]

Schlafstörung [6.2.1/1980]

Schluckstörung [6.5.1.1/1986]

Schmerz, akut [9.1.1/1978; R 1996]

Schmerz, chronischer [9.1.1.1/1978; R 1996]

Selbstreinigungsfunktion der Atemwege, ungenügende [1.5.1.2/1980; R 1996]

Selbstschutz, veränderter [1.6.2/1990]

Selbstversorgungsdefizit: Ausscheiden [6.5.4/1980]

Selbstversorgungsdefizit: Körperpflege [6.5.2/1980]

Selbstversorgungsdefizit: Sich kleiden, äußere Erscheinung [6.5.3/1980]

Selbstversorgungsdefizit: Essen [6.5.1/1980]

Selbstverstümmelungsgefahr [9.2.2.1/1992]

Selbstwertgefühls, Störung des [7.1.2/1978; R 1988; R 1996]

Selbstwertgefühl, chronisch geringes [7.1.2.1/1988; R 1996]

Selbstwertgefühl, situationsbedingt niedriges [7.1.2.2/1988; R 1996]

Sensorisches Defizit, nicht kompensiertes

Sexualstörung [3.2.1.2.1/1980]

Sexualverhalten, verändertes [3.3/1986]

Spontanatmung, ungenügende [1.5.1.3.1/1992]

Stillen, erfolgreiches [6.5.1.3/1990]

Stillen, unterbrochenes [6.5.1.2.1/1992]

Stillprobleme [6.5.1.2/1988]

Stuhlinkontinenz [1.3.1.3/1975]

Trauern, fehlgeleitetes [9.2.1.1/1980; R 1996]

Trauern, vorwegnehmendes [9.2.1.2/1980; R 1996]

Soziale Interaktionen, beeinträchtigte [3.1.1/1996]

‹berernährung [1.1.2.1/1978]

‹berernährung, Gefahr der [1.1.2.3/1980]

Urinausscheidungsmuster, verändertes [1.3.2/ 1973]

Vereinsamungsgefahr [3.1.3/1994]

Vergewaltigungssyndrom [9.2.3.1/1980]

Vergewaltigungssyndrom, verstärkte Reaktion [9.2.3.1.1/1980]

Vergewaltigungssyndrom, stumme Reaktion [9.2.3.1.2/1980]

Vergiftungsgefahr [1.6.1.2/1980]

Verhaltensorganisation, unausgereifte, kindliche [6.8.2/1994]

Verhaltensorganisation, unausgereiften, kindlichen, Gefahr einer [6.8.1/1994]

Verhaltensorganisation, Möglichkeit einer verbesserten [6.8.3/1994]

Verletzungsgefahr (Trauma) [1.6.1/1978]

Verleugnung, unwirksame [5.1.1.1.3/1988]

Verwirrtheit, akute [8.2.2/1994]

Verwirrtheit, chronische [8.2.3/1994]

Verzweiflung, existentielle [4.1.1/1978]

Wämeregulation, ineffektive [1.2.2.4/1986]

Wissensdefizit [8.1.1/1980; R 1996]

Wohlbefinden, spirituellen, Möglichkeit eines erhöhten [4.2/1994]

---

* Die in Klammern stehenden Ziffern kennzeichnen die Stellung dieser Pflegediagnose in der NANDA-Klassifikation der „Menschlichen Reaktionsmuster" (human response patterns) und das Jahr der An- und Aufnahme dieser Diagnose in die NANDA-Liste. Der Buchstabe „R" vor einer Jahreszahl macht deutlich, daß diese Pflegediagnose inhaltlich überarbeitet (revised = R) wurde.

Literaturverzeichnis

1. Nursing: a social statement, Kansas City, Mo, 1985, American Nurses Association
2. Gordon, M.: Nursing diagnosis: process and application, ed 3, St. Louis, 1994, Mosby
3. North American Nursing Diagnosis Association: NANDA nursing diagnosis: definitions and classification 1995–1996, Philadelphia, 1994, NANDA
4. Lunney, M.: Accuracy of nursing diagnosis: concept development, Nursing Diagnosis 1:12, Jan/Mar. 1990
5. Carpenito, L.: Nursing diagnosis: application to clinical practice, ed 6, Philadelphia, 1995, JB Lippincott
6. Briody, ME. and others: Toward further understanding of nursing diagnosis, an interpretation, Nursing Diagnosis 3:123, July/Sept. 1992
7. Visiting Nurse Association of Omaha. Omaha, Nebr., 1989
8. Carpenito, L.: Nursing diagnosis: application to clinical practice, ed 2, Philadelphia, 1987, JB Lippincott
9. Gordon, M.: Manual of nursing diagnosis, 1993–1994, ed 6, St. Louis, 1993, Mosby
10. Carroll-Johnson, R.: Classification of nursing diagnosis: proceedings of the 9th conference, Philadelphia, 1991, JB Lippincott
11. McFarland, G.; McFarlane, E.: Nursing diagnosis and intervention, ed 2, St. Louis, 1993, Mosby
12. McCourt, A.: Syndromes in nursing: a continuing concern; classification of nursing diagnosis: proceedings of the 9th conference, Philadelphia, 1991, JB Lippincott
13. Popkess-Vawter, S.: Nursing diagnosis, wellness nursing diagnosis: to be or not to be? Nursing Diagnosis 2:19, Jan/Mar, 1991
14. Carnevall, DL.; Thomas, MD.: Diagnostic reasoning and treatment decision making in nursing, Philadelphia, 1993, JB Lippincott
15. Radwin, L.: Research on diagnostic reasoning in nursing, Nursing Diagnosis 1:70, Apr/June, 1990
16. Fuller, J.; Schaller-Ayers, J.: Health assessment: a nursing approach, ed 2, Philadelphia, 1994, JB Lippincott
17. American Nurses Association Division of Medical Surgical Nursing Practice; Standards of nursing practice, Kansas City, Mo, 1974, American Nurses Association
18. American Nurses Association: Standards of clinical nursing practice, Kansas City, Mo, 1991, American Nurses Association
19. Alfaro-LeFevre, R.: Applying nursing process: a step-by-step guide, ed 3, Philadelphia, 1994, JB Lippincott

20. Lewis, S.; Collier, I.; Heitkemper, M.: Medical-surgical nursing: assessment and management of clinical problems, ed 4, St. Louis, 1996, Mosby

21. Winningham, ML. and others: Fatigue and the cancer experience, Oncology Nursing Forum 21:28, 1994

Literaturverzeichnis – Pflegediagnosen <dt.>

Fachbücher

Arets, J.; Obex, F.; Vaessen, J.; Wagner, F.: Professionelle Pflege. Eicanos, Bocholt 1996
Bienstein, Ch.; Schröder, G.; Neander, K. D.: Dekubitus und Dekubitusprophylaxe. Thieme, Stuttgart 1996
Brobst, R. et al: Der Pflegeprozeß in der Praxis. Huber, Bern/Göttingen 1996
Bruggen, van der, H.: Defäkation. Grundlagen – Störungen – Interventionen. Ullstein Medical, Wiesbaden 1998
Corr, D.; Corr, M.: Gerontologische Pflege. Huber, Bern/Göttingen 1992
Collier, I.; McCash, K. E.; Bartram, J. M.: Arbeitsbuch Pflegediagnosen. Ullstein Medical, Wiesbaden 1998
Doenges, M.; Moorhouse M. F.: Pflegediagnosen und Maßnahmen. Huber Bern/Göttingen 19932
Farran, C. J.; Herth, K., A.; Popovich, J. M.: Hoffnung und Hoffnungslosigkeit. Ullstein Medical, Wiesbaden 1998
Gordon, M.: Handbuch: Pflegediagnosen. Ullstein Medical, Wiesbaden 19982
Gordon, M.: Pflegediagnosen – Prozeß und Anwendung. Ullstein Medical, Wiesbaden 1998
Goosen, W.T.F.: Pflegeinformatik. Ullstein Medical, Wiesbaden 1998
Höhmann, U.: Pflegediagnosen – Irrweg oder effektives Instrument professioneller Pflegepraxis. DBfK, Eschborn 1995
Kim, M. J.; McFarlane, G. K.; McLane, A. M.: Pflegediagnosen und Pflegeinterventionen. Ullstein-Medical, Wiesbaden 1998
Kruijswijk Jansen, H.; Moster, H.: Pflegeprozeß. Ullstein Mosby, Berlin/Wiesbaden 1997
Matthesius, R. G. et al (Hrsg.): ICDIH. Ullstein Mosby, Berlin/Wiesbaden 1995
Mortensen, R.: Pflegediagnosen. Hüthig, Heidelberg 1998
Needham, I: Pflegeplanung in der Psychiatrie. Recom, Basel 1988
Reimer, W.; Fueller, F.: Der Pflegeprozeß, Universitätsverlag Ulm, 1998
Salter, M.: Körperbild und Körperbildstörungen. Ullstein Medical, Wiesbaden 1998
Townsend, M.: Pflegediagnosen und Maßnahmen für die psychiatrische Pflege. Huber, Bern/Göttingen 1998
Walker, L.; Avant, K.: Theoriebildung in der Pflege. Ullstein Mosby, Berlin/Wiesbaden 1998

Fachzeitschriftenartikel

Bauer, S.: Pflegediagnosen – Eine amerikanische Entwicklung und die Prüfung der Frage: „Sind Pflegediagnosen in der Krankenpflege in Deutschland möglich?" Wuppertal 1996
Clift, J.: Internationale Klassifikationssysteme. Pflege aktuell 48 (1994) 10: 594-595
de Gautard, A.: Pflegediagnose, die etwas andere Sicht. Krankenpflege Soins Infirmiers (1992) 4: 66-70
Evers, G. C .M.: Pflegediagnosen – Bedeutung für die Praxis und Professionalisierung der Pflege. In: Höhmann, U. (1995): Pflegediagnosen – Irrweg oder effektives Instrument professioneller Pflegepraxis. DBfK, Eschborn
Evers, G. C .M.: Pflegediagnosen. In: Theorien und Prinzipien der Pflegekunde. Ullstein Mosby, Berlin/Wiesbaden 1997
Friesacher, H.: Pflegediagnosen und International Classification for Nursing Practice (ICNP). Eine Analyse von Klassifikationssystemen in der Pflege. Dr. med. Mabuse 23 (1998) 112: 33-37
Georg, J.: Erkennen – Benennen – Beurteilen. Pflegediagnosen – Eine Einführung in ein neues Konzept. Pflege aktuell 48 (1994) 10: 586-588
Georg, J.: Nursing Diagnosis – the first steps in Germany. In: Mortensen, Randi: Proceedings of the first European Conference of Nursing Diagnosis – Creating a European Platform. DIHNR, Copenhagen 1995
Georg, J.; Stankowski, J.: Pflegediagnosen – Entwicklung – Gegenstand – Bedeutung. Die Schwester/Der Pfleger 34 (1995) 3: 128-134
Georg, J.: Pflegediagnosen als Mittel zur Qualitätssicherung. Hessisches Sozialministerium – Pflegereferat. Wiesbaden 1997
Georg, J.: Pflegediagnosen – Verbindung von Forschung und Praxis. Forum Sozialstation 21 (1997) 87 Juni 38-42

Georg, J.: Pflegediagnosen bei Bewegungseinschränkungen. In: Duijfjes, J., Georg, J., Frowein, M.: Heben – Tragen – Mobilisieren. Ullstein Mosby, Berlin/Wiesbaden 1997

Georg, J.: Pflegeklassifikationssysteme. In: Zegelin, A. (Hrsg.) Sprache und Pflege. Ullstein Mosby, Berlin/Wiesbaden 1997

Georg, J.: Pflegediagnosen in der Intensivpflege. Plexus. 6 (1998) 3

Georg, J.: Pflegediagnosen, effektives Instrument professioneller Pflegepraxis. MDK-Baden Württemberg, Stuttgart 1998. In: MDK-Baden-Württemberg: Qualität und Wirtschaftlichkeit im Gesundheitswesen – Neuer Herausforderungen auch für den MDK.

Georg, J.: Psychische und physische Situation des Stomapatienten – am Beispiel der Pflegediagnose Körperbildstörung. In: Peters-Gawlik, M.: Praxishandbuch Stomapflege. Ullstein Medical, Wiesbaden 1998

Georg, J.: Einführung in „Pflegestandards Onkologie". In: Tucker, S. M.: Pflegestandards Onkologie. Ullstein Medical, Wiesbaden 1998

Georg, J.: Einführung in „Pflegestandards in der Neurologie". In: Tucker, S. M.: Pflegestandards in der Neurologie. Ullstein Medical, Wiesbaden 1998

Georg, J.: Wie erstellt man eine Pflegediagnose? In: Bienstein, Ch.; Zegelin, A.: Pflegekalender '99. Ullstein Medical Wiesbaden 1998

Grevelt, L.: Pflegediagnosen und Erscheinungsformen von Pflegediagnosen in einem deutschen Krankenhaus am Beispiel der Diagnosen – veränderte Mundschleimhaut und beeinträchtigte Hautintegrität Humbolt Universität, Berlin 1994

Haase, G., N.: Entwicklung von Pflegediagnosen. In: Höhmann, U. (1995): Pflegediagnosen – Irrweg oder effektives Instrument professioneller Pflegepraxis. Eschborn

Höhmann, U.: Der erste deutsche Kongreß für Pflegediagnosen. Pflege aktuell 48 (1994) 7/8: 451

Höhmann, U.: Pflegediagnosen – Babylonische Sprachverwirrung. Der Versuch einer Begriffserklärung. Pflege aktuell 48 (1994) 10: 582-584

ICN: Entwicklung einer internationalen Klassifikation pflegerischer Praxis (ICNP). In: Höhmann, U. (1995): Pflegediagnosen – Irrweg oder effektives Instrument professioneller Pflegepraxis. Eschborn

Jasinsky, S.: Pflegediagnosen – Sinn oder Unsinn? Die Schwester/Der Pfleger 34 (1995) 3: 10-11

Kämmer, K.: Atemarbeit im Pflegealltag. Pflege aktuell 48 (1994) 5: 315-318

Käppeli, S.: Pflegediagnosen in der Akutpflege. Pflege 8 (1995) 2: 113-120

Kollak, I.: USA: Pflegekompetenz, Pflegediagnostik und Pflegeausbildung. Pflegemanagement (1993) 3: 9-16

Kollak, I.; Huber, A.: Pflegediagnose kontrovers. Heilberufe 48 (1996) 4: 18-21

Pape, R.: Ein Trojanisches Pferd in der Pflege? Pflegediagnosen und ihr theoretisches Umfeld. Pflege 9 (1996) 3: 216-220

Schnepp, W.: Pflegediagnosen: Voraussetzungen, Entwicklung und Grenzen. Pflege aktuell 48 (1994) 12: 730-731

Schmid, G.: Einbindung der Pflegediagnosen in den Pflegeprozeß. Die Schwester/Der Pfleger 35 (1996) 10: 954-955

Sensmeyer, A.: 1. Kongreß Pflegediagnosen in Köln. BALK-Informationen, Flensburg 6 (1995) 17: 67-69

Spindler, B.: Erfahrungen mit Pflegediagnosen in den USA. Österreichische Krankenpflegezeitschrift (1995) 5: 16-17

Steppe, H.: Pflegediagnosen – Auswirkung auf Pflegekonzepte. Implikationen für die Praxis. In: Höhmann, U. (1995): Pflegediagnosen – Irrweg oder effektives Instrument professioneller Pflegepraxis. Eschborn

Setteln-Strub, Ch.: Der Diagnostische Prozeß bei der Pflege. Pflege 10 (1997) 1:35-42

Vogel, R.; Kästner, B.; Bossard, S.: Pflegediagnosen bei beatmeten Patienten – Eine Methode pflegerischer Problemlösung. Pflege aktuell 48 (1994) 10: 589-592

Vogel, R.: Problemerkennung durch Systemanalyse und Pflegediagnosen. Erfahrungen auf einer Intensivstation. In: Höhmann, U. (1995): Pflegediagnosen – Irrweg oder effektives Instrument professioneller Pflegepraxis. Eschborn

Ulmer, E.: Pflegediagnosen und medizinische Diagnosen. In: Höhmann, U. (1995): Pflegediagnosen – Irrweg oder effektives Instrument professioneller Pflegepraxis. Eschborn

Wittig, O.; Bauer, S.: Pflegediagnosen in der deutschen Krankenpflege. Die Schwester/Der Pfleger. 36 (1997) 12: 1029-1034

Wittig, O.; Lücke, U.: Pflegediagnosen Eine Vorbehaltstätigkeit für Krankenpflegepersonal oder ein Instrument professioneller Pflegepraxis. Essen 1996

Literaturverzeichnis – Pflegediagnosen <engl./nl.>

Ackley, B.J.; Ladwig; G.B.: Nursing Diagnosis Handbook. A Guide To Planning Care, Mosby, St. Louis 1997[3]

Albersnagel-Thijssen. E. (Hrsg.): Methodieontwikkeling voor verpleegkundigen. Wolters-Noordhoff, Groningen 1993

Alfaro LeFevre R.: Applying Nursing Nursing Process. A step-by-step guide, J. B. Lippincott, Philadephia 1997[4]

American Nurses' Association (ANA): Classification systems for describing nursing practice: working papers. Kansas City

Atkinson l. D./Murray M. E.: Understanding the Nursing Process – Fundamentals of Care Planning, MacGraw-Hill 1990[4] Pergamon Press, Kronberg-Ff/M.

Beckeringg/Boer/Eliens: Verpleegkundige Probleemgebieden. Diagnoses & Interventies. Uitgeverij Kavanah, NL Dwingeloo, 1995

Bulecheck, G.M.; McCloskey, J.C. (eds.): Nursing Intervention Classification (NIC). Mosby-Year Book, St. Louis 1996

Bulecheck, G.M.; McCloskey, J.C. (eds.): Nursing Interventions: essential nursing treatments. W.B. Saunders, Philadelphia 1992

Bruijns, S.; Buskop-Kobussen, M.: Diagnostiek & interventie voor verpleegkundigen in de ouder- en kinderzorg. van Gorcum, Assen 1996

Campbell, C.: Nursing diagnosis and intervention in nursing practice. John Wiley & Sons, New York 1978

Carlson, J. H.; Craft, C.A.; McGuire, A.D.; Popkess-Vawter, S.: Mastering the Nursing Process. A Case Study Approach W.B. Saunders, Philadelphia 1991

Carnevalli, D.L; Durand Thomas, M.: Diagnostic Reasoning and Treatment Decision Making in Nursing, Lippincott, Philadelphia 1993

Carnevalli, D.L; Durand Thomas, M.: Nursing Care planning: diagnosis and care planning. Lippincott, Philadelphia 1993

Carnevalli, D.L; Reiner, A.: The cancer experience: nursing diagnosis and management. Philadelphia, Lippincott 1993

Carpenito, L. J.: Nursing Care Plans & Documentation. Nursing Diagnoses and Collaborative Problems. Lippincott Philadelphia 1997[3]

Carpenito, L. J.: Handbook of Nursing Diagnosis. Lippincott, Philadelphia 1997[7]

Carpenito, L. J.: Nursing Diagnosis – Application to Clinical Practice. Lippincott, Philadelphia 1997[7]

Carroll-Johnson, R. (Ed.): Classification of Nursing Diagnoses – Proceedings of the 8th Conference Lippincott, Philadelphia 1989

Carroll-Johnson, R. (Ed.): Classification of Nursing Diagnoses – Proceedings of the 9th Conference Lippincott, Philadelphia 1991

Carroll-Johnson, R.; Paquette, M. (Eds.): Classification of Nursing Diagnoses – Proceedings of the 10th Conference Lippincott, Philadelphia 1993

Collier, I.; McCash, K. E.; Bartram, J. M.: Writing Nursing Diagnoses. Mosby, St. Louis 1996

Cox, H.C. et al: Clinical Applications of Nursing Diagnosis. F.A. Davis, Philadelphia 1997[3]

Craft, M.J.; Deheney, J.A.: Nursing interventions for infants and children. W.B. Saunders, Philadelphia 1990

Daly, J.M.: NIC interventions linked to NANDA diagnoses. Iowa intervention project, The University of Iowa city, 1993

D'Argenio, C.: Implementing nursing diagnosis-based practice: managing the change. Aspen Publishers, Aspen 1991

DiMeza et al: Mastering the Nursing Process: a case method approach. F.A.Davis, Philadelphia 1990

Doenges, M.E.; Moorhouse, M.F.: Nursing process and nursing diagnosis. F.A. Davis, Philadelphia 1992

Doenges, M.E.; Moorhouse, M.F.: Nurses pocket guide: nursing diagnoses with interventions. F.A. Davis, Philadelphia 1993

Doenges, M.E.; Moorhouse, M.F.; Burley, J.T.: Application of nursing process and nursing diagnosis: an interactive text. F.A. Davis, Philadelphia 1995

Doenges, M.E.; Moorhouse, M.F; Geissler, A.C.: Nursing Care plans: gudelines for planning and documenting patient care. F.A. Davis, Philadelphia 1993

Doenges, M.E.; Townsend, M.C.;Moorhouse, M.F.: Psychiatric Care plans: guidelines for planning and documenting client care. F.A. Davis, Philadelphia 1994

Dyer, J.G; Sparks, S.M.; Taylor, C.M.: Psychiatric Nursing Diagnoses. Springhouse Inc., Springhouse 1994.

Eliens, A.; Vermaas, A,; Aarts, J.: Het verpleegkundig proces in de algemene gezonheidszorg. Nijkerk, Intro 1993

England, M.; Magnan, M.A.G: Nursing Diagnosis Paradigm. In: Fitzpatic, J.C./Whall, A.L.: Conceptual Models of Nursing. Analysis and Application. Appleton & Lange, Stamford, Conneticut 1996[5]

Evers, G. C .M.: Verpleegkundige registratie. Samsom, Alphen aan den Rijn 1993

Evers, G. C .M.; Regeer, L.: Abstracts Second European Conference on Nursing Diagnoses and Interventions. Leo Nursing Management, Amsterdam 1995

Ferri. R.S.: Care Planning for the older Adult. Nursing Diagnosis in Long-Term Care. W.B. Sanders, Philadelphia 1994

Ford, J.A.G; Trystad-Durland, L.N.; Nelms, B.C.: Applied Decision-making in nursing. Mosby, St. Louis 1979

Fortinash, M. & Holoday-Worret, P.A.: Psychiatric nursing care plans. Mosby, St. Louis 1991

Francke, A.L. (red.): Verpleegen, intervenieren en evalueren: verpleegkundig interventie-onderzoek in de praktijk. Swets & Zeitlinger, Amsterdam 1993

Fuller, J.; Schaller-Ayers, J.: Health Assessment: a nursing approach. Lippincott, Philadelphia 1994

Gebbie, K.; Lavin, M.A.: Classifying nursing diagnoses. AJN (1974) 250-253

Gebbie, K.; Lavin, M.A. (Eds.): Classification of Nursing Diagnoses: Proceedings of the First National Conference. St. Louis, C.V. Mosby, 1975

Gebbie, K.; Lavin, M.A.: Classification of Nursing Diagnoses: Proceedings of the Second National Conference. St. Louis: Clearinghouse of Nursing Diagnoses – NANDA, 1975

Gordon, Marjory: Nursing Diagnosis Process and Application Mosby, St. Louis 1994[3]

Gordon, Marjory: Manual of Nursing Diagnosis 1997-1998 Mosby, St. Louis 1997[5]

Gulanick, M. et al: Nursing care plans: nursing diagnosis & interventions. Mosby St. Louis 1994

Gulmans, J.: Leren diagnosticeren, begripsvorming en probleemoplossen in (para)medische opleidingen. Amsterdam 1994

Guzetta, C.E. et al: Clinical Assessment tools for use with nursing diagnosis. Mosby, St. Louis 1989

Higs. J.; Jones, M.: Clinical reasoning in the health professions. Butterworth-Heinemann, Oxford 1995

Hogstel, M.O.; Keen-Payne, R.: Practical guide to health assessment through lifespan. F.A. Davis, Philadelphia 1993

Houldin, A.D; Saltstein, S.W.; Ganley, K.M.: Nursing Diagnosis for Wellness. Supporting Strengths Lippincott, Philadelphia 1989

Hurley, M. (ed.): Classification of Nursing Diagnoses: Proceedings of the Sixth National Conference. St. Louis, C.V. Mosby, 1986

International Council of Nurses (ICN): Nursing's Next Advance: An International Classification for Nursing practise (ICNP), ICN Headquarters, 3, Place Jean Marteau CH-1201 Geneva

Iyer, P.W.; Taptich, B.J.; Bernocchi-Losey, D.: Nursing Process and Nursing Diagnosis. W.B. Saunders, Philadelphia 1995

Iyer, P.W.; Camp, N.H.: Patient Outcomes in medical surgical nursing. Springhouse, PA 1994

Iyer, P.W.; Rowland, L.E.: Patient Outcomes in maternal-infant nursing. Springhouse, PA 1994

Iyer, P.W.; Whitis, G.R.: Patient Outcomes in pediatric nursing. Springhouse, PA 1994

Johannesma, J.C.M.: Diagnostiek in de verpleegkunde: proces en product. BSV, Houten 1993

Johnson, M.; Maas, M.: Nursing Outcomes Classification (NOC). Mosby, St. Louis 1997

Kim Mi Ja; McFarland, G: Pocket Guide to Nursing Diagnosis. Mosby, St. Louis 1997[7]

Kim Mi Ja; McFarland, G; McLane, A.M. (eds.): Classification of Nursing Diagnoses: Proceedings of the Fifth National Conference. St. Louis, C.V. Mosby 1984

Kim Mi Ja; Moritz, D.A. (eds.): Classification of Nursing Diagnoses: Proceedings of the Third and Fourth National Conference. New York, McGraw Hill 1982

Krupnik, S.L.W.; Wade, A.J.: Psychiatric care planning. Springhouse, Pensylvania 1993

Lederer et al: Care Planning Pocket Guide – A Nursing Diagnosis Approach. Addison Wesley Nursing Redwood City, California 1993

Lewis, S. et al: Manual of psychossocial nursing interventions: promoting mantal health in medical-surgical settings.

Lyke, Evelyn Merchant: Assessing for Nursing Diagnosis. A Human Needs Approach, Lippincott, Philadelphia 1992

Maas M.; Buckwalter K. et al: Nursing Diagnosis & Interventions for the Elderly. Addison Wesley Nursing, Redwood City, California 1991

Martin, K.S., Scheet, N.J.: The Omaha System. Applications for Community Health. W.B. Sauners, Philadelphia 1992

McLane, A.M. (eds.): Classification of Nursing Diagnoses: Proceedings of the Seventh National Conference. St. Louis, C.V. Mosby 1987

Mc Closkey, J./Bulechek, G.: Nursing Interventions Classification. (NIC). Mosby, St. Louis 1995[2]

Mc Farland G./Mc Farlane: Nursing Diagnosis & Interventions, St. Louis 1997[3]

Mc Farland, G.K; Wasli,E.L.; Gerety, E.K.: Nursing Diagnosis and Process in Psychiatric Mental Health Nursing. Lippincott, Philadelphia 1992

Miller, E.: How to make Nursing Diagnosis work Administrative and Clinical Strategies. Appleton & Lange, East Norwalk 1992

Miller, F.J.: Coping with Chronic Illness. Overcoming Powerlessness. F.A. Davis, Philadelphia 1998

Mitchell , Gail, J.: Nursing Diagnosis: An Ethical Analysis. In: Image: Journal of Nursing Scholarship. Vol, 23, No. 2 Summer 1991, p.101

Mortensen, Randi: Proceedings of the First European Conference on Nursing Diagnosis. Creating a European Platform, DIHNR, Copenhagen 1995

Morton, P.G.: Health assessment in nursing. F.A. Davis, Philadelphia 1993

Norris, C.M.: Concet clarification in nursing. Aspen, London 1982

Oud, N.; Kastermans, M.: Handboek Verpleegkundige Diagnostiek, Interventies en Resultaten. BSV, Houten 1997

Pelletier, L.R.: Psychiatric nursing: case studies, nursing diagnoses and care plans. Springhouse, Pennsylvania 1987

Powers, Penny: A discourse analysis of nursing diagnoses. Ann Arbor 1995

Salentjin, C. et al: Handboek verpleegkundige diagnostiek, interventies en resultaten. Bon Stafleu Van Loghum, Houten/Diegem 1995

Salter, M.: Altered Body Image – The Nurses Role. Baillière Tindall. London 1997.

Schultz, J.M.; Dark Videbeck, S.: Manual of psychiatric nursing care plans. Lippincott, Philadelphia 1994

Sermeus, W. et al: Minimale verpleegkundige gegevens in Belgie: basis voor het gezondszorgbeleid voor morgen. Leuven 1994

Snyder, M.: Independent Nursing Interventions. Delmar Publishers, Albany, NY 1992

Sparks, S.M., Taylor, C.M.: Nursing Diagnosis Reference Manual. Springhouse Inc., Springhouse 1993[2]

Stevens, P.J.M.: Methodiek van het verpleegkundig handelen. Spruyt, Van Mantgem & De Does, Leiden 1995

Stolte, K.J.: Wellness: Nursing diagnosis for health promotion. Lippincott, Philadelphia

Taylor, C.M.; Sparks, S.M.: Nursing diagnosis cards. Springhouse, Pennsylvania 1993

Taylor, C.M.; Sparks, S.M.: Nursing diagnosis reference manual. Springhouse, Pennsylvania 1995

Townsend, M.C.: Nursing Diagnoses in Psychiatric Nursing. F.A. Davis, Philadelphia 1997

Tucker, S. M.; Cannobbio, M.M.; Vargo Paquette, E.; Fyfe Wells, M: Patient care standards – collaborative practice palnning guides. Mosby, St. Louis1996

Vestal Allen, C.: Nursing Process in Collaborative Practice. Appleton & Lange Stamford, Connetticut 1997

Weber, J.: Nurses handbook of health assessment. Lippincott, Philadelphia 1993

Wesorik, B.: Standards of nursing care: a model for clinical practice. Lippincott, Philadelphia 1990

Wilkinson, J.M.: Nursing Process in action: A critical thinking approach. Addison-Wesley, Redwood City 1992

Yoder Helland, Wealtha: Nursing Diagnosis. Diagnostic Statements. In: Christensen/Kenney: Nursing Process Application of Conceptual Models. Mosby, St. Louis 1995[4]

Yura, H.; Walsh, M.B.: The Nursing process: assessing, planning, implementing, evaluating. Appleton & Lange, Norwalk 1988

Sachwortverzeichnis

Ätiologie 28, **29**
a/d 31
Aktivitätsintoleranz 22, 147, 209, 211, 213, 224, 225, 227, 232, 233, 242, 243, 246, 330
– Definition/Kennzeichen 275
Aktivitätsintoleranz, Gefahr 330
Alzheimersche-Krankheit 123
ANA 23
Angst 155, 191, 332
– Definition/Kennzeichen 275
Angst, geringe 332
Angst, große 332
Angst, mäßige 332
Angst, vorwegnehmende 332
Anpassung, beeinträchtigte 191, 192, 210, 211, 213, 265, 267, 333
– Definition/Kennzeichen 276
Anpassungsvermögen, intrakraniell vermindert 331
Aspirationsgefahr 143, 144, 329
– Definition/Kennzeichen 276
Assessment s. Pflegeassessment
Atemvorgang, ungenügender 215, 216, 217, 330
– Definition/Kennzeichen 277
Aufmerksamkeits-/Konzentrationsdefizit 331
Autounfall 90

b/d 29
Beatmungsentwöhnung, erschwert 330
Beratung, kollegiale 77
Beschäftigungsdefizit 232, 235, 330
– Definition/Kennzeichen 277

Beurteilung, klinische s. Denken, kritisches
Brustkrebs 86, 95
Bypass-Operation/Koronararterie 106

Cholezystektomie 117
Clustering 13
Coma diabeticum, nicht-ketoazidotisches hyperosmoläres 255
Contributing factors 28, **29**
Coping, unwirksames 199, 201, 210, 212, 250, 258, 261, 265, 267, 270, 272, 333
Coping, vermeidend 333
Coping d. Familie, Entwicklungspotential 333
Coping d. Familie, Unterstützung ermangelndes 242, 245, 247, 250, 333
Coping d. Familie, unwirksam behindernd 333
Coping d. Gemeinde/Gemeinschaft, Entwicklungspotential 333
Coping d. Gemeinde/Gemeinschaft, unwirksam 333
Cor pulmonale 119
Critical thinking 12

D

Daten, objektive/subjektive s. Pflegeassessment
Datenanalyse s. Pflegeassessment
Datenfehler s. Pflegeassessment
Datensammlung, pflegespezifische 46
Datenverarbeitungstheorie 41
Dekubitus 134, 265, 266, 268, 269, 329

Denken, kritisches 3, **12**
– Alternativenberücksichtigung 14
– Bedeutung f. Pflege 13
– Informationserkennung 14
– Intervention, rechtzeitige 15
– Pflegepläne-Entwicklung 15
– Profil Pflegeperson 16; s. auch Profil
– Strategien 16
– Überprüfung pfleg. Arbeit 15
– Urteilsbildung, diagnostische 13
Denkprozesse, veränderte 277, 331
Depressionen, leichte 115
Depression, reaktiv 331
Diabetes mellitus 112, 252
Diagnosen, medizinische 19, **20**
Diagnostic cues 5
Diagnostic label 28
Diagnostic reasoning 13
Diaphragma 97
Diarrhoe 93, 150, 152, 330
– Definition/Kennzeichen 278
Dokumentation 52
Durchblutungsstörungen 278, 330
Dysreflexie 278, 330

E

Einflüsse, kulturelle 74
Elterliche Fürsorge, Gefahr einer
veränderten 279, 332
Elterliche Fürsorge, veränderte 332
Eltern-Kind-Bindung, schwach 332
Eltern-Kind-Bindung, verändert,
Gefahr 332
Eltern-Kind-Trennung 332
Elternrollenkonflikt 279, 332
Energiefeldstörung 329
Entscheidungskonflikt 168, 331
– Definition/Kennzeichen 280
Erschöpfung 164, 180, 181, 191, 192,
194, 228, 229, 232, 236, 238, 242, 243,
330
– Definition/Kennzeichen 280
Erstickungsgefahr 329

Etiology 28, **29**
Expected outcomes 8

F

Faktoren, beeinflussende ätiologische
28, **29**
–, alters-/entwicklungsbedingte 29
–, behandlungsbedingte 29
–, pathophysiologische 29
–, situationsbedingte 29
Fallbeispiele 81
– Diskussion 139
– Kompetent, erweiterte diagnostische
125
– Vertiefung 103
Familienprozesse, alkoholismusbe-
dingte veränderte 281, 332
Familienprozesse, veränderte 191,
193, 242, 245, 258, 332
– Definition/Kennzeichen 281
Flüssigkeitsmangel 151, 160, 162, 196,
224, 225, 227, 329
– Definition/Kennzeichen 283
Flüssigkeitsmangel, Gefahr eines 283,
329
Flüssigkeitsüberschuß 220, 221, 223,
329
– Definition/Kennzeichen 283
Fokus-Assessment, gezieltes 46
Formulierung/Pflegediagnosen 19
– Differenzierung Fallbeispiel 24
– Differenzierung MD/PD 19
– Grundstruktur 27
– Kennzeichen 31
– Problembereiche b. Klienten 19
– Zusammenfassung 39
Formulierung/Prozeß 41
– Assesmentdaten 44
– Assesmentformen 45
– Auswahl Pflegediagnosen 66
– Datenanalyse 53
– Datenstrukturierung 44
–, diagnostischer 41

– Dokumentation 52
– Fehler/Bennenung 76
– Fehler/Dateninterpretation 72
– Fehler/Datensammlung 70
– Fehler/Zusammenfassung 75
– Hypothesen/Formulierung, Über-
  wachung 61, 64
– Zusammenfassung/Daten 55, 58
– Zusammenfassung 77
Fortbewegung, beeinträchtigt 330
Fraktur 100
Furcht 141, 168, 180, 183, 191, 332
– Definition/Kennzeichen 284

G

Gasaustausch, beeinträchtigter 220,
222, 330
– Definition/Kennzeichen 284
Gedächtnisleistung, beinträchtigt 284,
331
Gedächtnisverlust, nicht kompensiert
331
Gefähigkeit, beeinträchtigt 330
Gefahr/Störung, peripherer neuro-
vaskulärer 157, 158
Gesunderhaltung, veränderte 146,
160, 164, 180, 182, 184, 220, 223, 232,
234, 237, 329
– Definition/Kennzeichen 285
Gesundheitsförderung anstrebende
Verhaltensweisen 142, 147, 329
– Brustkrebs, Feststellung/Verhütung
  142
– Definition/Kennzeichen 285
– Empfängnisverhütung, wirkungs-
  volle 161
– Ernährungsverbesserung 161
Gesundheitsmanagementdefizit 329
Gesundheitsmanagementdefizit,
Gefahr 329
Gewalttätigkeit 8, 332
Gewebeschädigung 30, 31, 329
– Definition/Kennzeichen 286

Goals 8
Gordon, Marjory 329

H

Hämorrhagie 8
Handhabung v. Behandlungs-
empfehlungen, erfolgreich 329
Handhabung v. Behandlungsempfeh-
lungen, ungenügende 199, 202, 210,
212, 220, 221, 257, 259, 260, 265, 267,
269, 272, 329
– Definition/Kennzeichen 286
Handhabung v. Behandlungsempfeh-
lungen, ungenügende familiäre 286,
329
Handhabung v. Behandlungsempfeh-
lungen, ungenügende, Gefahr 329
Handhabung v. Behandlungsempfeh-
lungen, ungenügende, Gemeinde 329
Harntröpfeln 111
Harnverhalt 210, 330
– Definition/Kennzeichen 287
Haushaltsführung, beeinträchtigte
187, 188, 232, 235, 237, 265, 268, 270,
330
– Definition/Kennzeichen 287
Hautschädigung 10, 168, 169, 196,
197, 198, 265, 269
– Definition/Kennzeichen 288
Hautschädigung 329
Hautschädigung, Gefahr einer 288,
329
Herzinsuffizienz 115, 119
Herzleistung, verminderte 288, 330
Hodgkin-Krankheit 126, 238
Hörfähigkeit 154
Hoffnungslosigkeit 248, 265, 267, 270,
272, 332
– Definition/Kennzeichen 289
Hüftgelenksfraktur 100
Hyperglykämie 199
Hyperthermie 289, 329

Hypothermie 255, 329
– Kennzeichen/Definition 289
Hypothesen, diagnostische 61
– Formulierung 61
– Überprüfung 64
Hypoxie 222

I

ICD 21
Identität, Störung der persönlichen 290, 332
Ileus, paralytischer 215
Immobilitätsyndrom, Gefahr eines 290, 330
Infektionsgefahr 86, 141, 142, 157, 175, 179, 242, 244, 247, 250, 329
– Definition/Kennzeichen 290
Inkontinenz, Drang 291, 330
Inkontinenz, funktionelle 204, 205, 207, 330
– Definition/Kennzeichen 291
Inkontinenz, Reflex 291, 330
Inkontinenz, Streß 292, 330
Inkontinenz, totale 292, 330
Interaktion, soziale beeinträchtigte 232, 235
Isolation, soziale 196, 199, 201, 204, 207, 232, 235, 237

K

Katarakt 95
Kehlkopfkarzinom 104
Kennzeichen 31; s. auch Pflegeassessment
– Richtlinien, funktionelle/strukturelle 32
Ketoazidose 112
Kieferverdrahtung 90
Körperbildstörung 36, 154, 175, 177, 191, 193, 194, 196, 204, 207, 332
– Definition/Kennzeichen 292
Körpertemperatur, Gefahr einer veränderten 293, 329

Kognitive Fähigkeiten, beeinträchtigt, Gefahr 331
Kommunikation, beeinträchtigte verbale 175, 177, 179, 332
– Definition/Kennzeichen 293
Komplikation, potentielle/PK 23
Kontrakturgefahr 330
Kooperationsbereitschaft, fehlende 294, 329
Kooperationsbereitschaft, fehlende, Gefahr 329

L

Lagerungsschaden, perioperativ, Gefahr 329
Laryngektomie 104
Lebensweise, ungesunde 252
Leukämie, chronisch lymphozytäre 109
Lungenembolie 226

M

Machtlosigkeit 248, 249, 332
– Definition/Kennzeichen 294
Makula lutea 114
Mangelernährung 143, 144, 150, 171, 173, 187, 188, 191, 192, 194, 204, 205, 207, 228, 242, 243, 246, 258, 261, 329
– Definition/Kennzeichen 295
Mastektomie 95
Milchzuckerunverträglichkeit 93
Mobilität, beeinträchtigte, körperliche 30, 140, 168, 187, 189, 265, 330
Mobilität i. Bett, beeinträchtigt 330
Modell, bifokales 23
Mundschleimhaut, veränderte 175, 177, 329
– Definition/Kennzeichen 295
Muskelspasmen 82

N

NANDA 5
– Pflegediagnosen 275
– Pflegediagnosen alphabetisch 335

Neglect, halbseitig 296, 331
Neurovaskuläre Störung, Gefahr einer
peripheren 296, 330
Niedergeschlagenheit 252
Nursing data base 46
Nykturie 154

O

Obstipation 9, 12, 160, 162, 330
– Definition/Kennzeichen 296
Obstipation, Kolon 297, 330
Obstipation, subjektive 297, 330
Ödeme 221
Omaha-Klassifikation 23
Orientierungsstörung 297, 331
Ovarialkarzinom 121

P

Pflegeassessment **4,** 42
– Daten, objektive **44,** 49
– Daten, subjektive/Symptome **44,**
48, 50
– Datenanalyse/Evaluation, Reliabili-
tät/Validierung **53,** 54, 55
– Dateninterpretation/Fehler 72
– Datensammlung/Fehler 70
– Datenstrukturierung 44
– Dokumentation 52
– Formen 45
–, fortlaufendes 47
–, gezieltes 46
– Kennzeichen, diagnostische 5, 43
– Kennzeichen, widersprüchliche 73
– Kennzeichenabklärung 54
– Kennzeichen/Zusammenfassung 53,
55
– Kennzeichen-Zusammenfassungs-
fehler 75
– Screening-Assessment 47, 51
–, umfassendes 46
– Verhaltensmuster, funktionelle 317
– Zeichen 44
– Ziele 42
– Zusammenfassung, nochmalige 58

Pflegediagnose 5
–, aktuelle 33, **34**
– Arten 33
– Auswahl **66,** 76
– Benennungsfehler 76
– Diagnosefehler-Minimierung 68
– Formulierung/Prozeß 41; s. auch
Formulierung
– Formulierung/Richtlinien, 7, **19;** s.
auch Formulierung
– Gordon's Verhaltensmuster, funktio-
nelle 329
– Kennzeichen 31
– NANDA-Definition 5, 21, **22,** 23,
275
– Ordnungsskala zur Bewertung 69
– Probleme, interdisziplinäre 7, 19
Pflegediagnosentitel 28
–, falscher 76
Pflegediagnosenvereinigung,
nordamerikanische s. NANDA
Pflegeevaluation 11
Pflegeimplementation 11
Pflegeplanung 8
– Ergebnisse, zu erwartende 8
– Intervention **9,** 10
– Ziele 8
Pflegeprozeß 3
– Elemente **4**
– Zusammenfassung 18
Posttraumatische Reaktion 298, 333
Probleme, interdisziplinäre 7, 19, **23**
Profil Pflegeperson 16
– Kenntnisreichtum 17
– Pflegeexpertise 17
– Konzentration auf Pflege 16
– Sensibilität 17
– Unvoreingenommenheit 17
Prozeß, diagnostischer 41; s. auch
Pflegeassessment
– Modell 43
– Zusammenfassung 77

R

Raucheranamnese 98
Reclustering 58
Related factors 28
Relokationsstreßsyndrom 299, 332
Risk factors 28
Risiko-Pflegediagnose 33, **34,** 35
Rollenbelastung pflegender
Angehöriger/Laien 299, 332
Rollenbelastung pflegender
Angehöriger/Laien, Gefahr der 232,
234, 237, 238, 242, 246, 248, 332
Rollenverhalten, verändertes 191,
193, 215, 217, 218, 242, 244, 247, 332
– Definition/Kennzeichen 300

S

Saug-/Schluckstörung d. Säuglings
330
s/b/d 30
Schlafstörung 6, 140, 164, 165, 175,
177, 180, 181, 184, 209, 211, 213, 228,
229, 331
– Definition/Kennzeichen 300
Schluckstörung 175, 242, 243, 330
– Definition/Kennzeichen 301
Schluckstörung d. Säuglings 330
Schmerzen 82, 140, 141, 171, 187,
215, 216, 232, 235, 255, 256, 331
Schmerz, akut 301
Schmerz, chronischer 301, 331
Schmerzmanagementdefizit 331
Schußverletzung 96
Screening-Assessment **47,** 51
Sehfähigkeit 154
Sehschwäche 95
Selbstreinigungsfunktionen d. Atem-
wege, ungenügende 8, 35, 143, 164,
166, 331
– Definition/Kennzeichen 302
Selbstschutz, veränderter 302, 329
Selbstversorgungsdefizit 187, 331
Selbstversorgungsdefizit/Ausscheiden
302, 331

Selbstversorgungsdefizit/Baden 331
Selbstversorgungsdefizit/Essen 303,
331
Selbstversorgungsdefizit/Körperpflege
303, 331
Selbstversorgungsdefizit/Sich kleiden,
äußere Erscheinung 303, 331
Selbstverstümmelungsgefahr 332
Selbstwertgefühl, chronisch geringes
304, 332
Selbstwertgefühl, Störung des 204,
206, 242, 258, 260, 332
– Definition/Kennzeichen 298, 304
Selbstwertgefühl, situationsbedingt
niedriges 150
– Definition/Kennzeichen 305
Sensorisches Defizit, nicht kompen-
siertes 305, 331
Sensorische Deprivation 331
Sexualstörung 305, 333
Sexualverhalten, verändertes 242,
244, 247, 250, 333
– Definition/Kennzeichen 306
Signs/symptoms 28
Sinneswahrnehmung, veränderte/
visuell 154, 204, 207
Soziale Interaktion, beeinträchtigte
308, 332
Soziale Isolation 332
Soziale Unterstützung, mangelnde
332
Spontanatmung, ungenügende 306,
331
Stillen, erfolgreich 330
Stillen, unterbrochenes 215, 217, 218,
330
– Definition/Kennzeichen 306
Stillprobleme 307, 330
Streßinkontinenz 196, 197, 292
Stuhlinkontinenz 265, 268, 271, 330
– Definition/Kennzeichen 307
Sturz 100, 154
Syndrom-Pflegediagnose 33, **37**

Thrombophlebitis 120
Transferdefizit 330
Trauern, fehlgeleitetes 199, 333
Trauern, vorwegnehmendes 34, 228, 229, 231, 332
– Definition/Kennzeichen 308

Übelkeit 172
Überernährung 146, 148, 180, 181, 184, 232, 330
– Definition/Kennzeichen 309
Überernährung, Gefahr 330
Unterkieferbruch 90
Untersuchung, körperliche 321
– Abdomen 325
–, allgemeine 321
– Extremitäten 323
– Extremitäten/abschließende Untersuchung 326
– Genitalien, männliche 326
– Genitalien, weibliche 327
– Hals 322
– Haut 321
– Kopf 322
– Status, neurologische 323
– Thorax/Rückseite 324
– Thorax/Vorderseite 324
– Vitalzeichen 321
Urinausscheidungsmuster, verändertes 154, 209, 210, 212, 330
– Definition/Kennzeichen 287, 309
Urteilsbildung, diagnostische 13

Verbrennung 101
Verdachts-Pflegediagnose 33, **36**
Vereinsamungsgefahr 332
Vergiftungsgefahr 329
Vergewaltigungssyndrom 37, 333
Vergewaltigungssyndrom, stumme Reaktion 333

Vergewaltigungssyndrom, verstärkte Reaktion 333
Verhaltensmuster, funktionelle 45, 46, 58
– Aktivität u. Bewegung 314, 318, 330
– Ausscheidung 313, 318, 330
– Bewältigungsverhalten u. Streßtoleranz 315, 320, 333
– Ernährung u. Stoffwechsel 313, 317, 329
– Kognition u. Perzeption 314, 319, 331
– Pflegeassessment 317
– Rollen u. Beziehungen 315, 319, 332
– Schlaf u. Ruhe 314, 318, 331
– Selbstwahrnehmung u. Selbstkonzept 314, 319, 332
– Sexualität u. Reproduktion 315, 320, 333
– Übersicht 313
– Wahrnehmung u. Umgang m. d. eigenen Gesundheit 313, 317, 329
– Werte u. Überzeugungen 315, 320, 333
Verhaltensorganisation, kindliche, Möglichkeit einer verbesserten 331
Verhaltensorganisation, kindliche, unausgereift 331
Verhaltensorganisation, kindliche, unausgereift, Gefahr 331
Verletzungsgefahr 309, 329
Verletzungsgefahr/Sturz 154, 155, 204, 207
Verleugnung, unwirksame 210, 211, 248, 249, 333
– Definition/Kennzeichen 310
Verwirrtheit, akute 331
Verwirrtheit, chronische 311, 331
Verzweiflung, existentielle 249, 259, 261, 333
– Definition/Kennzeichen 311

W

Wärmeregulation, ineffektive 312, 329
Wellness-Pflegediagnose **33,** 38
Wissensdefizit 312, 331
Wunde, nässende 252

Z

Zeichen 44

Pflegediagnosen

Prozeß und Anwendung

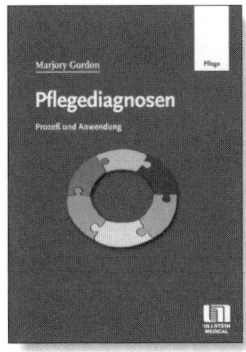

Marjory Gordon
Pflegediagnosen
Prozeß und Anwendung

IV/1998. ca. 512 Seiten, 17 s/w-Abb., 15 Tabellen
Format 17.0 cm x 24.0 cm
Broschur, ca. 86.00 DM, SFr 78.00, ÖS 628.00
ISBN 3-86126-561-3

Deutsche Ausgabe herausgegeben von Jürgen Georg
Mit einem Geleitwort von Prof. Dr. Sabine Bartholomeyczik

Marjory Gordon hat als Präsidentin der NANDA die Entwicklung der Pflegediagnostik über
Jahrzehnte hin begleitet und aktiv vorangetrieben. "Pflegediagnosen – Prozeß und Anwendung" gilt als das Standardwerk zum Thema Pflegediagnostik. All jenen, die mehr Hinter-
grundinformation zum Thema erfahren möchten, die über Pflegediagnosen den Gegenstand
der Pflege näher bestimmen möchten und die mehr über die Entwicklung, die Erkennung
sowie die Validierung und Anwendung von Pflegediagnosen wissen möchten, bietet dieses
Buch einen reichen Schatz an Informationen.

Ullstein Medical
Verlagsgesellschaft mbH & Co.
Mainzer Straße 75
D-65189 Wiesbaden

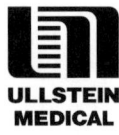

ULLSTEIN
MEDICAL

Handbuch
Pflegediagnosen

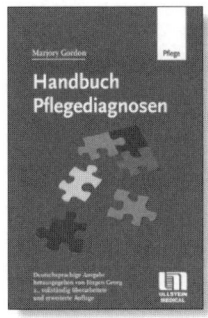

Marjory Gordon
Handbuch Pflegediagnosen

1998. 464 Seiten, 1 Abb.
Format 12.0 cm x 19.0 cm, Softcover
DM 38.00, SFr 35.00, öS 277.00
ISBN 3-86126-589-3

Deutschsprachige Ausgabe herausgegeben von Jürgen Georg
2., vollständig überarbeitete und erweiterte Auflage

Pflegediagnosen dienen dazu Gesundheitsprobleme von Individuen und Familien zu erkennen, zu benennen und zu behandeln. Seit der ersten Auflage des Handbuchs hat das Konzept der Pflegediagnosen Eingang in Praxis, Lehre und Forschung der Pflege gefunden. Die vorliegende 2. Auflage wurde um 30 neue auf über 160 Pflegediagnosen erweitert. Im einzelnen sind aktuelle und Risikodiagnosen wie „Verwirrtheit", „Transferdefizit", „Vereinsamungsgefahr", „Gefahr eines perioperativen Lagerungsschadens" und „Orientierungsstörung" hinzugekommen.

Den Assessments wurde eine Pflegeanamnese für Intensivpflegepatienten hinzugefügt, und die Kennzeichen der einzelnen Diagnosen wurden stärker nach Haupt- und Nebenkennzeichen differenziert. Ergänzungen der Risikogruppen zu den einzelnen Diagnosen erleichtern die Erkennung besonders gefährdeter Personengruppen. Anmerkungen und Literaturhinweise des Herausgebers fördern die Adaption und Anwendung von Pflegediagnosen im deutschsprachigen Raum.

Ein Glossar am Ende des Buches faßt die zentralen Begriffe des Buches zusammen, das mit einem ausführlichen Literaturverzeichnis deutsch- und englischsprachiger Fachliteratur abschließt.

**Ullstein Medical
Verlagsgesellschaft mbH & Co.**
Mainzer Straße 75
D-65189 Wiesbaden

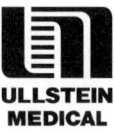

**ULLSTEIN
MEDICAL**

Pflegediagnosen
& Pflegeinterventionen

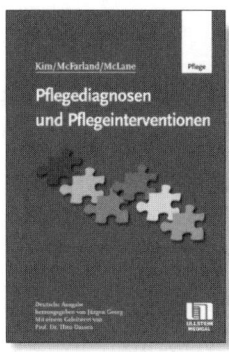

Kim/McFarland/McLane
**Pflegediagnosen
und Pflegeinterventionen**

IV/1998. ca. 512 Seiten, 2 Abb.
Format 14.5 cm x 21.5 cm, Broschur
ca. DM 68.00, SFr 62.00, öS 496.00
ISBN 3-86126-562-1

Mit „Pflegediagnosen und Pflegeinterventionen" wird das in den USA in 7. Auflage erschienene Handbuch des renommierte Pflegediagnosentrios Mi Ja Kim, Gertrude McFarland und Audrey McLane, in deutscher Sprache vorgelegt.

Das Buch bietet alle derzeit anerkannten NANDA-Pflegediagnosen mit Ihren Definitionen, beeinflussenden Faktoren, Risikofaktoren und Kennzeichen. In exemplarischen Pflegeplänen werden die entsprechenden Pflegeziele und –interventionen entwickelt und pflegewissenschaftlich begründet. Für die Fundierung dieser Pläne bürgen 63 anerkannte Pflegeexperten, die in ihrem jeweiligen Spezialgebiet zu Rate gezogen wurden.

Im Anhang erfolgen Zuordnungen von NIC-Pflegeinterventionen zu Pflegediagnosen sowie von Pflegediagnosen zu einzelnen Fallpauschalen. Eine ausführliche Literaturliste rundet dieses Handbuch ab.

**Ullstein Medical
Verlagsgesellschaft mbH & Co.**
Mainzer Straße 75
D-65189 Wiesbaden

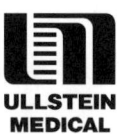